小儿气道麻醉管理

Anesthetic Management for the Pediatric Airway

新方法与新技术

Advanced Approaches and Techniques

主　编　Diego Preciado　Susan Verghese

主　译　姜　虹　夏　明

译　者　（按姓氏笔画排序）

王宇星　王佳怡　朱昊臻　陈　潇　陈珏旻
金晨昱　徐天意　曹　爽　彭佳丽

审　校　（按姓氏笔画排序）

孙　宇　严　佳　李静洁　张　磊　陈　洁
陈志峰　金善良　胡　蓉　姜　虹　夏　明
徐　辉　黄　燕　蒋　珏

秘　书　王佳怡　徐天意　曹　爽

单　位　上海交通大学医学院附属第九人民医院

人民卫生出版社

·北　京·

图书在版编目(CIP)数据

小儿气道麻醉管理/(美)迭戈·普雷西亚多(Diego Preciado)主编；姜虹，夏明主译. —北京：人民卫生出版社，2020.7

ISBN 978-7-117-30185-5

Ⅰ. ①小… Ⅱ. ①迭…②姜…③夏… Ⅲ. ①儿科学—麻醉学 Ⅳ. ①R726.14

中国版本图书馆 CIP 数据核字(2020)第 118048 号

人卫智网	www.ipmph.com	医学教育、学术、考试、健康，购书智慧智能综合服务平台
人卫官网	www.pmph.com	人卫官方资讯发布平台

图字号：01-2020-3315

小儿气道麻醉管理
Xiao'er Qidao Mazui Guanli

主　　译：姜　虹　夏　明
出版发行：人民卫生出版社（中继线 010-59780011）
地　　址：北京市朝阳区潘家园南里 19 号
邮　　编：100021
E - mail：pmph @ pmph.com
购书热线：010-59787592　010-59787584　010-65264830
印　　刷：北京顶佳世纪印刷有限公司
经　　销：新华书店
开　　本：787 × 1092　1/16　　印张：11
字　　数：261 千字
版　　次：2020 年 7 月第 1 版
印　　次：2020 年 8 月第 1 次印刷
标准书号：ISBN 978-7-117-30185-5
定　　价：120.00 元
打击盗版举报电话：010-59787491　E-mail：WQ @ pmph.com
质量问题联系电话：010-59787234　E-mail：zhiliang @ pmph.com

译者前言

气道管理是小儿麻醉管理的核心技术。本书精心总结了近年来小儿气道麻醉管理方面的进展，旨在为参与此类临床工作的医务人员提供参考。本书的作者们都是该领域的国际翘楚。本书2019年由Springer出版社首次出版，主译所在上海交通大学医学院附属第九人民医院麻醉科作为国内气道管理的优秀专业团队，在第一时间组织科室精干力量对此书进行翻译。值本书即将付梓之际，特向为此书在引进、翻译、出版工作中做出贡献的所有人员表示感谢！在翻译过程中，我们力求正确贴切，但限于水平和时间限制，疏漏和错误之处在所难免，敬请批评指正。

姜 虹 夏 明

乙亥初冬于浦江之滨

原著前言

在过去的 30 年中，小儿气道管理随着外科技术的进步日益提升。从新型内镜仪器的引入到改良的开放式气道重建，外科术式的发展改善了患儿的气道问题。在外科手术进步的背后，麻醉医师对于患儿正确的气道管理功不可没。本书面向小儿麻醉医师和小儿耳鼻喉科医师，因为它旨在将麻醉科与耳鼻喉科两科互相结合，给予患儿最佳的围术期管理。本书详细介绍了小儿较常见的困难气道管理，包括声门下狭窄、咽部气道阻塞、喉部气道阻塞、肥胖伴睡眠呼吸暂停、胸部气道阻塞等。到目前为止，还没有其他书籍着重于描述患有这些病症儿童的麻醉管理，但麻醉医师面对这类患儿时如何正确处理尤为重要。本书各章节由小儿麻醉专家及小儿耳鼻喉科专家组成，向读者分享了他们临床实践过程中的经验和心得。本书有望成为小儿气道管理的最新纲要。

Susan T. Verghese

Diego A. Preciado

编者名单

Claude Abdallah, MD, MSc Department of Anesthesia, George Washington University, Washington, DC, USA

Sean-Patrick Alexander, MD Anesthesia and Pain Medicine, Children's National Medical Center, George Washington University, Washington, DC, USA

Kumar Belani, MBBS, MS Department of Anesthesiology, Masonic Children's Hospital, University of Minnesota, Minneapolis, MN, USA

Bobby Das, MD Department of Pediatric Anesthesiology, Cincinnati Children's Hospital Medical Center, Cincinnati, OH, USA

Mofya S. Diallo, MD, MPH Division of Anesthesiology, Sedation and Perioperative Medicine, Children's National Health System, The George Washington University, Washington, DC, USA

John E. Fiadjoe, MD Children's Hospital of Philadelphia/University of Pennsylvania Perelman School of Medicine, Philadelphia, PA, USA

Sean W. Gallagher, MD Division of Pediatric and Cardiac Anesthesiology, Floating Hospital for Children at Tufts Medical Center, Boston, MA, USA

Sharon H. Gnagi, MD Division of Otolaryngology – Head and Neck Surgery, Phoenix Children's Hospital, Phoenix, AZ, USA

Evonne Greenidge, MD Anesthesiology, Pain, and Perioperative Medicine, Children's National Health System, George Washington University School of Medicine, Washington, DC, USA

Raafat S. Hannallah, MD, FAAP Anesthesiology and Pediatrics, Children's National Health System/George Washington University School of Medicine and Health Sciences, Washington, DC, USA

Catherine K. Hart, MD Division of Pediatric Otolaryngology-Head and Neck Surgery, Cincinnati Children's Hospital Medical Center, Cincinnati, OH, USA

Department of Otolaryngology-Head and Neck Surgery, University of Cincinnati College of Medicine, Cincinnati, OH, USA

Grace Hsu, MD Department of Anesthesiology and Critical Care Medicine, The Children's Hospital of Philadelphia/Perelman School of Medicine at the University of Pennsylvania, Philadelphia, PA, USA

Yewande Johnson, MD Anesthesiology, Pain, and Perioperative Medicine, Children's National Health System, Washington, DC, USA

Benjamin Kloesel, MD, MSBS, FAAP Department of Anesthesiology, Masonic Children's Hospital, University of Minnesota, Minneapolis, MN, USA

Hoyon Lee, MD Division of Anesthesiology, Pain and Perioperative Medicine, Children's National Health System, Washington, DC, USA

Susan Lei, MD Department of Anesthesiology, Columbia University Medical Center, New York, NY, USA

Andrew J. Matisoff, MD Division of Cardiac Anesthesia, Children's National Health System/George Washington University, Washington, DC, USA

Mark M. Nuszkowski, MPS, CCP Perfusion Clinical Manager, CV Surgery, Children's National Medical Center, Washington, DC, USA

Senthil Packiasabapathy, MBBS, MD Department of Anesthesia, Riley Hospital for Children at Indiana University Health, Indianapolis, IN, USA

Janish Jay Patel, MD, MBA Division of Anesthesiology and Pain Medicine, Children's National Health System, George Washington University, Washington, DC, USA

Nikhil Patel, MD Department of Anesthesiology, Pain and Perioperative Medicine, Children's National Medical Center/George Washington University, Washington, DC, USA

Sophie R. Pestieau, MD Division of Anesthesiology, Pain and Perioperative Medicine, Children's National Health System, Washington, DC, USA

Diego A. Preciado, MD, PhD Division of Pediatric Otolaryngology, Children's National Health System, George Washington University School of Medicine, Washington, DC, USA

Nina Rawtani, MD Department of Anesthesiology, Children's National Health System, George Washington University, Washington, DC, USA

Brian Kip Reilly, MD, FACS, FAAP Department of Otolaryngology, George Washington University Medical Center, Children's National Hospital, Washington, DC, USA

Michel J. Sabbagh, MD, MBA Department of Anesthesia and Perioperative Medicine, Division of Pediatric Anesthesia, Medical University of South Carolina, Charleston, SC, USA

Senthilkumar Sadhasivam, MD, MPH Department of Anesthesia, Riley Hospital for Children at Indiana University Health, Indianapolis, IN, USA

Domiciano Jerry Santos, MD Anesthesiology, Pain and Perioperative Medicine, Washington, DC, USA

Andrew R. Scott, MD Division of Pediatric Otolaryngology and Facial Plastic Surgery, Floating Hospital for Children at Tufts Medical Center, Boston, MA, USA

Monica Shah, MD Division of Anesthesiology, Sedation and Perioperative Medicine, Children's National Health System, The George Washington University, Washington, DC, USA

Lena S. Sun, MD Department of Anesthesiology, Columbia University Medical Center, New York, NY, USA

Suresh Thomas, MD Department of Anesthesiology, George Washington University School of Medicine, Washington, DC, USA

Pediatric Anesthesiology, Children's National Medical Center, Washington, DC, USA

Songyos Valairucha, MD Anesthesiology, Pain and Perioperative Medicine, Children's National Health System/George Washington University School of Medicine and Health Sciences, Washington, DC, USA

Susan T. Verghese, MD Division of Anesthesiology and Pain Medicine, Children's National Health System, George Washington University, Washington, DC, USA

David R. White, MD Department of Pediatric Otolaryngology – Head and Neck Surgery, Medical University of South Carolina Children's Hospital, Charleston, SC, USA

Jennifer R. White, MD Department of Otolaryngology, Medstar Georgetown University Hospital, Washington, DC, USA

目 录

第 1 章

小儿气道手术麻醉的演变：从乙醚到全静脉麻醉和目前的争议

Susan T. Verghese

小儿麻醉中麻醉药物的演变

全身麻醉彻底改变了成人和儿童的手术方式。麻醉从萤烛之光到皓月之明让人惊叹。正是那些无畏的先驱者和英雄们发现新型药物、发明巧妙装置和探索创新路线，从而促进了麻醉的发展。

在麻醉出现之前，由胆大且操作迅速的外科医生进行手术，这实则是对不幸的患者进行野蛮的折磨，他们在手术的痛苦中扭动，在壮汉的束缚中挣扎。

现代麻醉萌芽起源于两种强效的吸入麻醉药物——乙醚和氯仿，它们在 1 年内相继被发现[1-13]。

1772 年，一位英国科学家兼牧师 Joseph Priestley（1733—1804 年）在发现氧气的 1 年后发现了氧化亚氮。直到 1799 年英国科学家 Humphry Davy 才发现氧化亚氮的麻醉和镇痛特性。他用氧化亚氮对自己的身体进行试验，在吸入气体后他惊讶地发现自己的身体放松了下来，与此同时他也感到头晕目眩，那种欣快感迫使他笑了出来。Davy 在亲身体验了这种令人愉悦的气体带来的欣快感后，他将其命名为“笑气”。虽然氧化亚氮自 1844 年以来一直用于齿科，但它并没有乙醚的麻醉效力。1844 年 12 月 11 日，齿科麻醉的先驱者 Horace Wells（1815—1848 年）首次将氧化亚氮用于智齿拔除术，从而试图证明氧化亚氮可以减轻疼痛，然而他的论证并无法令人信服。这次演示的失败使 Wells 蒙羞，因此即使他当时已经在探索乙醚的特性，他仍没有勇气在公众面前证明其他药物的有效性[4,6]。然而，试验的失败推动着他人对良药的追寻。Wells 的同事 William T. G. Morton 医生（1819—1868 年），参观了他的演示，随后便开始研究术中吸入乙醚对降低疼痛敏感性的作用。他在用乙醚进行实验时，受到了一位任教于哈佛大学、知识渊博的化学家 Charles Thomas Jackson（1819—1868 年）的帮助，成功制备出了纯化的乙醚蒸气[6]。

1846 年 10 月 16 日，William T. G. Morton 用乙醚诱导麻醉，帮助当时著名的外科医生、麻省总医院（Massachusetts General Hospital，MGH）外科主任 John Collins Warren（1778—1856 年）切除了患者 Edward Gilbert Abbott 颈部的血管瘤。许多学者见证了人类历史上的首次无痛手术。为了纪念这次成功，将演示手术的大厅命名为乙醚大厅。就在这一天，乙醚作为麻醉药物的有效性和安全性首次被证实，这也是有史以来麻醉药物第一次展现在公众面前，人们将这一天称为“乙醚日”，并将其载入医学史册。Morton 作为乙醚的发现者，从此声名鹊起[1,9]。

乙醚消除了外科创伤产生的疼痛，成为医学史上重要的里程碑。随着其盛名远扬，不久之后，乙醚便在许多国家的手术室里大显身手。伦敦著名外科医生 Robert Liston 于 1846 年 12 月 21 日在乙醚麻醉下进行了第一例截肢手术。尽管乙醚很受欢迎，但同时有着一些不受欢迎的特性，例如易燃及刺激性气味不易吸入。此外，乙醚麻醉需要较长的诱导期，且经常会引起严重的恶心呕吐[1]。

乙醚的这些缺点促使人们寻求更好的吸入麻醉药物。一位苏格兰爱丁堡的产科医生，James Young Simpson（1811—1870 年）在 1847 年引进了氯仿。他认为这是一种优于乙醚的麻醉药物，因为氯仿气味适宜且诱导迅速，操作者只需一块手帕即可使用。在氯仿成为医生宠儿的数十年中，出现了几例严重肝损的病例，从而导致氯仿的安全性备受质疑。随后，医生们发现氯仿进行浅麻醉的同时使用肾上腺素会导致患者死于室颤，于是乎，氯仿便犹如秋风纨扇逐渐失宠。更雪上加霜的是，第一例小儿麻醉死亡病例是一位年仅 15 岁女孩 Hannah Greener，她在行内生趾甲切除术时因接受了氯仿麻醉而导致其死亡[1, 2, 4, 6]。

“麻醉（anesthesia）”一词是 Oliver Wendell Holmes（1809—1894 年）在目睹乙醚麻醉下行无痛手术后，用希腊语“an”（无）和“esthesia”（感知能力）这两个词创造出来的。Holmes 是一位著名的医生、作家兼诗人，也是一位杰出的科学领军人物，他提议将这种无痛状态命名为“麻醉（anesthesia）”，并将药物命名为“麻醉剂（anesthetic）”。自此，麻醉学这一新兴专业被引入外科学[2, 6, 7]。

现在，让我们将视线转移到一些被遗忘的先驱者身上，他们可能更早地发现了乙醚的麻醉特性，但并没有将其及时公布。

Crawford Williamson Long（1815—1878 年）是一位来自乔治亚州杰斐逊城的乡村医生，实际上他是真正第一个使用乙醚作为麻醉剂的人。在 1842 年 7 月 3 日，他在办公室里给一个 8 岁男孩施行了乙醚麻醉，从而为男孩进行截趾手术。在他既往的医疗实践中，他已将乙醚用于麻醉患者，以无痛去除手指、囊肿和颈部肿块。然而，他在发表这些令人震惊的发现时过于谨慎和拖延，最终与乙醚麻醉发现者的头衔失之交臂[8-13]。

除了 Crawford Long 以外，还有另外两位先驱者：一位是指导 Morton 纯化乙醚蒸气的 Charles Thomas Jackson 医生，另一位则是曾经尝试使用“笑气”进行麻醉的 Horace Wells，他们是乙醚发现者 Morton 的亲密导师，曾声称在 Morton 之前或曾与 Morton 一起使用过乙醚，这成为后来“乙醚论战”的导火索。一切的发生均源于人们对名声的渴求和追寻。而 Henry Jacob Bigelow（1818—1890 年）彻底点燃了这把火。Bigelow 是一位外科医生，1846 年 10 月 16 日他于麻省总医院和众多学者们一同见证了首次乙醚麻醉的手术演示。他在发表的文章中宣称 Jackson 和 Morton 一同发现了使手术患者痛觉消失的方法。Morton 的前齿科老师，康涅狄格州哈特福德的同事 Horace Wells 读到这篇文章后，写了一篇反驳文章，声明他在 2 年前便发现了乙醚的麻醉特性。不久之后，Morton 便断言是他自己发现了乙醚作为麻醉剂的用途，自此 Jackson 与 Morton 便龃龉不断[8-13]。

哈特福德市外科医生，同时也是 Wells 的坚定支持者，著名的 Pinckney Webster Ellsworth（1814—1896 年）随后发表了文章，力挺 Wells 发表在《波士顿医学外科杂志》（*Boston Medical Surgical Journal*）上的声明，这些文章使得乙醚论战愈演愈烈，时至今日仍争论不断。

人们在波士顿公共花园内树立了一座乙醚纪念碑，为了纪念麻省总医院首次成功演示了乙醚麻醉下的手术，该纪念碑并没有表彰具体的个人，这是为了让人们关注事件本身的意义，而不去计较到底是谁的功劳。

很显然，Morton 的名字并没有刻在上面[2, 4]。

Morton，Wells 和 Jackson 为乙醚的发现争得面红耳赤，忍受着焦头烂额的悲惨生活。而 Crawford Williamson Long 则独自一人继续他的工作，没有受到不被认可的影响，过着平静的生活，忙于科学的实践，拥有家庭的陪伴，直到 62 岁与世长辞。他不是一个宣传者，不会追名逐利，按他自己的话说，他所做的一切皆是上帝赐予他的神圣事业，这句话成了他的墓志铭。正是在 1842 年 3 月 30 日，Crawford Williamson Long 成功地使用乙醚麻醉了 James Venable，使他在无痛中进行颈部肿瘤切除术。据记载他乙醚麻醉只收取了 25 美分，手术也仅收取了 2 美元。这一天，才是乙醚真正地首次安全用于患者，而由于他迟迟不向全世界报道乙醚使用的情况，让 Long 医生失去了被称为乙醚麻醉发现者的美誉。每年的 3 月 30 日，我们都要庆祝"国际医生节"，以表彰这位爱心医生对医学的贡献，尽管这一贡献早已逐渐被人们遗忘[8-13]。

从面罩到气管导管再到喉镜的发展故事

最初由 William Morton 使用的"Morton 面罩"如昙花一现，取而代之的是几种类型的带线面罩。现代麻醉面罩的原型来自 Francis Sibson（1814—1876 年），该面罩覆盖了患者口鼻。John Snow（1813—1858 年）是英国的一位医生，也是麻醉和医疗卫生领域的领头羊，他不仅是第一个使用这种面罩的人，也是第一个专门从事麻醉领域的医生。他被认为是现代流行病学之父，部分原因是他追踪了伦敦 1854 年苏豪区霍乱爆发的源头。他也是第一位尝试减轻妇女分娩痛苦的医生，尽管当时人们认为"分娩痛苦"是要去忍受而不是治疗的。1853 年，他为维多利亚女王成功实施了分娩麻醉，诞下的婴儿即是利奥波德亲王，这为产科麻醉的未来铺平了道路[6, 7]。

Schimmelbusch 面罩是由 Curt T. Schimmelbusch（1860—1895 年）于 1890 年发明的，他是一位德国医生和病理学家，该面罩直到 20 世纪 50 年代才用于麻醉[14]。

该面罩的网架上覆盖着几层纱布，当放置在病人的脸和鼻子上时，纱布上可以反复滴高挥发性麻醉剂乙醚或氯仿。这种原始的开放式麻醉系统允许空气和蒸发麻醉剂的混合物用于麻醉。半开放式、半封闭式和封闭式麻醉系统是在这种简单的开放式麻醉系统之后逐渐发展起来的。

还有一些著名学者在发明气管导管和喉镜方面起到了重要作用，使得气道麻醉及其手术得以诞生。有趣的是，第一根气管导管是由一位细心的儿科医生 Joseph O'Dwyer（1841—1898 年）发明的，目的是防止白喉患儿的气道阻塞。他把这些金属"O'Dwyer 管"盲插入患儿的气管，从而保证患儿的呼吸[3, 7, 15]。

第一位在没有喉镜的情况下进行经口气管插管的医生是 William Macewen 爵士（1848—1924 年）。他经口盲插气管导管，给口腔手术提供氯仿麻醉，以防止血液进入喉部，因而"保护呼吸道免受污染"的概念由此诞生。Ivan W. Magill（1888—1986）和 Edgar S. Rowbotham（1890—1979 年）是麻醉医生，他们开发了橡胶气管插管，为口腔周围手术提供气管内麻醉。他们用于鼻腔插管的技术是：让患者下巴朝上，看起来像是在"嗅早晨的空气"[1, 7, 16]。

1932 年，Arthur Guedel（1883—1956 年）和 Ralph M.Waters（1883—1979 年）在现有的气管导管上增加了一个充气气囊，进一步使麻醉医生能够提供正压通气。

气管插管技术是通过盲探法或触觉感应法（数字化的）手段实现的，因为唯一可行的喉部可视化方法是使用有特殊角度器械末端的小镜子进行间接喉镜检查[2, 7, 15]。

1911 年，被誉为支气管镜和喉镜之父的美国喉科学先驱 Chevalier L. Jackson（1865—1958 年）首次描述了用喉镜直接观察喉部从而插入气管导管的技术。他的直接喉镜呈 U 形，顶端没有弯曲，但其灯光可以提供更好的可视化效果。1941 年，Robert A. Miller 设计了末端有轻微曲线的 Miller 喉镜片以推压会厌。

然而，正是牛津大学纳菲尔德学院麻醉学教授 Robert Reynolds Macintosh（1897—1989 年）首次描述了直接喉镜插管，从而使麻醉医师有了一种安全的麻醉管理方法。在扁桃体切除术的麻醉过程中，他发现通过间接抬高会厌，从而可以“完美地展示”声带。他描述了一种将喉镜顶端固定在会厌腔内的方法：会厌腔与舌根相连，轻轻地抬起，露出整个喉部。Macintosh 反对用传统的方法推压会厌，以避免因迷走神经刺激而引起的心动过缓和喉头痉挛。在此之后被证实，使用以他名字命名（后微改为 McIntosh）的更短更弯曲的喉镜片及他改良的喉镜技术可以减少患者所需的镇静药物，减轻暴露引起的喉痉挛。Macintosh 成功地将他的喉镜片推广为“金标准”，尽管与 Miller 喉镜片相比，Macintosh 喉镜片在观察喉部时仍有许多问题。Macintosh 的贡献与其说是喉镜片的形状，不如说是喉镜技术的提升[15, 16, 17]。

在一项模拟颈椎活动受限的小儿气管插管的研究中，比较短柄 Macintosh 喉镜和 Bullard 喉镜的使用效果，结果显示 Macintosh 喉镜优于 Bullard 喉镜。喉镜检查时间短，成功率高[18]。

从针头到注射器再到静脉麻醉最后到神奇的亚马逊箭毒

第一次有记录的皮下注射发生于 1844 年，由爱尔兰医生 Francis Rynd（1801—1861 年）完成，他发明了空心针管注射镇静剂，从而进行皮下注射治疗神经痛。1853 年，Charles Pravaz 和 Alexander Wood 制造了一种注射器，该注射器有一个可以刺穿皮肤的精细皮下注射针[19]。这些注射器和后来机械推注泵的发展使得医生能够根据患者的体重，计算出每分钟通过静脉持续输送麻醉药物的精确剂量，从而实施全静脉麻醉（total intravenous anesthesia，TIVA）。

Pierre-Cyprien Ore（1828—1891 年）是 1872 年第一个通过注射水合氯醛进行静脉麻醉的医生，他认为这种方法比吸入氯仿更好。静脉注射吗啡和东莨菪碱是患者产生了一种“半麻醉”状态，这种状态在产科麻醉中非常流行，并在一战期间被广泛使用[1, 6, 7, 8, 15]。

对患者的麻醉管理产生重大影响的静脉注射药物之一是硫喷妥纳，它是一种巴比妥酸盐，它于 1932 年引入临床麻醉。John Lundy（1894—1973 年）在梅奥诊所推广使用该药，但由于使用该药后患者心血管功能下降，其受欢迎程度亦随之下降。Lundy 还介绍了“平衡麻醉”的最初概念，其中不同药物的组合可以协同使用于全身麻醉，以减少单独使用大量药物时产生的副作用[1]。

依托咪酯是在 1973 年被发现的，由于它能够维持血流动力学的稳定性，被成功地用于心脏储备较差的患者。氯胺酮是 1962 年合成的另一种有趣的药物，可以静脉注射也可以肌肉注射。尽管单独或大量使用时会使患者产生幻觉，但如 Lundy 博士早前所建议的平衡麻醉，当氯胺酮与其他麻醉药物联合使用时，可使患者获得镇痛和稳定心血管系统[6, 7]。

箭毒是一种从植物中提取的生物碱，在箭毒被发现之前，麻醉并不使用肌肉松弛药物。它最早被南美土著人用来麻痹猎物。从空心竹管中射出的箭头尖端首先浸在这种叫做“Curare”的麻痹剂中，这个词来自圭亚那 Mukui 印第安人 CARIB 语言的“wurari”一词。

当纯化箭毒时，得到的主要毒素称为 D- 筒箭毒碱。由于箭毒最早用于浸泡空心竹管的箭头，提纯物筒箭毒碱的名字便由此而来。

D- 筒箭毒碱通过竞争性和可逆性地抑制烟碱乙酰胆碱受体（nicotinic acetylcholine receptor，nAChR）发挥作用，nAChR 是在神经肌肉连接处发现的乙酰胆碱受体的一个亚型[20]。两者结合后导致骨骼肌无力，剂量足够时，会导致膈肌麻痹而窒息死亡。如果期间予以人工呼吸支持，那么动物就会醒来，好像麻痹时什么也没有发生。

1857 年，Claude Bernard（1813—1878 年）发表了他的实验发现，箭毒的作用部位在神经肌肉交界处，从而将肌肉松弛药物引入了麻醉和手术。

现代意义上的“平衡麻醉”是在麻醉发明 100 年后的 1946 年由 T. Cecil Gray 提出的。他引入了“利物浦技术”，即静脉诱导、肌肉放松、轻度全身麻醉、控制通气以及使用胆碱酯酶抑制剂逆转肌肉松弛[20]。

在箭毒之后，其他药物也曾被合成和使用，但由于副作用而被舍弃。基于类固醇的静脉肌肉松弛药如今只有泮库溴铵（1966 年）、维库溴铵（1980 年）和罗库溴铵（1991 年）在取代了旧药后仍在临床使用[6, 7]。

Sigmund Freud（1956—1939 年）和 Carl Koller（1858—1944 年）在局部使用可卡因时发现了可卡因的麻醉作用，局部麻醉很快成为全身麻醉的宝贵补充。新的药物很快便问世了，用它们来阻滞感觉扩展了麻醉的范围，其意义远远超出了人类的想象，提高了麻醉药和镇痛药的安全性，减轻了手术过程中的疼痛[1, 2, 3]。

异丙酚于 1977 年问世，通过提供平稳的麻醉诱导、维持和快速麻醉，彻底改变了静脉麻醉的范围，因此在成人和儿童麻醉中越来越广泛使用。它具有止吐作用，且恢复周期短，在抑制患者喉反射方面有优势[1, 2, 3, 7]。异丙酚已成为最常用的静脉用药，可单独或使用 TIVA 模式的雷芬太尼等短效麻醉药物联合使用，以提供镇静和全身麻醉。TIVA 模式在直接喉镜检查和气道可视内镜检查的麻醉中得到了广泛的应用。

右旋美托咪定（Precedex®）是美托咪定的右旋光学异构体。右旋美托咪定是一种具有镇静、交感阻滞、抗焦虑和镇痛作用的选择性 α-2 肾上腺受体激动剂。它与可乐定相似，但与可乐定相比，右旋美托咪定对 α-2 受体的亲和力是 α-1 受体的 8 倍。右旋美托咪定通过激活蓝斑突触前和突触后的 α-2 受体产生催眠作用。镇静和无意识的状态与自然睡眠相似，患者表现出合作且容易唤醒。右旋美托咪定因周围血管收缩和交感神经阻滞，故给药时会引起暂时性高血压、心动过缓和低血压。自 2003 年美国食品药品管理局批准程序性镇静以来，右旋美托咪定常通过颊部和鼻内途径进行药物前处理，已被广泛用于儿童镇静、以及预防和治疗儿童谵妄，特别可用于没有静脉留置针的情况下。右旋美托咪定相对于其他镇静剂的主要优点在于它对成人和儿童的呼吸抑制作用最小[21]。

右旋美托咪定可以有效减少阻塞性睡眠呼吸暂停患儿的术后麻醉剂的使用量。术中输注右旋美托咪定复合吸入麻醉药物在腺样体扁桃体手术期间提供了满意的术中条件，没有任何不利于血流动力学的影响。作者还报道了严重突发性苏醒期躁动的发生率和持续时间的下降，出现氧饱和度下降事件的患者更为罕见[22]。

目前使用的吸入药物是一种醚基麻醉药，它要么含有甲基醚（恩氟醚、异氟醚或地氟醚），要么含有甲基异丙基（七氟醚）多卤化醚结构——所有这些物质都比它的母体化合物乙醚更稳定、更有效。氟代烷是一种氟代烷烃，1954 年由英国化学家 Charles Walker Suckling（1920—2013 年）合成，于 1956 年使用于临床。氟代烷在儿科麻醉领域享有多年的声誉，但由于心肌抑制和潜在的肝损伤而被搁置。氟代烷在美国已不再使用，但在发展中国家仍在使用，尤其是用于儿科患者。另一种吸入剂甲氧基氟烷也被逐渐淘汰，因为其代谢过程中产生的高浓度氟化物会引起肾毒性。所有卤代甲基乙基醚会引起心肌抑制，并抑制呼吸系统对二氧化碳和缺氧的反应[6, 7]。

寻找理想的吸入麻醉药物的工作仍任重而道远。氙气是一种惰性气体，其成本大约是氧化亚氮的 2 000 倍[23]，由于成本高昂，使得氙气在临床中的应用受到限制。

氙气具有麻醉和镇痛作用，且无毒副作用。氙气有出色的血流动力学稳定性，麻醉后也能快速恢复，此外氙气能保护心脏和大脑等重要器官免于缺血性损伤，因此是理想的麻醉药物。在临床研究中，通过使用有效的气体输送方案，实现了封闭式氙气输送，消除了浪费，并通过简单的呼吸软管从呼出气体中回收氙气。尽管成本很高，气体输送技术使氙气的临床应用成为可能，当常规药物可能对神经和心脏产生风险时，便是应用氙气的指征[24]。氦气是另一种稀有气体，与氙气类似。氦气的密度低于空气和氧气，因此氦气可以通过气道阻塞，从而形成层流。据信使用氦氧混合气可以减少呼吸窘迫和拔管后喘鸣[25]。此外，吸入氦气对中重度喉炎患儿有短期益处[26]。

麻醉诱导已从开放滴注乙醚和氯仿发展到半封闭非再呼吸式系统，再到循环式系统。带有断开警报和连锁装置的新型系统可防止输送低氧混合物，从而提高了安全性，同时降低了成本和环境污染。吸入麻醉药已经变得比旧时的药物更安全，副作用更少。目前小儿麻醉中最常用的吸入剂有七氟醚和地氟醚，七氟醚刺激性较弱，易于作为诱导剂使用；地氟醚则严格用于插管患儿的麻醉维持。地氟醚由于气道刺激性而从未被用作诱导剂。地氟醚是一种理想的维持剂，特别是在长时间手术的肥胖患者。麻醉系统从最初的简陋装置发展到现在已经有了长足的进步，现代麻醉呼吸机已经具备了多模态功能和压力波形一体化的能力。

声门外气道装置

1981 年，伦敦东区的一位出色的麻醉学家 Archie Brain 医生创造了一种新型气道装置，较易在术中使用，并作为气管内插管或面罩的替代品[27]。这种声门上或声门外气道装置（extraglottic airway devices，EAD）被称为喉罩（laryngeal mask airway，LMA），经过数年的材料和设计修改，喉罩于 1987 年底上市。儿科经典型喉罩（classic LMA，cLMA）首先进入临床领域，其次是具有附加功能的柔性 LMA 和 ProSeal LMA，随后出现的是可重复使用和一次性使用的 LMA。先进的装置很快就接踵而至：具有胃引流口的 LMA supreme 和 i-gel，随后出现的 Air-Q 和 Ambu Aura-i 是最早的小儿尺寸的气管插管设备。这些新型喉罩的设计目的是减少胃内通气，保护气道，支持有效通气，并在插管困难的情况下提供安全的气道[28]。

喉罩迅速成为全球公认的气道管理方式，从而彻底改变了成人和儿童的麻醉。麻醉医师即使在没有喉镜辅助的情况下，也能轻易置入喉罩，从而腾出了自己的双手。在成人和小儿麻醉中，这无疑改变了游戏规则。然而，在吸入诱导过程中，喉罩的频繁使用是否降低了麻醉初学者掌握适当的气囊和面罩通气技术，这一点仍存在争议。

喉罩已成为管理困难气道的重要工具。无论是较旧的还是较新的声门上气道装置都已在儿童麻醉中进行了研究，并在处理困难气道方面发挥了宝贵的作用[29]。

EAD 最近的技术更新突出了在设计、安全和功能方面的改进。这些创新包括喉罩的形状、充气的次数和所用材料的质量。为了增加装置的柔韧性，最初使用的邻苯二甲酸盐，由于对生殖功能的不利影响而被淘汰。由于众多不同设计的气道设备进入市场，困难气道协会（Difficulty Airway Society，DAS）成立了气道设备评估项目组（Airway Device Evaluation Project Team，ADEPT），以保障市场对设备安全性的需求[30]。

在过去的 30 年中，EAD 已经安全地使用了 2 亿次以上，EAD 的引入被认为是过去 50 年中气道管理最重要的里程碑[31]。

术中通气技术在气道手术中的应用

气道管理是一个日新月异的领域。对于计划进行麻醉下检查、双侧鼓膜切除术和置管、常规扁桃体切除术和腺样体切除术的 ASA 状态 1 或 2 的健康儿童，儿科麻醉术中通气策略详见本书中的对应章节。然而，如果 ASA 状态 3 或 4 的患者术前有不寻常的系统性问题，即使是常规手术，也需要特殊的准备和计划。例如病态肥胖（BMI＞40），严重的阻塞性睡眠呼吸暂停综合征，严重的气道狭窄，肺实质损失，吞咽困难引起的全身性发育迟缓，以及患有严重系统性疾病等，这些患儿因肌张力过低，腹部肿块或中枢性呼吸暂停导致功能残气量丧失而无法维持正常通气。这些患儿通常需要插管，且术中控制通气，如果预计在术后即刻拔管困难，则在重症监护病房观察过夜。严重的发病率和死亡率可能是由于计划不周，导致对儿童气道管理欠佳造成的。本书的以下几章详细介绍了新生儿、肥胖儿童和那些有已知气道问题或综合征儿童的通气技术和气道管理。

静脉滴注右旋美托咪定和氯胺酮，使麻醉医师在不引起呼吸抑制的情况下产生镇静作用。在气道手术中使用超短效麻醉药物，如瑞芬太尼，与静脉注射丙泊酚相结合，在内窥镜激光切除乳头状瘤或从自主呼吸患者的气道中取出异物时，创造了非常良好的手术环境[32]。

药物诱导睡眠内镜检查

有时需要用药物诱导的睡眠状态或药物诱导的睡眠内窥镜检查（drug-induced sleep endoscopy，DISE）来评估阻塞性睡眠呼吸暂停（obstructive sleep apnea，OSA）患儿的动态上气道塌陷。1990 年在伦敦皇家国家耳鼻喉医院率先使用，最初称为睡眠鼻内窥镜检查。因此，对理想药物的选择是获得准确结果的关键。这些药物应该能够在模拟患者自然睡眠的同时产生镇痛作用，而不会产生过度的呼吸抑制或气道塌陷，且血流动力学效应最小。DISE 通常适用于扁桃体切除术后持续 OSA 的患儿，扁桃体未增大的 OSA 的患儿，或者怀疑在睡眠时发生喉头软化的儿童。DISE 还用于确定 OSA 的外科治疗方法。

静脉输注丙泊酚是成人 DISE 最常用的药物。而在儿科中，一篇关于小儿神经外科的综合文献综述得出结论，使用右旋美托咪定和氯胺酮的方案似乎是安全的，该组合是儿科 DISE 最常用的药物。作者推荐右旋美托咪定和氯胺酮联合使用，因为与其他药物相比，该组合能降低呼吸抑制和上气道阻塞的风险。当静脉镇静开始时，建议停止吸入麻醉药物。吸入麻醉药会降低上呼吸道肌肉活动，因此需要及时停止以防止影响 DISE 期间的发现。

麻醉医师和气道外科医生之间的良好沟通是至关重要的，因为患有阻塞性睡眠呼吸暂停的患儿在服用镇静剂时更容易出现气道阻塞和氧饱和度降低，而过度镇静会导致气道损伤和/或中枢呼吸暂停。

虽然 DISE 是观察动态气道阻塞的客观方法，但是由于上述原因，对结果的评估和分类可能会变得主观而产生偏倚[33]。

另一篇关于麻醉和阿片类药物对上气道影响的综述描述了丙泊酚对上呼吸道的剂量依赖性作用，导致婴儿的整个咽气道均匀变窄，并在大孩子的会厌水平上引起狭窄。与七氟醚、异氟醚和丙泊酚相比，右旋美托咪定在磁共振成像评价时没有表现出这些剂量依赖的效应，而且比丙泊酚造成的气道动态塌陷更少[34]。

另一组作者回顾性分析了 59 例 OSA 患儿的治疗记录，得出结论：对于 OSA 患儿的 DISE，与右旋美托咪定和氯胺酮联合使用相比，单独使用丙泊酚或与七氟醚联合使用时，氧饱和度降低发生率更高，成功率较低[35]。

第三个基于 DISE 神经药理学的儿童疾病药物综述得出结论，与丙泊酚和咪达唑仑相比，右旋美托咪定的作用机制与自然睡眠相似[36]。

关于儿童气道管理的争议

在使用 Google Scholar，PubMed，MEDLINE（OVID SP）和 DynaMed，以及关键字气道、儿童、儿科、困难气道和争议对当前相关文献进行的全面回顾中，作者确定了小儿麻醉的若干争议：困难气道预测、困难气道管理、带套囊与不带套囊式气管导管用于保护儿童气道、快速序贯诱导（tapid sequence induction，RSI）、喉罩与气管导管的使用及拔管时机。

收集的文献表明，由于缺乏强有力的儿童循证医学数据，目前小儿麻醉中气道管理的程序步骤是基于成人气道管理方案的[37]。

是否应该对每个计划手术的患者都备用 LMA 以预防意外的气道损伤，即使是新生儿？

与具有已知困难气道的患者相比，因意外气道阻塞而突然形成困难气道的患者更难管理。

例如，没有喘鸣史或症状的婴儿在清醒时提示部分气道阻塞，但由于存在声门下血管瘤而在麻醉诱导期间完全阻塞，这种情况即使对最有经验的儿科麻醉医师来说也是一个挑战。对于患有 PHACE 综合征（posterior fossa anomalies，hemangiomas，arterial lesions，coarctation of aorta，and eyeanomalies，后颅窝异常、血管瘤、动脉病变、主动脉缩窄和眼部异常）的婴儿，气道血管瘤高发，伴有或不伴有喘鸣皆有可能[38]。在研究过程中，如果在距离手术室较远的位置，如磁共振室中对患有 PHACE 综合征且无喘鸣的婴儿进行麻醉，一旦遇到声门下血管瘤阻塞，对麻醉医师来说可谓是一个严峻的挑战，必要时需立即终止影像学研究并由耳鼻喉科专家进行紧急评估[39]。计划进行非气道手术的无症状儿童确实有可能会出现困难气道，应通过病史和体格检查进行系统的术前评估，对可能出现的困难气道有所准备。为患儿提供合适大小的 LMA 是应对意外困难气道的重要手段[40]。

一项纳入 7 个临床试验，涉及 794 名婴儿的 Cochrane 综述表明，LMA 可以在符合当前新生儿复苏指南的时间框架内实现新生儿复苏时的有效通气。LMA 比球囊面罩通气更有效，且更少需要气管插管[41]。

应该在哪里由谁来麻醉这些孩子？

关于这些复杂气道手术的另一个争议是谁来管理儿科气道最理想。一名有儿科经验的麻醉医师，应该在成人医院偶尔管理一名儿科患儿，还是应该在儿科专科医院，负责培训儿科麻醉医师的气道管理技能？

对于因腺样体扁桃体肥大或上呼吸道塌陷而导致解剖性上呼吸道阻塞的儿童，面罩通气可能会很困难，使用高气道压力可能导致胃胀气和暂时性缺氧，这是由于功能残气量急性减少造成的。对于部分上气道阻塞的儿童，在麻醉深度不足时进行插管也可能导致喉痉挛和/或支气管痉挛。在没有静脉置管的情况下，早期识别和治疗这些功能性气道问题对降低发病率和死亡率至关重要。一般来说，当麻醉医师进行气道管理时，最好有另一个受过训练的人员根据需要放置静脉置管来使用麻醉剂或肌松药。对目前处理儿童困难气道的综述表明，尽管具有儿童麻醉经验的麻醉医师在诱导正常儿童过程中也会出现气道受损的情况，预期出现困难气道的小儿气道还是应由专业中心的儿科麻醉专家进行管理[42]。婴儿和儿童的气道管理可能会很有挑战性[1]，因为很难保证面罩密封性[2]，很难看到声带，也很难看到喉部，有时比支气管软化或外源性气道压迫还要难[43]。

在新生儿、婴儿和幼儿中使用带套囊的气管插管还是无套囊的气管插管？我们应该频繁检查套囊压力吗？

目前，几乎所有的儿科麻醉中心都常规地在儿童和新生儿身上使用套囊。之所以受欢迎，可能是由于新的低压大容量套囊已使其能够用于新生儿和婴儿。市场上已经推出了具有改进气管密封特性的新型套囊气管导管和导管尺寸选择推荐表（MicroCuff 儿科气管插管和 MicroCuff®PET）[44]。

Microcuff 导管由一个超薄聚氨酯套囊（10μm）组成，套囊与气管壁之间不形成褶皱或通道。去除了尖端侧孔[即墨菲眼（Murphy eye）]，使套囊得以安放在导管轴上更远的位置。套囊很短，充气时会在声门下扩张，提供一个套囊压小于 10cmH_2O 的密封。它有正确的深度标记和较低的换管率。最近的一项 meta 分析表明，与无套囊气管导管相比，带套囊气管导管的减少了换管的需要，拔管后喘鸣的发生率也没有因此升高[45]。另一项研究显示，在套囊压力为 20cmH_2O 的情况下，套囊气管导管为儿童提供了可靠的密封气道，减少了换管的需要，并且与无套囊的气管导管相比，不会增加拔管后喘鸣的风险。然而，使用套囊气管导管的费用是常规使用无套囊的好几倍[46]。套囊压强的测量是必不可少的，因为套囊压的增加可能会损害气管粘膜。建议儿童定期监测套囊压力，特别是在长时间手术期间[47]。

快速序贯诱导（RSI）在儿童中有作用吗？既然有舒更葡糖，我们应该用罗库溴铵代替琥珀胆碱吗？

应用经典的 RSI 仍有争议，主要有二：一是，是否应用环状软骨压力（也称为 sellick's maneuver，SM）来防止胃抽吸；二是，是否需要琥珀胆碱（一种作用最快的去极化肌肉松弛剂）。尽管环状软骨压力常用于饱腹的儿科患者，但可能会使插管情况恶化，并导致食管括约肌张力降低。甲氧氯普胺并不能减轻环状软骨压力导致的食管括约肌张力降低[48]。RSI 的另一个问题是，根据美国食品药品管理局的建议仅在紧急情况下才可将琥珀胆碱用于饱腹的儿童。目前，这种药物的使用属于“应该始终备有但很少使用”的范畴。有些情况下，琥珀胆碱仍需使用，如肠梗阻的患儿或饱腹儿童在扁桃体切除术后出血。尽管我们没有像琥珀酰胆碱那样具有快速起效的神经肌肉阻滞剂，更高剂量舒更葡糖的罗库溴铵可以在 60 秒内使插管成为可能，并且它的作用可以用新批准的拮抗剂舒更葡糖（一种对罗库溴铵逆转具有高特异性的螯合剂）逆转。如果需要在 10 分钟内取出儿童气道异物，罗库溴铵就显得尤其重要。2mg/kg 剂量的舒更葡糖已被成功地用于逆转罗库溴铵诱导的深度阻滞[49]，即便罗库溴铵诱导后气道麻痹，舒更葡糖也有助于在这种困难气道情况下重建自主通气。

许多儿科麻醉学家更喜欢“改良RSI”而不是经典RSI，因为他们发现在经典的RSI中严格的无手动气囊通气规则在儿科临床中难以遵循。这主要是由于大多数儿童在服用引起呼吸暂停的药物后，氧饱和度迅速下降。新生儿和幼儿肺容量小，但即使他们在RSI前已充分预充氧，也不可避免地需要更多的氧气消耗和氧饱和度降低。“改良RSI”允许温和的间歇氧气面罩通气来克服这种去饱和，同时提供肌肉放松和足够的麻醉深度。

儿童拔管：深度麻醉下vs清醒时

如果在麻醉诱导下面罩通气容易维持，且建立气管插管没有任何困难，没有吸入的风险，则可以进行深度麻醉下拔管，以尽量减少咳嗽和心血管刺激。

拔管的时机和位置

大多数有经验的麻醉医师会在清理口腔后进行拔管，以减少喉头痉挛的发生率。将儿童置于侧卧位清理口腔也有助于减少此类并发症。在一项对儿童的MRI研究中发现，一个镇静的、自发呼吸儿童的上呼吸道在侧位时更宽。侧卧位时会厌尖端和声带之间的区域最大[50]。尽管有证据表明儿童侧卧位或复苏位的气道直径更宽，但不幸的是，这种特殊的体位并不是扁桃体腺样体切除术后深度麻醉下拔管的儿童更安全的体位。复苏位使血液和分泌物在口腔的低侧聚集，而不是在拔管后进入无保护的气道。一项研究观察了扁桃体切除术后儿童清醒时拔管后喉痉挛的发生率。该研究中将被麻醉的儿童转换成复苏位，然后关闭吸入。在儿童自己醒来之前，不允许进一步的刺激。这种“不接触”技术将儿童放置侧卧位或复苏位，防止任何咳嗽，氧饱和降低，或喉头痉挛[51]。

在确保气道状态良好且无出血后，大多数有经验的儿科麻醉医师会将扁桃体腺样体切除术后的患儿采取侧卧位，并进行深度麻醉下拔管。在这些孩子采取侧卧位的运送过程中，他们继续采用“不接触”或“不刺激”技术，并监测呼吸和脉搏血氧饱和度。到达苏醒室后，可在连接监护仪后给予额外量的丙泊酚或右旋美托咪定以允许缓慢平稳的唤醒，同时将孩子保持在相同的复苏位或侧卧位置。最近的一项研究表明，单剂量术前静脉注射右旋美托咪定可促进扁桃体切除术后的深拔管，而不会延长术后恢复时间[52]。

然而，如果存在困难气道（从面罩通气开始，或在手术开始后出现，以及有误吸高风险的患者），在完全清醒、气道保护性反射和自主呼吸时拔管更安全。

引言

以下章节包含了对儿科麻醉和耳鼻喉科或任何对这两个专业感兴趣的读者都有用的临床信息。本书的每一章都是由一位专家撰写的，他们广泛地研究了各自的主题，包括当前公认的和安全的临床实践。章节的多样性将有助于读者关注肥胖儿童、新生儿和那些已知的先天性和后天气道病变的气道管理等重要内容。有关气道病理学的章节要求麻醉专业知识以获得最佳结果，这一章节强烈主张两个专业之间需要密切合作。作者还强调需要一个指定的儿科气道团队，早期有效的计划、沟通和方案是手术成功的关键。作者从收集的临床病例资料中，选出了非常直观的内镜图片来阐明临床情况。

（王佳怡　译）

参考文献

1. Robinson DH, Toledo AH. Historical development of modern anesthesia. J Investig Surg. 2012;25(3):141–9.
2. Davison MHA. The evolution of anaesthesia. Altrincham: Altrincham John Sherratt and Son; 1965.
3. Sykes WS. Essays on the first hundred years of anaesthesia. Huntington: Robert E. Kriger Publishing Company; 1972.
4. Knapp RB. The gift of surgery to mankind. A history of modern anesthesiology. Springfield: Charles C. Thomas; 1983.
5. Keys TE. The history of surgical anesthesia. New York: Schuman's; 1945.
6. Cole F. Milestones in anesthesia; readings in the development of anesthesia. Lincoln: University of Nebraska Press; 1965.
7. Miller RD. Miller's anesthesia. 7th ed. Philadelphia: Churchill Livingstone Elsevier; 2010.
8. Fenster JM. "Power struggle". Ether day: the strange tale of America's greatest medical discovery and the haunted men who made it. New York: HarperCollins; 2001. p. 106–16.
9. Mai CL, Cote CJ. A history of pediatric anesthesia: a tale of pioneers and equipment. Paediatr Anaesth. 2012;22:511–20.
10. Anaya-Prada R, Schadegg- Pena D. Crawford Williamson long: the true pioneer of surgical anesthesia. J Investig Surg. 2015;28(4):181–7.
11. Ortega RA, Lewis KP, Hansen CJ. Other monuments to inhalation anesthesia. Anesthesiology. 2008;109:578–87.
12. Roddy JK, Starnes V, Desai SP. Sites related to Crawford Williamson long in Georgia. Anesthesiology. 2016;125:850–60.
13. Long CW. An account of the first use of sulphuric ether by inhalation as an anaesthetic in surgical operations. Surv Anesthesiol. 1991;35(6):375.
14. Bause GS. An American patent for the Schimmelbusch mask. Anesthesiology. 2011;115:649.
15. Burkle CW. A historical perspective on the advancesin laryngoscopy as a tool for the anesthesiologist. Anesthesiology. 2002;96:A1166.
16. Greenland K, Eley V, Edwards M. The origins of sniffing position and the three axes alignment theory for direct laryngoscopy. Anaesth Intensive Care. 2008;36(suppl.1):23–7.
17. Scott J. How did the Macintosh laryngoscope become so popular? Pediatr Anesth. 2009;19:24–9.
18. Nileshwar A, Garg V. Comparison of Bullard laryngoscope and short – handled Macintosh laryngoscope for orotracheal intubation in pediatric patients with simulated restriction of cervical spine movements. Pediatr Anesth. Dec 2010;20(12):1092–7.
19. Levy S. The hypodermic syringe: greatest medical device of all rime?. MDDI Online -On IV Products 2014, 4/11.
20. Gray TC. History of anesthesia in Liverpool. Med Hist. 1972;16:375–82.
21. Weerink MAS, Struys MMRF, Hannivoort LN, Barends CRM, Absalom AR, Colin P. Clinical pharmacokinetics and pharmacodynamics of dexmedetomidine. Clin Pharmacokinet. 2017;56(8):893–913.
22. Patel A, Davidson M, Tran MC, Quraishi H, Schoenberg C, Sant M, Lin A, Sun X. Dexmedetomidine infusion for analgesia and prevention of emergence agitation in children with obstructive sleep apnea syndrome undergoing tonsillectomy and adenoidectomy. Anesth Analg. 2010;111(4):1004–10.
23. Bovill JG. Inhalational anaesthesia: from diethyl ether to xenon. Handb Exp Pharmacol. 2008;182:121–42.
24. Rawat S, Dingley J. Closed circuit xenon delivery using a standard anesthetic workstation. Anesth Analg. 2010;110(1):101–9.
25. Moraa I, Sturman N, McGuire T, van Driel ML. Heliox for croup in children. Cochrane Database Syst Rev. 2013;7(12):CD006822.
26. Myers TR. Use of heliox in children. Respir Care. 2006;51(6):619–31.
27. Brain AI. The laryngeal mask--a new concept in airway management. Br J Anaesth. 1983;55(8):801–5.
28. Goyal R. Small is the new big: an overview of newer supraglottic airways for children. J Anaesthesiol Clin Pharmacol. 2015;31(4):440–9.
29. Huang AS, Hajduk J, Jagannathan N. Advances in supraglottic airway devices for the management of difficult airways in children. Expert Rev Med Devices. 2016;13(2):157–69.
30. Sharma B, Shal C, Sood J. Extraglottic airway devices: technology update. Med Devices (Auckl). 2017;17(10):189–205.
31. Ramaiah R, Das D, Bhanaker SM, Joffe AM. Extraglottic airway devices: a review. Int J Crit Illn Inj Sci. 2014;4(1):77–87.
32. Lauder GR. Total intravenous anesthesia will supercede inhalational anesthesia in pediatric anesthetic practice. Paediatr Anaesth. 2015;25(1):52–64.
33. Wilcox LJ, Bergeron M, Reghunathan S, Ishman SL. An updated review of pediatric drug-induced sleep endoscopy. Laryngoscope Investig Otolaryngol. 2017;2(6):423–31.
34. Ehsan Z, Mahmoud M, Shott SR, Amin RS, Ishman SL. The effects of anesthesia and opioids on the upper airway: a systematic review. Laryngoscope. 2016;126(1):270–84.
35. Kandil A, Subramanyam R, Hossain MM, Ishman S, Shott S, Tewari A, Mahmoud M. Comparison of the combination of dexmedetomidine and ketamine to propofol or propofol/sevoflurane for drug-induced sleep endoscopy in children. Paediatr Anaesth. 2016;26(7):742–51.
36. Shteamer JW, Dedhia RC. Sedative choice in drug-induced sleep endoscopy: a neuropharmacology-based review. Laryngoscope. 2017;27(1):273–9.
37. Klučka J, Štourač P, Štoudek R, Ťoukálková M, Harazim H, Kosinová M. Controversies in pediatric perioperative airways. Biomed Res Int. 2015;2015:368761.

38. Durr ML, Meyer AK, Huoh KC, Frieden IJ, Rosbe KW. Airway hemangiomas in PHACE syndrome. Laryngoscope. 2012;122(10):2323–9.
39. Shah S, Verghese ST. When faced with anesthetizing an infant with PHACE syndrome: watch out for an airway occluding subglottic hemangioma! A& A Case Rep. 2017;9(11):334–5.
40. Weiss M, Engelhardt T. Proposal for the management of the unexpected difficult pediatric airway. Paediatr Anaesth. 2010;20(5):454–64.
41. Quereshi MJ, Kumar M. Laryngeal mask airway versus bag-mask ventilation or endotracheal intubation for neonatal resuscitation. Cochrane Database Syst Rev. 2018;3:CD003314.
42. Engelhardt T, Weiss M. A child with a difficult airway: what do I do next? Curr Opin Anaesthesiol. 2012;25(3):326–32.
43. Sims C, von Ungern-Sternberg BS. The normal and the challenging pediatric airway. Paediatr Anaesth. 2012;22(6):521–6.
44. Weiss M, Gerber AC, Dullenkopf A. Appropriate placement of intubation depth marks in a new cuffed pediatric tracheal tube. Br J Anaesth. 2004;94:80–7.
45. Shi F, Xiao Y, Xiong W, Zhou Q, Huang X. Cuffed versus uncuffed endotracheal tubes in children: a meta-analysis. J Anesth. 2016;30(1):3–11.
46. Weiss M, Dullenkopf A, Fischer JE, Keller C, Gerber AC, European Paediatric Endotracheal Intubation Study Group. Prospective randomized controlled multi-centre trial of cuffed or uncuffed endotracheal tubes in small children. Br J Anaesth. 2009;103(6):867–73.
47. Tobias JD, Schwartz L, Rice J, Jatana K, Kang DR. Cuffed endotracheal tubes in infants and children: should we routinely measure the cuff pressure? Int J Pediatr Otorhinolaryngol. 2012;76(1):61–3.
48. Salem MR, Bruninga KW, Dodlapatii J, Joseph NJ. Metoclopramide does not attenuate cricoid pressure – induced relaxation of the lower esophageal sphincter in awake volunteers. Anesthesiology. 2008;109(5):806–10.
49. Azizoglu M, Birbicer H, Memis S, Taşkınlar H. Reversal of profound neuromuscular blockade with sugammadex in an infant after bronchial foreign body removal. J Clin Anesth. 2016;33:315–6.
50. Litman RS, Wake N, Chan LM, McDonough JM, Sin S, Mahboubi S, et al. Effect of lateral positioning on upper airway size and morphology in sedated children. Anesthesiology. 2005;103(3):484–8.
51. Tsui BC, Wagner A, Cave D, Elliott C, El-Hakim H, Malherbe S. The incidence of laryngospasm with a "no touch" extubation technique aftertonsillectomy and adenoidectomy. Anesth Analg. 2004;98(2):327–9.
52. Di M, Han Y, Yang Z, Liu H, Ye X, Lai H, Li J, ShangGuan W, Lian Q. Tracheal extubation in deeply anesthetized pediatric patients after tonsillectomy: a comparison of high – concentration sevoflurane alone and low concentration sevoflurane in combination with dexmedetomidine pre-medication. BMC Anesthesiol. 2017;21(1):28.

第2章

气道病变患儿的术前评估注意事项

2

Janish Jay Patel, Susan T. Verghese, and Diego A. Preciado

安全的气道管理始于术前评估中详细的查体。对每一位患儿的全面术前评估可以使麻醉医师更安全地进行麻醉管理，同时确保术后充分镇痛。然而由于大部分患儿在手术当天才办理入院，因此通常由训练有素的护理团队通过电话进行常规的术前远程评估，仅在入院时才能对患儿进行查体。远程评估收集的信息包括患儿目前健康状况、家族史、合并症及身体情况的改变（可能会导致手术取消）。需要在术前接受麻醉医师查体的患儿要在手术日前入院，以便接受体格检查。如果孩子看起来比远程评估所得的病情更重，则将告知患儿父母在入院及检查后有取消手术的可能性。

复杂疾病患儿的专家咨询和术前准备

在与患有复杂疾病患儿及其父母接触前，外科医生及麻醉医师一起制订理想的围术期管理方案对患儿有诸多益处。多名专家从患儿不同疾病对其进行随访，这样做非常重要。手术团队应尽早通知术前临床团队关于这些患者的情况，以便团队可以协调相应的专家进行会诊。许多儿科医院开展的入院前检查（pre-anesthesia testing，PAT）诊疗团队对于这项艰巨的任务非常有用。当术前诊疗团队中的外科医生提出要求时，一支由医生和护士组成的专业团队会评估将要进行手术的复杂患者。PAT 诊疗团队的存在为麻醉医师提供了与患者会面的机会，帮助建立父母与医生的纽带，规划手术当天预期的麻醉实施计划，以及提供多名专家术前指导以优化患者管理的机会。此外，还可以讨论进一步检查（检验科，放射科和其他检查）的必要性。在某些情况下，有必要与患者主诊医生进行咨询或与随访护理团队协调，以改善他们的全身情况，为即将进行的手术做准备。这些术前诊疗团队改善了患儿、其父母和麻醉医生之间的沟通，并为讨论麻醉的潜在风险，麻醉诱导的方式以及术后镇痛的选择提供了机会。这种术前检查为回答患儿及其父母的问题提供了足够的时间，增进了其对围术期预期结果的理解，并减少了由于患儿术前准备不足而导致的手术取消[1，2]。

多位专家随访复杂患儿

一个患有囊性纤维化、肺动脉高压和发育不良的儿童，通常是由心内科、肺疾病和胃肠病专家进行会诊，但现在需要对出血的鼻息肉进行烧灼。

患有全身性疾病如糖尿病、癫痫、甲状腺功能亢进或充血性心力衰竭的儿童，可能需要由专科医生调整药物，使其处于最佳的手术状态。通过详细说明手术计划的复杂性、特殊体位的效果(俯卧位、截石位和头低足高位)及预期的手术时间和需求，让主要专家了解手术团队对这些患者围术期安全性的关注是至关重要的。这些关键信息可以帮助专家制订一个计划，使患儿处于最佳的临床状态。这可能包括需要对复杂的患儿进行检查和评估以进行优化。他们可能需要进行术前PFT、多导睡眠监测(polysomnogram，PSG)或睡眠研究，改善围术期肺功能的肺部疾病计划，24小时心电图动态心电图监测以评估新的心律不齐，以及评估心电回声或导管插入术是否可以改善患者的心脏状况。在极少数情况下，可能需要在术前放置起搏器或通过增加药物剂量来增强心脏功能。在复杂的情况下，心内科专家甚至可能建议在心脏病患儿进行的复杂手术期间，通过术中连续食管超声心动图提高监测水平。

评估期间的注意事项

对于需要在气道内和气道周围进行手术的小儿患者，全身麻醉一直是麻醉医师面临的挑战。呼吸装置(无论是气管内导管还是喉罩呼吸道)的计划外移动，可能会导致压伤或错位，因此气道可能会成为关键。预计在术中出血的手术中通常使用带套囊的气管插管。在气道手术中，准备工作首先要与耳鼻喉科医生就手术计划进行密切沟通，并需要事先进行喉镜检查以评估声带运动。当术前护理、护士、技术人员、麻醉医师和外科手术团队之间保持密切联系时，就可以对患者进行顺利的围术期护理。

给麻醉医师的重要信息

全面了解患者过去和现在的健康状况以及计划手术的详细信息(持续时间、失血和输血的可能性及患者的位置等)对于麻醉师来说是必不可少的信息，他们可以随后调整麻醉技术。小儿麻醉医师的主要目标是选择合适的麻醉剂并进行监测，以优化患儿的围术期安全性和舒适度。药物治疗、食物过敏、病历审查和放射学、实验室检查及其他可用检查的评估信息，应作为术前评估的一部分。事先检查麻醉剂和手术计划非常重要，尤其是在气道手术中。有关患者的家族史的问题应包括麻醉下无法解释的猝死发生率，特别要强调恶性高热引起的高烧或家族中伪胆碱酯酶缺乏引起的长时间肌肉无力的罕见病史。与儿童气道有关的详细病史始于以下问题的询问(包括最近的变化)：鼻出血、打鼾、喘鸣、呼吸或吞咽障碍。应仔细检查病史，新生儿或任何先前的插管史，以及先前麻醉期间的气道管理。应该对整个患者进行仔细的身体检查，并从适合年龄和生命体征的身高和体重开始。然而，重点放在气道检查上是确定面罩通气和插管是否容易的关键。病人张开嘴巴，伸出舌头和下颌骨向前，以及左右及上下移动脖子的能力在评估气道方面很有价值。如果患儿配合，让患儿张开嘴行Mallampati评分可进一步帮助进行气道评估。如果检查这些儿童的口咽，扁桃体的大小也可以被评估。小颌畸形、下颌后缩畸形、小甲颏间距、颈周大、大厚舌和小嘴大舌常预示着面罩气道困难(表2.1)。

表2.1 提示困难气道的临床特征

身体特征	临床表现
门齿间距	不足两指宽
舌	较大的舌或口腔
口咽	扁桃体肥大，马氏评分3级或4级
下颌骨	小颌畸形，下颌后缩
甲颏间距	短
颈部	颈围大，屈伸受限

虽然 Cormack 和 Lehane Ⅲ级或Ⅳ级（表 2.2）定义的婴幼儿直接喉镜检查困难的总发生率仅为 1.35%，但研究显示困难气道的危险因素可能与喉镜检查困难相关[1]。所以，术前应常规听患儿的声音以排除声音嘶哑或发音困难。必须询问家长，他们是否注意到孩子白天嗜睡、睡眠障碍性呼吸（sleep-disordered breathing，SDB）的变化。儿科围术期心搏骤停登记数据库（Perioperative Cardiac Arrest，POCA）显示，气道和呼吸事件是儿童围术期心脏骤停的第二大常见原因，仅次于与失血相关的血流动力学损害[3]。无论婴儿是通过阴道分娩足月出生，还是因胎儿窘迫意外紧急剖宫产，详细了解新生儿出生史都尤其重要。应从父母处获得患儿初始 Apgar 评分，是否曾行鼻吸氧或气管插管，以及儿童重症监护病房住院时间等信息。如新生儿早产，那么其早产史及后遗症，如支气管肺发育不良（bronchopulmonary dysplasia，BPD）、早产儿视网膜病变（retinopathy of prematurity，ROP）、喂养过程中出现的问题等，也应得到评估，以制订安全的麻醉处理方案。新生儿和婴儿的生长史同样重要，其中应特别强调婴儿的吸吮、吞咽能力、体重增加、肌肉张力变化、发育里程碑、神经发育和身体发育。通常在常规气道手术前，需要考虑的问题包括：儿童分离焦虑症的术前用药、术后镇痛、禁食（nil per os，NPO）次数及儿童上呼吸道感染（upper respiratory infection，URI）导致手术取消等问题。ASA 对无已知危险因素的患儿推荐的 NPO 指南包括术前至少 6 小时不吃固体食物，术前 2 小时禁水[4]。在决定气道手术是否需要因 URI 相关问题而推迟时，有一些重要的临床要点需要强调。如果 URI 与发烧、全身乏力、持续性流涕和频繁的带痰湿咳有关，那么由于它不同于没有任何全身症状的流涕，因此有明确的理由推迟预定的择期手术。另一种确认系统性参与程度的方法是询问家长是否有食欲缺乏、睡眠困难或存在与 URI 发作相关的玩具或其他儿童接触史[5]。

表 2.2　Cormack-Lehane 量表

等级	喉镜检查
1	可见声门全貌
2	局部可见声门或勺状软骨
3	仅会厌尖端可见
4	没有声门结构可见

诱导前准备

在一些有神经认知功能障碍的患儿中，麻醉诱导前需要进行药物治疗或父母的陪伴以减轻焦虑。在许多中心，儿童生活专家的参与非常成功，他们让患儿进行一些活动，如吹肥皂泡，让患儿们开着玩具小车去手术室，或者在麻醉诱导前提供视频来分散注意力。这些干预措施往往有助于未服药的患儿以最小的压力进入手术室，并确保麻醉诱导顺利。如果所有这些干预措施都无法让患儿顺利进入手术室，则针对这些不听话的患儿的手段包括口服咪达唑仑、氯胺酮或右美托咪定滴鼻[6]。高度血管化的鼻黏膜为大脑提供了一个直接的通道，绕过了首过代谢，产生了类似于静脉注射的快速反应[7]。近来，丙泊酚在食物过敏儿童中的使用引起了不必要的关注。鸡蛋过敏的患儿通常对蛋清中的蛋白质产生反应，而对蛋黄中的卵磷脂却没有反应，而丙泊酚所含有的正是卵磷脂。此外，大豆过敏极为罕见，而丙泊酚中尽管含有精制大豆油，可在精制过程中已经去除了引起过敏的大豆蛋白。除此之外，大豆和花生之间的交叉反应率很低，因此这些均与丙泊酚过敏的临床相关性不大[8]。有趣的是，相互矛盾的陈述和缺乏确凿的证据导致临床医生不敢贸然使用丙泊酚。此外，最近对具有 IgE 特异性免疫球蛋白的患者进行鸡蛋，大豆或花生的过敏相关研究中，没有发现丙泊酚过敏和此类食物之间存在联系的证据[8]。

给耳鼻喉科医生的关键信息

虽然在常规临床访视之外进行的特定术前评估不是耳鼻喉科手术评估的必要组成部分，但小儿耳鼻喉科医师应该特别考虑麻醉风险的某些因素，特别是应该时刻关注插管是否困难。有困难插管史、面中部或下颌发育不全、颅面综合征、黏多糖病和严重肥胖的儿童都应在手术中制订计划，以解决可能出现的气道管理困难。尽管本书的其余部分将详细介绍如何对这些患儿进行最佳管理，但至少在可预见的具有挑战性的情况下，耳鼻咽喉科团队应准备对这些儿童进行严格的直接喉镜检查和支气管镜检查。在最极端、最具挑战性的情况下，须做好紧急气管切开术的准备。成功的关键是在进入手术室之前与麻醉医师讨论潜在的计划、技术路线和管理。确定接受手术的患儿是否使用草药或顺势疗法制剂是很重要的，因为这些物质的副作用包括出血、心血管变化和肝功能障碍。一项评估正在接受手术的儿童使用维生素、营养补充剂、草药或顺势疗法制剂情况的调查显示，3.5% 的手术患儿在手术前 2 周服用草药或顺势疗法药物。给予择期手术的儿童，最常见的药物是紫锥菊，它可以增强某些药物的肝毒性[9]。这类治疗方法的潜在并发症尚不清楚，因为很少有经过正式研究的；因此，美国麻醉师协会建议在手术前 2～3 周停止使用草药治疗[10]。此外，考虑到血小板聚集受损造成的手术出血风险以及对患者的有益作用有限，术前 7～10 天应避免使用 NSAIDs 或阿司匹林镇痛，抗炎或解热[11]。长期接受治疗性或预防性抗凝（阿司匹林、香豆素和依诺肝素）的患者需要复杂的决策过程，应综合考虑血栓形成的风险和围术期出血的风险。对于此类儿童，在围术期可能需要与儿科心脏病专家或血液科医生进行合作，以确定使用肝素的替代治疗。

总结

接受择期手术的气道病变儿童需要进行全面的术前评估，以方便患者在围术期的护理，提高患者的安全性。对于大多数患者，可以由受过良好培训的护士通过电话屏幕或通过在线调查对患者当前的医疗状况和合并症进行术前评估。对于复杂的患者，PAT 诊所的术前评估可能有助于进一步的检查、护理的协调和实施术前优化计划。此外，术前与耳鼻喉科医生的沟通，包括围术期气道管理和术后疼痛控制（包括术后换气支持），也应纳入术前讨论。

（王佳怡 译）

参考文献

1. Tobias JD. Preoperative anesthesia evaluation. Semin Pediatr Surg. 2018;27:67–74.
2. Knox M, Myers E, Wilson I, Hurley M. The impact of pre-operative assessment clinics on elective surgical case cancellations. Surgeon. 2009;7:76–8.
3. Bhananker SM, Ramamoorthy C, Geiduschek JM, et al. Anesthesia-related cardiac arrest in children: update from the pediatric perioperative cardiac arrest registry. Anesth Analg. 2007;105:344–50.
4. American Society of Anesthesiologists Committee. Practice guidelines for preoperative fasting and the use of pharmacologic agents to reduce the risk of pulmonary aspiration: application to healthy patients undergoing elective procedures: an updated report by the American Society of Anesthesiologists Committee on Standards and Practice Parameters. Anesthesiology. 2011;114:495–511.
5. Tait AR, Malviya S. Anesthesia for the child with an upper respiratory tract infection: still a dilemma? Anesth Analg. 2005;100:59–65.

6. Cozzi G, Norbedo S, Barbi E. Intranasal dexmedetomidine for procedural sedation in children, a suitable alternative to chloral hydrate. Pediatr Drugs. 2017;19:107–11.
7. Bailey AM, Baum RA, Horn K, Lewis T, Morizio K, Schultz A, Weant K, Justice SN. Review of intranasally administered medications for use in the emergency department. J Emerg Med. 2017;53:38–48.
8. Asserhøj LL, Mosbech H, Krøigaard M, Garvey LH. No evidence for contraindications to the use of propofol in adults allergic to egg, soy or peanut. Br J Anaesth. 2016;116:77–82.
9. Everett LL, Birmingham PK, Williams GD, Brenn BR, Shapiro JH. Herbal and homeopathic medication use in pediatric surgical patients. Paediatr Anaesth. 2005;15:455–60.
10. Skinner CM, Rangasami J. Preoperative use of herbal medicines: a patient survey. Br J Anaesth. 2002;89:792–5.
11. Devereaux PJ, Mrkobrada M, Sessler DI, POISE-2 Investigators, et al. Aspirin in patients undergoing noncardiac surgery. N Engl J Med. 2014;370:1494–503.

第3章 需要特殊麻醉的小儿气道病变

3

Diego A. Preciado

小儿气道

小儿气道有其独特的解剖特点，发生在该部位的疾病需要多学科协作共同治疗，才能取得良好的疗效，并避免并发症的发生。考虑到在大多数情况下，时间是至关重要的，术前计划、沟通和协议是成功的首要因素[1]。事实上，涉及儿科气道的情景模拟训练是教育和培训的重要组成部分[2]。首先也是最明显的是，婴幼儿的气道比成人要小得多，环状软骨水平的常规直径为3～4mm。此外，婴幼儿的喉部较高，环状软骨下缘位于第四颈椎下缘，导致声门暴露更困难，尤其是下颌短小，舌根相对后缀时。最后，婴幼儿的喉部组织和气管软骨较成人薄弱，呼吸时有动态塌陷的趋势。

小儿气道病变最常见的症状是喘鸣。因此，气道团队必须熟悉不同类型的喘鸣音，喘鸣音的性质可为潜在的病理变化提供线索。喘鸣音的特点是在呼吸过程中由于上呼吸道狭窄或阻塞而产生的气流湍急而发出高调音。吸气喘鸣音提示声门或更高部位的阻塞，而呼气喘鸣音则反映胸腔内或严重的阻塞。吸气和呼气双喘鸣音提示固定性梗阻，最常见于声门下。从出生就出现的喘鸣音，提示可能存在潜在的解剖学异常。通常包括诸如后鼻孔闭锁、喉蹼、双侧声带麻痹、声门下狭窄或气管狭窄所致的先天性狭窄[3,4]。

小儿气道管理团队

小儿气道病变的管理需要儿科麻醉医师、儿科耳鼻喉科医师及包括但不仅限于巡回护士和手术医师在内的手术室人员的积极配合和一致努力。这有利于病例讨论，并在共同制定方案后开始手术。与大多数外科手术病例相反，在儿科气道病变中，手术的“开始时间”并不是在切开时，而是与麻醉“开始时间”完全一致。因此，小儿耳鼻喉科团队在麻醉后立即到场并积极参与治疗是至关重要的。事实上，儿科气道管理困难是麻醉相关的发病率和死亡率的唯一首要原因，尤其是合并气道病变的患儿[5]。在儿科患者中，插管通常是在温和的面罩诱导后，在保持自主呼吸的睡眠状态下进行的。对于所有这些情况，通常避免肌肉松弛剂的使用。根据预期的困难程度，做相应的备用插管计划，包括使用气管插管喉罩、视频辅助喉镜、软性喉镜、硬质支气管镜，以及手术建立人工气道（紧急气管切开）。应注意避免反复插管，因为这可能导致气道水肿和面罩通气困难。对于口腔和口咽部位阻塞的患儿，使用口咽通气道和鼻咽气道有利于改善通气。如果气管插管失败，或即使已经使用了两种通气装置，仍有面罩通气困难，则应置入喉罩气道（laryngeal mask airway，LMA）。LMA置入失败则需要紧急的气道通气，如耳鼻喉科医生使用的硬质支气管镜。如果仍不成功，团队应准备在必要时手术建立气道。在许多涉及困难面罩通气的病例中，使用神经肌肉阻滞剂常使困难气道转变为紧急气道。对于困难面罩通气，如果使用神经肌肉阻滞剂，绝对需要气道团队接管，并能够立即行气管插管。因此，对于怀疑气道病变的患者，通常避免使用神经肌肉阻滞剂。

小儿气道病变

在本次讨论中，我们将这些病变分为肿瘤性、狭窄性（先天性和后天性）、功能性（先天性和后天性）和感染性。当管理这些患者手术时，深刻了解这些病理机制毫无疑问是至关重要的。

气道肿块

小儿气道肿块通常是良性的，可表现为声音嘶哑或异常哭声、喘鸣或呼吸窘迫等一系列不同症状。病变包括小叶囊肿，囊状囊肿 / 喉囊肿，声门下囊肿、声门下血管瘤和复发性呼吸道乳头状瘤病（recurrent respiratory papillomatosis，RRP）（图 3.1）。根据病变位置不同，插管可以变得相当具有挑战性。因此，在诱导和维持麻醉后，应保持患儿自主呼吸，耳鼻喉科医生则通过内窥镜或消融病灶来确保气道的安全。

气道功能性病变

声门由前后两部分组成，分别为膜间部和软骨间部，前者主要与发音有关，后者主要起气道功能。

影响声门功能的病变可能会危及气道、产生误吸和 / 或影响发声。一般而言，前部病变如声门蹼、结节或乳头状瘤会影响发声嘶哑，而后部病变如声门后狭窄则会影响气道产生喘鸣和阻塞。

喉软化症和气管软化症是指气道松弛

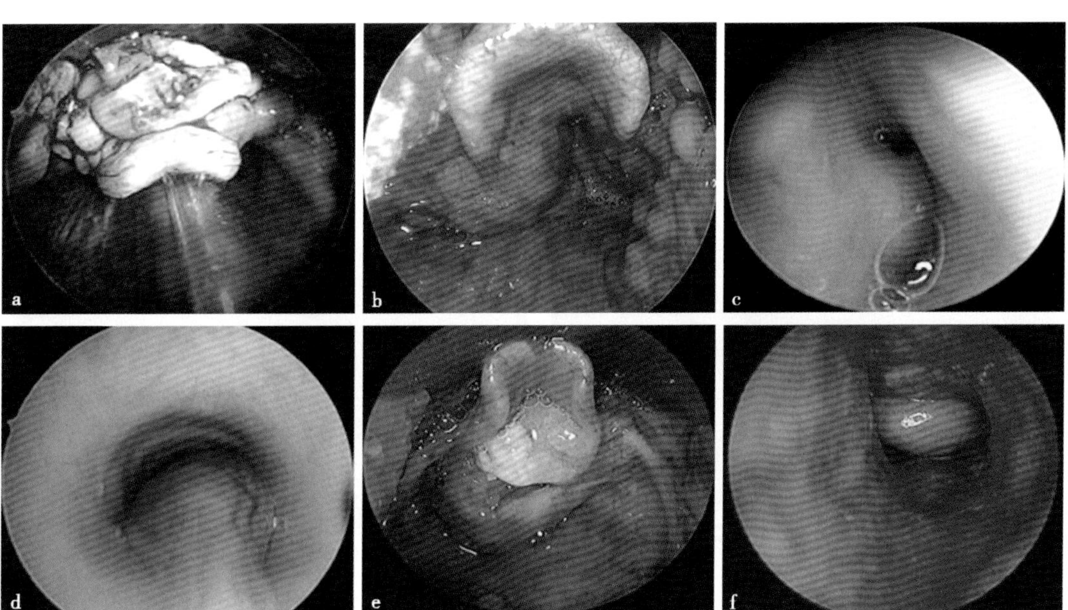

图 3.1　常见小儿气道肿块的内镜照片。(a) 小叶囊肿；(b) 喉囊肿；(c) 声门下囊肿；(d) 血管瘤；(e) 乳头状瘤；(f) 肉芽肿

导致塌陷，尤其是在咳嗽、哺乳或哭泣等用力增加时。喉软化症通常是先天性的，其特征为吸气性喘鸣，软性喉镜可见声门上组织塌陷。喉软化症是喘鸣最常见的先天性原因，这是因为声门上喉部组织塌陷，形成了狭窄的气道和湍流（图 3.2）。在 9～18 个月大的婴儿中，喉软化症是可以自愈的[6]。手术修复只适用于伴有呼吸暂停、发育不良和/或进食困难的严重病例。据一些研究报道，喉软化症患者中胃食管反流病（gastro-esophageal reflux disease，GERD）的患病率高达 50%～100%[7]。迟发性喉软化症与睡眠呼吸暂停、运动诱发的喘鸣、吞咽困难有关，因此在老年患者中尤其是神经肌肉疾病患者中尤为明显。气管软化症分为原发性和继发性两种[8]（图 3.3）。原发性气管软化是由于气管壁先天薄弱，导致气道的弥漫性塌陷。原发性软化通常具有动态变化的特点，如喉部软化症，引起体位性喘鸣，随着激动或劳累而加重。气管软化症常随年龄增长而改善，并常与气管食管瘘并存。相反，当继发性气管软化症出现症状时，则需要外科治疗，纠正或消除压迫性原因。气管血管压迫最常见的原因是异常的无名动脉，其中起源于主动脉的无名动脉远端导致右前气管受压。肺动脉异常也可能压迫气管。左肺动脉异常出现在右侧及气管和食管之间，导致后气管受压，并出现典型的食管前压迫切迹。左肺动脉异常还会引起吞咽困难，也称为吞咽功能障碍。最后，血管环也是导致气管食管受压的原因之一，其中大部分是由于双主动脉弓。

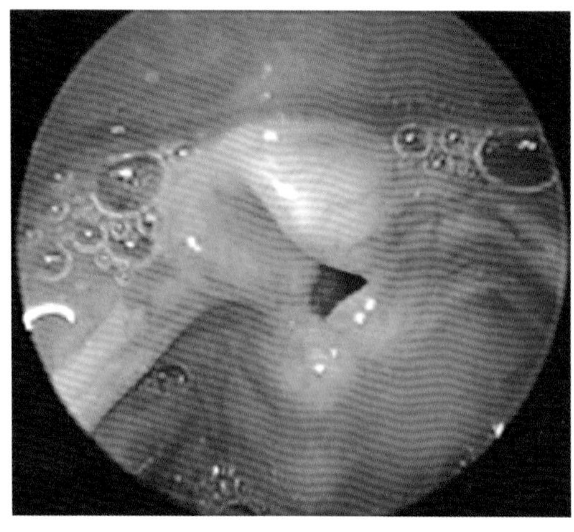

图 3.2 喉软化症的内镜照片

婴儿的双侧声带麻痹会导致严重的阻塞，因为此时声带处于关闭的、内收的状态，且几乎是静止不动的。双侧声带麻痹（bilateral vocal cord paralysis，BVCP）是婴儿喘鸣的第二常见喉源性病因。喉喘鸣出生时即

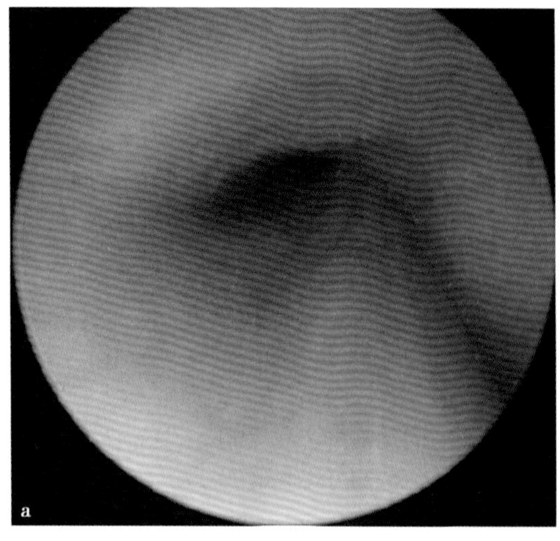

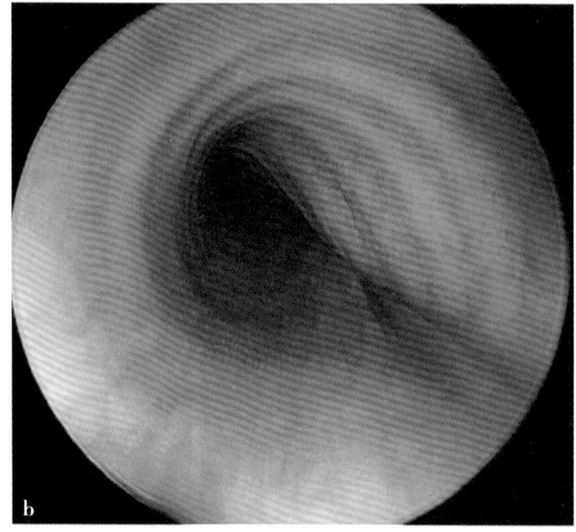

图 3.3 气管软化的内镜照片。(a) 原发性；(b) 继发性

出现，通常为吸气相或双相高调音质。这些新生儿最常出现急性呼吸窘迫，故需要早期插管。幸运的是，通常插管并不困难。

值得庆幸的是，麻醉的诱导和维持，及小儿气道功能性病变的内窥镜操作，通常很容易进行。

气道狭窄

气道狭窄可以发生在呼吸道从口咽到肺支气管的任何部位，最常见的部位是声门后部或声门下水平。狭窄的病因通常是创伤、手术和插管，或由于先天性环状软骨壁增厚（图 3.4）。大多数与插管相关的损伤是由于套囊压力过高或使用的气管导管（endotracheal tube，ETT）相对婴儿的气道太粗。

虽然侧位和前后位 X 线片可提示声门下狭窄，但完全确诊则需通过直接喉镜检查和支气管镜检查。狭窄程度分级为：Ⅰ级，小于 50% 梗阻；Ⅱ级，51%～70% 梗阻；Ⅲ级，71%～99% 梗阻；Ⅳ级，无可见管腔 [9, 10]（图 3.5）。先天性狭窄通常比较罕见的，与环状软骨环胚胎再分化异常有关。唐氏综合征患儿常有轻度的先天性声门下狭窄。有症状的获得性声门下狭窄病变可采用内镜技术进行球囊扩张和 / 或激光治疗 [11]。先天性或更严重的获得性声门下狭窄可通过喉气管成形气道扩张术或环气管部分切除术进行开放性气道重建 [12]。在某些情况下，还需要气管切开术来绕过狭窄。

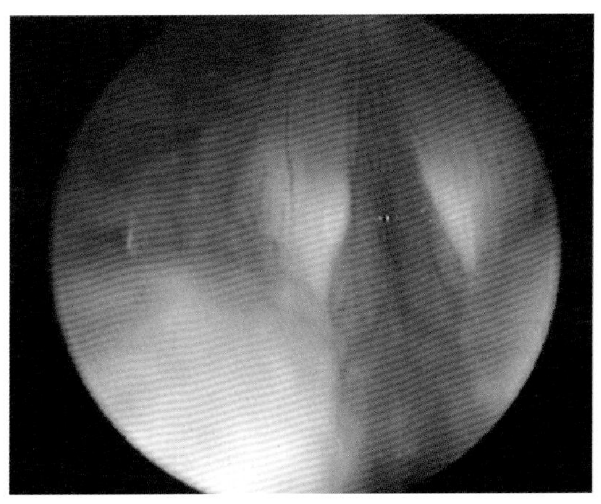

图 3.4 先天性声门下狭窄

气管狭窄也可能是由于后天的原因造成的，但实际上大多数儿童因插管所致损伤都发生在喉部。先天性气管狭窄的典型表现是气管环完整性发育异常。这种完全性气管环可致管腔缩小。其临床表现根据管腔狭窄程度和完全性气管环的数目（狭窄段的长度）而变化。因此，在婴儿早期存在长节段气管狭窄通常可危及生命。硬内窥镜是诊断气管狭窄的最佳方法，但操作必须极其谨慎，因为手术引起的任何肿胀都可能导致狭窄加重，造成致命性损伤。对于这些病例，由于气道直径有限，气管插管甚至外科气管切开术都很难实现。因此，当在麻醉下评估疑似完全性气管环的患儿时，气道团队应能够迅速部署体外膜肺氧合作为唯一手段，以防止由于水肿导致远端气道功能丧失。事实上，在大多数情况下，完全性气管环与先天性大血管心肺畸形有关；因此，在所有诊断先天性气管狭窄的患者中均应

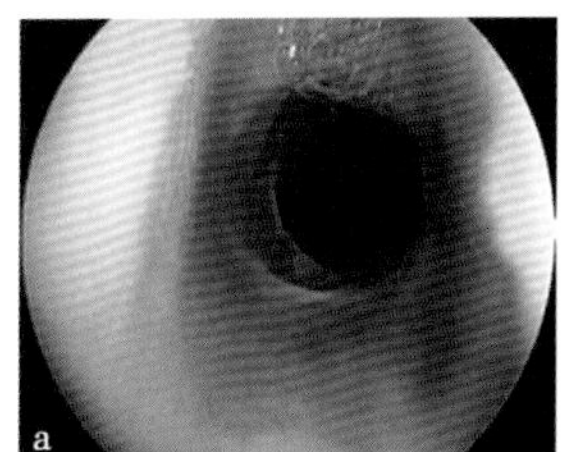

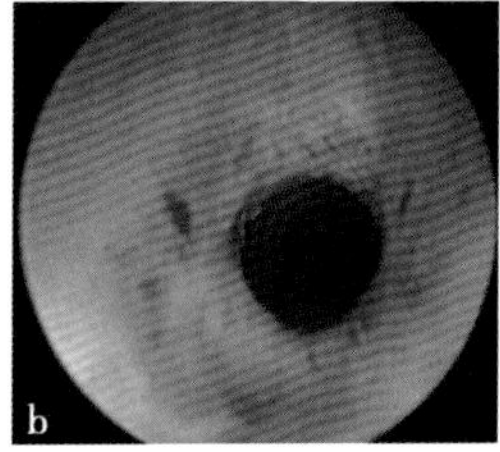

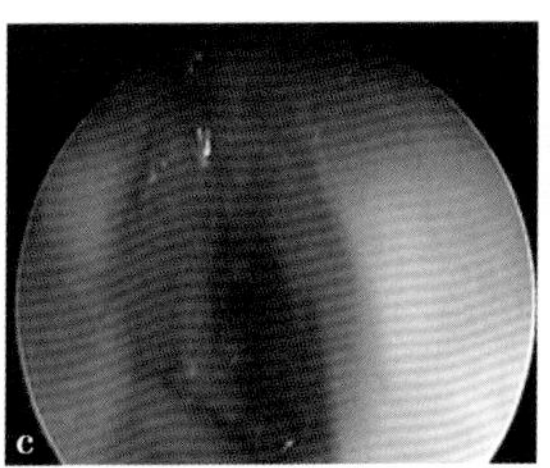

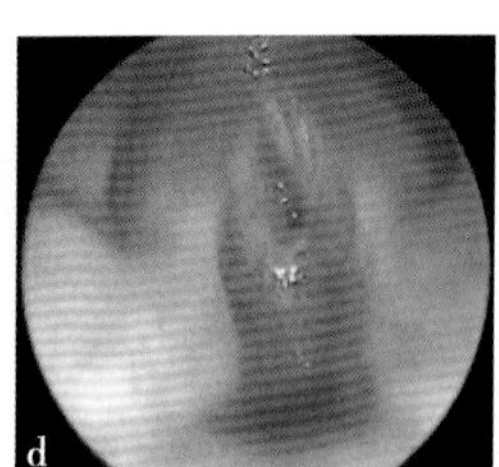

图 3.5 获得性声门下狭窄。（a）Ⅰ级；（b）Ⅱ级；（c）Ⅲ级；（d）Ⅳ级

采用超声心动图来全面评价心肺血管情况。虽然轻度气管狭窄的病例可以保守治疗，随着时间的推移气道可能恢复正常，更严重的情况则需手术干预，Slide 气管成形术是目前首选的手术方式 [13, 14]。

气道感染性病变

会厌炎

会厌炎或声门上炎（图 3.6）是一种进展迅速、危及生命的气道急症，表现为高调喘鸣音、流涎、呼吸困难、喉咙痛和吞咽困难。患者通常呈现出经典的“三脚架”体位（即坐位，双手支撑在床上，头部保持在嗅物位置，以最大限度使气流通过狭窄的喉部入口）。突发喉痉挛可能发生在侵入性口咽检查和 / 或分泌物误吸到已经受损的气道时，可导致呼吸暂停。会厌炎的颈部侧位放射学检查显示会厌肿胀，伴有会厌皱襞增厚和隆起。这些患儿一经确诊就应插管。值得庆幸的是，自引进 B 型流感嗜血杆菌（Haemophilus influenzae type b，HIB）疫苗以来，儿童声门上炎的发病率已显著下降 [15]。

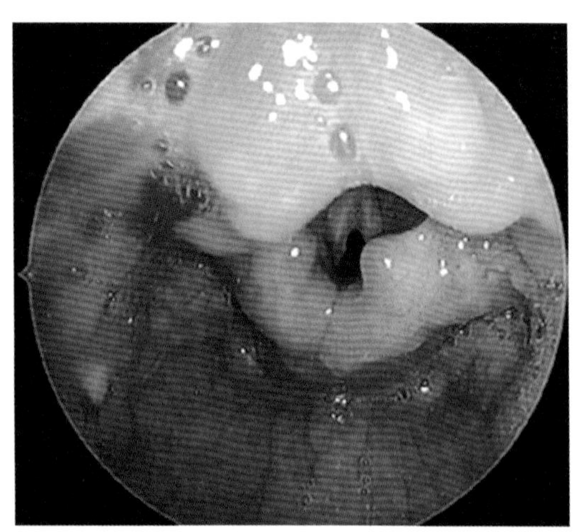

图 3.6 急性会厌炎

急性喉气管炎

病毒性喉气管炎是儿童上呼吸道感染性阻塞的最常见形式。它占感染性气道阻塞的 90%，且 3%～5% 的儿童有至少一次的急性喉气管炎发作 [16]。6 个月至 3 岁的患儿急性发作时可表现位犬吠样咳嗽，更严重的表现为吸气喘鸣。引起急性喉气管炎的最常见的病毒为 1 型和 2 型副流感病毒。喉气管炎颈前路放射学检查表现为典型的“尖塔”征，反映声门下气道肿胀区。多数情况下，喉气管炎的治疗包括全身应用类固醇，雾化吸入外消旋肾上腺素和湿化氧。这些典型的喉气管炎应避免手术评估。

总结

对于任何所有以上可疑的病变，麻醉医师和耳鼻喉科医师必须对手术评估和管理过程中可能出现的任何最坏情况非常熟悉。本章旨在为这些可能出现的情况提供详细参考，并总结回顾现代麻醉方法对这些病症患儿的成功治疗。

（曹 爽 译）

参考文献

1. Frerk C, Mitchell VS, McNarry AF, et al. Difficult Airway Society 2015 guidelines for management of unanticipated difficult intubation in adults. Br J Anaesth. 2015;115(6):827–48.
2. Lind MM, Corridore M, Sheehan C, Moore-Clingenpeel M, Maa T. A multidisciplinary approach to a pediatric difficult airway simulation course. Otolaryngol Head Neck Surg. 2018;159(1):127–35. https://doi.org/10.1177/0194599818758993.
3. Gatz J. Congenital stridor. Neonatal Netw. 2001;20(4):63–6.
4. Pedraza Pena LR, Rodriguez Santana JR, Sifontes JE. Neonatal stridor: a life-threatening condition. P R Health Sci J. 1994;13(1):33–6.

5. Nykiel-Bailey SM, McAllister JD, Schrock CR, Molter DW, Marsh JK, Murray DJ. Difficult airway consultation service for children: steps to implement and preliminary results. Paediatr Anaesth. 2015;25(4):363–71.
6. Olney DR, Greinwald JH Jr, Smith RJ, Bauman NM. Laryngomalacia and its treatment. Laryngoscope. 1999;109(11):1770–5.
7. Thompson DM. Laryngomalacia: factors that influence disease severity and outcomes of management. Curr Opin Otolaryngol Head Neck Surg. 2010;18(6):564–70.
8. Wright CD. Tracheobronchomalacia and expiratory collapse of central airways. Thorac Surg Clin. 2018;28(2):163–6.
9. Myer CM 3rd, O'Connor DM, Cotton RT. Proposed grading system for subglottic stenosis based on endotracheal tube sizes. Ann Otol Rhinol Laryngol. 1994;103(4 Pt 1):319–23.
10. Monnier P, Ikonomidis C, Jaquet Y, George M. Proposal of a new classification for optimising outcome assessment following partial cricotracheal resections in severe pediatric subglottic stenosis. Int J Pediatr Otorhinolaryngol. 2009;73(9):1217–21.
11. Whigham AS, Howell R, Choi S, Pena M, Zalzal G, Preciado D. Outcomes of balloon dilation in pediatric subglottic stenosis. Ann Otol Rhinol Laryngol. 2012;121(7):442–8.
12. Maresh A, Preciado DA, O'Connell AP, Zalzal GH. A comparative analysis of open surgery vs endoscopic balloon dilation for pediatric subglottic stenosis. JAMA Otolaryngol Head Neck Surg. 2014;140(10):901–5.
13. Manning PB, Rutter MJ, Border WL. Slide tracheoplasty in infants and children: risk factors for prolonged postoperative ventilatory support. Ann Thorac Surg. 2008;85(4):1187–91. discussion 1191-1182.
14. Butler CR, Speggiorin S, Rijnberg FM, et al. Outcomes of slide tracheoplasty in 101 children: a 17-year single-center experience. J Thorac Cardiovasc Surg. 2014;147(6):1783–9.
15. Depuydt S, Nauwynck M, Bourgeois M, Mulier JP. Acute epiglottitis in children: a review following an atypical case. Acta Anaesthesiol Belg. 2003;54(3):237–41.
16. Peltola V, Heikkinen T, Ruuskanen O. Clinical courses of croup caused by influenza and parainfluenza viruses. Pediatr Infect Dis J. 2002;21(1):76–8.

第4章

小儿常规耳鼻喉科手术的首选麻醉方案

4

Monica Shah and Mofya S. Diallo

鼓膜切开置管术的麻醉管理

鼓膜切开置管术是儿童最常见的手术操作之一。在美国，2006年15岁以下的儿童接受过鼓膜置管术者达66.7万名[1,2]。

慢性中耳炎（chronic otitis media，OM）好发于儿童，以发热和耳痛为特征。OM通常与病毒或细菌来源的上呼吸道感染有关。如果未经治疗或管理不善，可导致听力丧失和胆脂瘤形成[4]。胆脂瘤是由中耳内脱落上皮细胞聚集而成，可生长包裹听骨，导致传导性耳聋和听骨链破坏。

中耳是一个封闭的空间，中耳内的空气会被黏膜吸收，需要咽鼓管定期为其补充空气。儿童咽鼓管的通气功能不如成人发育完全。中耳通气障碍产生负压，可导致鼻咽分泌物的吸入和细胞内液体的转移，这是急性中耳炎和分泌性中耳炎发展的重要机制[5]。OM可口服抗生素治疗，但反复感染则可能需要手术，包括鼓膜切开术，即在鼓膜上开一小孔，以减轻压力，排出中耳分泌物[3]。鼓膜切开术可改善中耳通气功能，但这些简单的小孔会很快闭合[6]。当其闭合时，引流通道受阻。因此在鼓膜切开术的同时常会放置通气管。1954年，通过鼓膜切开术和插入一根直而窄的聚乙烯管并放置数周，许多患者成功地恢复了中耳通气功能[7]。早期的通气管经过改良设计，目前使用时间更长，挤压后永久穿孔率更低。鼓膜通气管是一根小塑料管（环状或T形的），插入鼓膜作为支架，其1mm的小开口可以防止中耳负压的形成。该管不能“治愈”中耳炎，但可以改善儿童发育不成熟且功能不良的咽鼓管，以平衡中耳和大气压力。鼓膜通气管也便于中耳局部应用抗生素。这些管也被称为压力平衡（pressure-equalizing，PE）管或通气管[8]。这个操作过程很短暂，但要求患儿保持非常安静，因此，麻醉通常是非常必要的。这些通气管有助于中耳的持续引流，直到经6个月至1年的时间内自然排出或在适当的时间经手术取出。最初使用短期通气管治疗的中耳炎患儿中只有约30%～40%需要额外的置管或手术治疗[9]。随着免疫系统和咽鼓管的成熟，中耳炎发病率显著下降[10]。

与非腭裂患儿相比，患有颅面畸形（如腭裂）的患儿中耳疾病的发生率更高，这与其咽鼓管周围软骨和肌肉的相关发育异常有关[11]。手术引流和通气管置入通常是十分必要的，一般在手术修复腭裂时同时进行。

鼓膜切开置管术是一种非常简单的手术，通常不给予术前药物，因为药物的作用时间常超过手术操作的时间。但对焦虑的患儿给予镇静药物预处理（如口服咪达唑仑）可能是有益的。

麻醉方案通常是通常采用吸入麻醉，如七氟醚、氧气和一氧化二氮，通过面罩给药并维持自主呼吸。许多外科医生会使用显微镜来辅助手术过程，轻微的头部运动都会通过显微镜被放大。因此，用口咽通气道保持气道通畅可能有助于减少头部运动。对于预计手术延长的患儿（合并耳道狭窄的患儿，如 21- 三体综合征），有时可能会使用喉罩通气（laryngeal mask airway，LMA）。大多数患儿在无须开放静脉通道的情况下也可以安全管理[12]。慢性中耳炎患儿经常伴有持续的鼻漏和反复发作的上呼吸道感染（upper respiratory tract infections，URIs）。消除中耳充血和改善引流往往能减轻这些伴随症状。如果可以避免气管插管，那么急性非复杂性轻度上呼吸道感染的患儿接受小手术发病率并不会增加[13, 14]。

在某些情况下，保留的鼓室通气管必须取出。取出过程无须麻醉，在外科医生的办公室里就可以实现。然而，一些硬质凸型的通气管需要全身麻醉才能取出。麻醉方法与置管相同[4]。

学龄前儿童接受七氟醚麻醉而不使用镇痛剂进行鼓膜切开置管术，可能出现术后谵妄和躁动。疼痛可能是导致谵妄和躁动的原因之一。鼓膜切开置管术的疼痛管理包括术前经口或者术中经直肠途径给予对乙酰氨基酚。口服对乙酰氨基酚达到治疗性血药浓度的推荐剂量为 10～20mg/kg，直肠给药时为 30～40mg/kg[15-18]。口服对乙酰氨基酚吸收非常迅速，在几分钟内即可达到治疗性血药浓度，而直肠给药吸收缓慢，开始起效时间为 60～90 分钟，达峰时间为 1～3 小时[19-22]。由于手术过程非常简单，通常不常规建立静脉通路，经鼻使用芬太尼 1～2μg/kg，具有良好的镇痛作用，并可降低躁动的发生频率[23, 24]。其他药物，如酮洛酸（1mg/kg）静脉注射和右美托咪定（1～2μg/kg）滴鼻，也已被证明可以减轻鼓膜切开和置管后的疼痛[25-27]。

大多数幼儿需要借助全身麻醉来放置鼓室通气管，但年龄较大的患儿可耐受局部麻醉。局部麻醉时可将利多卡因 - 普鲁卡因乳膏（EMLA 乳膏）涂于耳道 1 小时，然后在术前吸出[4]。

日间手术麻醉方法

目前儿科患者的日间手术越来越普遍。据美国疾病预防控制中心的报告，2006 年儿科门诊病达有 300 万，其中一半以上是耳鼻喉科手术[1]。日间手术是指不需要在医院过夜的手术，这对儿童、家庭和医院都有诸多益处，包括增加患者的舒适度、提高患儿和父母的满意度，以及缩短住院时间[28]。

缺点通常包括患者出院后无法处理的术后因素，如疼痛、恶心和呕吐。要实现日间手术最优化，应仔细评估患儿手术指征及风险。外科医生、儿科医生和麻醉医师之间的合作是门诊护理成功的关键。更具体地说，在整个门诊护理中，麻醉护理对围术期及成功出院都至关重要。

日间手术注意事项

日间手术的患儿需要术前评估和围术期麻醉专家评估。在急诊机构中选择 ASA 1 或 2 级且年龄大于 3 岁的患儿风险更低[29]。

在儿童耳鼻喉科（ear，nose，and throat，ENT）手术中常见的情况包括哮喘，阻塞性睡眠呼吸暂停（obstructive sleep apnea，OSA）和 URIs。合并这些情况的患儿接受日间手术时需要更多的关注，进而决定能否进行手术和麻醉。合并下列情况的患儿则需要术后留观 1 日，或者不宜手术[30]：

- 胎龄小于 45～50 周的足月儿
- 胎龄小于 55～60 周的早产儿
- 阻塞性睡眠呼吸暂停
- 先天性心脏病
- 哮喘 / 气道高反应性疾病

- 颅颌面畸形

上呼吸道感染

合并 URIs 的患儿接受日间手术时围术期呼吸道不良事件风险增加，因此充分的风险评估对于决定何时暂缓麻醉至关重要。对于 URIs 的患儿仍实施麻醉的后果可能包括呼吸衰竭、入住重症监护室及死亡。可以从患儿因素、麻醉因素和手术因素这三方面评估是否继续予以麻醉。

需要考虑的患者因素包括症状、病情严重程度和病程。流鼻涕、高热和嗜睡等症状提示具有不良事件高风险。URIs 发病后 4 周，即使气道高反应性仍然存在，但呼吸道不良事件发生风险会有所降低。手术因素也可影响呼吸系统不良事件风险。气道手术的呼吸道不良事件风险更高。但像腺样体切除术这样的简单病例风险较低。由于没有气道操作和手术时间短，鼓膜切开术相关风险最低。气道管理也可增加呼吸道不良事件风险，其中气管插管风险最高，面罩通气风险最低[31, 32]。

肥胖

在美国，肥胖的儿童大约占 16%，这包括那些可能出现在门诊手术的患儿。肥胖患儿更容易伴有复杂的合并症，这为日间手术的管理提出了挑战。哮喘、阻塞性睡眠呼吸暂停综合征和胃食管反流病是肥胖患儿常见的合并症。与肥胖相关的麻醉问题包括扁桃体切除术后呼吸不良事件的风险增加，如术中去氧饱和、气道阻塞、喉镜暴露及面罩通气困难。基于这些原因，如果肥胖患儿接受日间手术，应该仔细进行病情评估[33]。

阻塞性睡眠呼吸暂停

拟行腺样体扁桃体切除术的患儿常合并阻塞性睡眠呼吸暂停。这些患儿可能需要睡眠研究来评估呼吸暂停的程度。

由于阻塞性睡眠呼吸暂停综合征患者对阿片类药物的敏感性增加，呼吸事件的风险增加，建议确诊为重度阻塞性睡眠呼吸暂停综合征的患者在医院接受手术和麻醉，以便术后夜间连续监测[34, 35]。

围术期护理

小儿围术期焦虑是一个亟待解决的重要问题。对于日间手术来说尤其具有挑战性。围术期焦虑的危险因素包括低龄、既往行为问题、多次手术史和焦虑的父母。大多数用于缓解焦虑的药物，如咪达唑仑，都会导致苏醒和出院延迟[36, 37]。

创新的方法包括给患儿看视频，听音乐，或者事先参观相关手术设施，可以帮助减少患儿焦虑。此外，父母陪伴的麻醉诱导也是一种有效的选择。患者准备程序是一种有效的方法，已被证明可以减少焦虑和谵妄的发生，同时减少术后疼痛药物的使用[38-40]。

日间手术中通常应避免或使用最小剂量的神经肌肉阻滞剂，因为这类手术如扁桃体切除术虽需要气管插管，但并不需要很长时间。

日间手术出院

及时、安全出院是日间手术管理的重中之重。苏醒期谵妄、术后恶心呕吐和疼痛是需要解决的主要问题。苏醒期谵妄最常见于 2～5 岁儿童。它的定义是在患儿似乎意识到周围环境的情况下的躁动和无法安抚的哭闹。苏醒期谵妄还与围术期焦虑有关，挥发性麻醉剂可增加术后谵妄的风险。在麻醉结束时应用小剂量右美托咪定（0.5μg/kg）和异丙酚（0.5～1mg/kg）已被证明可降低发生谵妄的风险[41, 42]。但使用这些药物应当谨慎，因为它们可能延长苏醒时间。对于谵妄的治疗，必须首先确保疼痛得到控制。

日间手术中的疼痛管理对于安全出院和预防再入院至关重要。日间病房中减少阿片类药物的使用可降低恶心呕吐发生率及加快出院。如无禁忌，静脉注射对乙酰氨基酚（10～15mg/kg）等非甾体抗炎药（nonsteroidal anti-inflammatory medications，NSAIDs）可以减少对阿片类药物的需求[43]。

地塞米松被证实不仅可降低耳鼻喉科手术术后恶心呕吐（postoperative nausea and vomiting，PONV）的发生率，还可减少术后疼痛。PONV 是常见的麻醉不良反应，充分的预防 PONV 才能保证顺利出院。这在日间手术管理中尤为重要，使用异丙酚、地塞米松和 5-HT_3 受体拮抗剂，如昂丹司琼和格雷司琼已被证实可有效预防 PONV。此外，适当的静脉输液可以降低 PONV 的风险[44]。

扁桃体 / 腺样体切除术的最佳麻醉管理

扁桃体切除术和腺样体切除术是儿童最常见的两种手术。在美国，每年约有 53 万名 15 岁以下的儿童接受扁桃体切除术[45]。慢性或复发性扁桃体炎和阻塞性扁桃体增生是手术切除的主要指征[4]。扁桃体增生可导致慢性气道阻塞，进而导致睡眠呼吸暂停、二氧化碳潴留、夜间低氧血症、肺心病、生长发育迟缓、吞咽障碍和言语异常[4]。这些并发症大多在扁桃体手术切除后可得以恢复。腺样体切除术通常与扁桃体切除术同时进行，但偶尔也单独进行。单纯腺样体切除术的适应证包括慢性化脓性腺样体炎、继发于腺样体增生的复发性中耳炎和慢性鼻窦炎[4]。慢性鼻塞可导致上呼吸道变窄、牙齿畸形等颌面部畸形，切除肥大的腺样组织可避免这些畸形的发生[4]。

腺样体扁桃体肥大引起的严重气道阻塞可导致睡眠模式紊乱，其中阻塞性睡眠呼吸暂停（obstructive sleep apnea，OSA）是睡眠呼吸紊乱的最严重形式[4]。儿童阻塞性睡眠呼吸暂停综合征的患病率约为 1%～3%[46]。儿童阻塞性呼吸暂停的定义通常是包括两次以上阻塞性呼吸及费力呼吸，无论呼吸暂停的持续时间如何[47]。低通气是指气流减少 50% 以上[47]。呼吸暂停低通气指数（apnea-hypopnea index，AHI）是阻塞性呼吸暂停和低通气事件的总和，与呼吸紊乱指数（respiratory disturbance index，RDI）相似。OSA 的严重程度可预测围术期呼吸系统并发症。每小时大于 20 个事件的 RDI 与诱导期间的呼吸暂停有关，大于 30 个事件的 RDI 与苏醒期间的喉痉挛和去氧饱和有关[48]。呼吸障碍和低通气可致高二氧化碳血症，从而收缩肺动脉，导致肺动脉高压。如果可以的话，重度阻塞性睡眠呼吸暂停综合征和肺动脉高压患者可以在术前几天，特别是在夜间睡眠时使用持续或双水平气道正压呼吸机进行治疗，进而改善呼吸功能，降低血二氧化碳水平，并减轻肺动脉高压的严重程度。腺样体扁桃体肥大的外科治疗和 OSA 所致肺动脉高压的治疗可阻止肺动脉高压的病理生理进展[3]。合并严重夜间低氧血症和二氧化碳潴留的儿童在扁桃体 / 腺样体切除术后可能需要收住儿科 ICU 进行观察。

健康儿童腺样体扁桃体切除术后，呼吸系统并发症风险小于 1%，OSA 患儿术后呼吸系统并发症风险则高达 20%[49, 50]。这些患儿在苏醒时可能更需要吸氧、使用口咽通气道和 / 或辅助通气[48]。

麻醉医师除了评估儿童的阻塞性睡眠呼吸暂停综合征，还必须确定是否需要给予术前用药。合并 OSA 的患儿在术前接受口服咪达唑仑治疗时应密切观察，尽管发生去氧饱和的情况是短暂且并不常见的[51]。腺样体扁桃体切除术的麻醉技术包括吸入或静脉诱导、气管插管（endotracheal tube，ETT）或喉罩（laryngeal mask airway，LMA）用于气道管理，自主呼吸或控制性通气。

诱导药物在扁桃体 / 腺样体切除术中至

关重要，因为这些手术在没有手术准备时间的情况下立即开始，持续时间短，且手术刺激强烈[52]。麻醉诱导通常是通过吸入七氟醚或静脉注射丙泊酚或氯胺酮来完成的。由于手术时间短，并不常规使用肌肉松弛剂，但必要时，可使用短效至中效肌松剂诱导气管插管，如琥珀胆碱1～2mg/kg或罗库溴铵0.6mg/kg[3]。使用琥珀胆碱时应谨慎，因为它与肌营养不良患者的高钾血症和心脏骤停有关。对于尚未开始走路的男性年幼患儿，肌营养不良的情况可能尚未获得诊断[3]。

扁桃体切除术和腺样体切除术常伴有明显的术后疼痛，这可能导致经口摄入量不足、睡眠不足、行为改变、术后恶心呕吐，并延长住院时间[53]。通常使用阿片类药物控制术后疼痛，但严重阻塞性睡眠呼吸暂停的患儿对阿片类药物相当敏感。术前在睡眠期间表现出低氧饱和度下限（低于85%）的OSA患儿，达到标准镇痛终点所需的吗啡剂量低于氧饱和度下限高于此的患儿[35]。低龄也与阿片类药物敏感性增加有关。合并OSA的患儿在扁桃体切除术后呼吸系统并发症增加，通常出现在服用阿片后2小时内[35, 54]。使用阿片类药物时，应滴定阿片类药物的剂量，以免引起呼吸暂停。这可以通过在麻醉维持期间保持自主呼吸，一次注射少量阿片类药物，等待3～5分钟以确定其效果，然后再增加剂量来实现。虽然口服低效阿片类药物可以降低围术期的风险，但不推荐OSA患儿使用可待因。可待因由细胞色P450 CYP2D6代谢为其活性镇痛代谢物[4]。CYP2D6基因具有多态性，包括基因复制（超快代谢）和非活性基因。携带超快代谢型基因的成人和儿童体内吗啡含量较高，呼吸暂停的风险更大[55]。相反，10%的儿童因缺乏CYP2D6，可待因对其无效[4]。基于可待因代谢基因广泛变异性，可待因应避免用于OSA患儿。疼痛治疗的另一个选择是静脉注射氯胺酮。氯胺酮不抑制呼吸，低剂量时不引起幻觉[3]。右旋美托咪定，是一种选择性α-2肾上腺素受体激动剂，因其具有镇痛和镇静特性，且对呼吸参数的影响最小，可作为疼痛管理的另一种选择[56]。Pestieau等进行了一项研究，比较接受扁桃体切除术的儿童静脉注射芬太尼（1～2μg/kg）和右美托咪定（2～4μg/kg）的剂量。他们的结论是，大剂量的右旋美托咪定降低了扁桃体切除术后患儿对阿片类药物的使用量，延长了无阿片类药物使用的时间，并降低了术后阿片类药物的总体需求[56]。Patel等对接受腺扁桃体切除术扁桃体/腺样体切除术的OSA儿童进行的研究表明，术中静脉注射右旋美托咪定（2μg/kg）后再输注右旋美托咪定［0.7μg/（kg•h）］可减少术后阿片类药物的需求，并降低谵妄的发生率[52]。上述两项研究均未发现与右美托咪定相关的明显血流动力学变化。其他无呼吸抑制作用的药物，如非甾体抗炎药、对乙酰氨基酚和局部麻醉药，单独使用时通常不足以控制扁桃体切除术的术后疼痛[15, 57-61]。由于存在术后出血的可能性，非甾体抗炎药是否可常规应用于扁桃体切除术仍然存在争议[4]。Cochrane数据库评估了13个试验中非甾体抗炎药对儿童扁桃体切除术后出血的影响，发现需要再次手术止血的出血事件并没有增加[62]。与阿司匹林不同，酮咯酸对血小板功能的影响是可逆的。因此，扁桃体切除术后，需在咨询外科医生并充分止血后方可使用非甾体抗炎药[4]。术中静脉注射地塞米松0.15～0.5mg/kg可减少术后疼痛，减轻手术部位水肿，减少术后恶心呕吐的发生率[63]。

使用局部麻醉剂丁哌卡因、利多卡因和/或罗哌卡因进行浸润麻醉可有效减轻扁桃体切除术和腺样体切除术后的疼痛[64-65]。这项技术是在扁桃体和腺样体的上、中、下极及咽腭弓注射局部麻醉剂。局部麻醉药通过在扁桃体窝阻断疼痛冲动向中枢神经系统的传递而提供镇痛效果，减轻了扁桃

体 / 腺样体切除术后的疼痛，并减少了镇痛药的使用量 [66, 67]。但疼痛缓解是暂时的，局部麻醉的风险包括颅内出血、深颈脓肿和延髓性麻痹 [68, 69]。OSA 患儿的咽部较小，更易塌陷，局部浸润可能是个问题 [70, 71]。与对照组相比，OSA 儿童咽部黏膜表面麻醉减少了咽部的空间 [72]。

儿童扁桃体切除术和 / 或腺样体切除术出现 PONV 的比例较高，约占总病例的 70%[73-75]。阿片类药物增加了扁桃体 / 腺样体切除术后 PONV 的发生率，而丙泊酚、昂丹司琼和地塞米松则降低了 PONV 的发生率 [76]。也有人提出不同的治疗或预防方法，但目前还没有被普遍接受的降低 PONV 发生率的手段 [77]。另一种治疗 PONV 的方法是针灸，这是一种古老的技术，在中国用于医疗目的已经有超过 2000 年的历史 [73, 78]。在世界卫生组织批准这项技术作为某些疾病（包括 PONV）的补充治疗手段后，许多中心除了采用标准医疗方法，还采用了针灸疗法 [79]。国家卫生研究院在 1998 年指出，刺激 P6 穴位对预防化疗药物引起的恶心和呕吐是有效的 [79]。Ozmert 等对接受扁桃体切除术和 / 或腺样体切除术的 70 名儿童患者进行随机研究，其中治疗组患儿予以针灸治疗。术中在掌长肌腱与桡侧腕屈肌腱之间的腕横纹下 2cm 处的 P6 穴位内放置针刺 20 分钟。结果发现针刺组 PONV 发生率明显降低。Streitberger 等还报道了在全麻下针灸刺激 P6 穴位是有效的，并且全麻消除了可能对小儿患者实施有困难的针刺刺激 [80]。

接受扁桃体 / 腺样体切除术的儿童气道高反应性和喉痉挛的发生率较高 [4]。在扁桃体 / 腺样体切除术中，由于患者气道狭小、对感染和炎症过程的高反应性及气道分泌物的刺激，呼吸系统并发症如支气管痉挛、喉痉挛和低氧血症十分常见 [81]。喉痉挛是最令人担心的呼吸系统并发症之一，因为它会导致严重的低氧血症，需要立即处理，与其他儿科手术相比，扁桃体 / 腺样体切除术喉痉挛发生率最高 [82]。喉痉挛的高危因素包括低龄、吸入诱导、气管插管、麻醉深度不足、呼吸道感染和咽部分泌物 [81]。喉痉挛的处理措施包括用面罩正压通气，但可引起反流，或给予琥珀胆碱，但有诱发心律失常和高钾血症的风险。气管内插管的并发症包括喉损伤和水肿、牙齿和嘴唇受伤以及心血管刺激 [83]。为了降低插管相关的风险，Williams 等在扁桃体 / 腺样体切除术中使用强化 LMA，发现喉炎、咳嗽和低氧血症的发生率降低 [84]。新型 LMA 更灵活，置入后不容易移动或压缩 [4]。这种 LMA 在喉入口上方形成低压性密封圈，易于置入，可使口腔和喉水肿的风险降到最低 [83]。这项研究发现接受扁桃体 / 腺样体切除术的患儿中，LMA 组没有发生血液误吸至喉部的病例，而插管组 54% 的患儿出现了血液误吸至喉部 [84]。他们确实注意到在 LMA 组中，由于 LMA 可阻止液体被吞咽或吸入，需要更频繁的吸引来清除积聚在口腔中的过多的血液和分泌物。大约 20 年后，Junior 等进行了与 Williams 等类似的研究，在进行扁桃体 / 腺样体切除术时，通过脉搏血氧测定血氧饱和度，发现与气管插管组（endotracheal tubes，ETTs）相比，LMA 组患儿术中血氧饱和度更低。这可能是与 LMAs 导致手术时间延长，需要吸引口腔血液，以及扁桃体组织切除量减少有关。Junior 的团队指出，外科医生使用颈椎过伸体位会导致 LMA 前移，需要重新定位以控制漏气。他们还发现两组患者的呼吸事件（喘息、喘鸣、喉痉挛和支气管痉挛）发生率相似 [81]。此外，彭等也比较了 LMAs 和 ETTs 在小儿扁桃体 / 腺样体切除术中的应用，发现喉痉挛的发生率没有差异，但 LMA 组患儿术后喘鸣明显减少 [85]。

在加拿大和欧洲，LMA 在扁桃体切除术中的应用非常广泛 [86]。喉罩可能会因开口而扭结，使用增强喉罩可将此问题减至最小[84]。Peng，Webster 和 Junior 的研究表明，在儿童扁桃体/腺样体切除术中，LMA 是一种替代 ETT 安全方法，不干扰手术入路，并能充分保护气道。OSA 患儿可能有口咽腔小及腺样体/扁桃体肥大，这两种情况都可能增加正确置入 LMA 的难度[4]。

无论使用何种类型的气道设备，扁桃体/腺样体切除术都会增加气道失火的风险。当使用电刀而不是射频消融时，这种风险更高[87,88]。为了降低气道着火的风险，在整个手术过程中吸入的氧气浓度应低于 30%，并应考虑使用带套囊的气管插管。ETT 的套囊起到了一个屏障的作用，可以最大限度地减少氧气从气管中泄漏并在手术部位周围积聚[88]。如果发生气道着火，应立即从气道中取出 ETT 或 LMA，关闭所有流动的气道气体，从气道中取出易燃材料，并用盐水或水充满气道。火灭后，应检查 ETT，确保其完好无损，且气道中没有遗留碎片。然后通过面罩进行通气，用新的气管导管插管[89]。

除了对气道着火保持警惕外，还必须特别考虑对接受扁桃体/腺样体切除术的人群进行筛选，如唐氏综合征患者。唐氏综合征是最常见的导致智力低下的常染色体疾病，大多数患儿有 3 条 21 号染色体[90]。相关异常包括先天性心脏病、发育迟缓、颈椎病、肥胖和阻塞性睡眠呼吸暂停。事实上，OSA 可导致低氧血症和肺血管阻力增高，从而导致这些患儿出现非心源性肺动脉高压[91,92]。唐氏综合征中 OSA 的易感因素包括颌面部发育不全、小颌畸形、鼻咽狭窄、巨舌症、小口腔和肥胖[90,93]。唐氏综合征患儿术后，出现需要干预的呼吸系统并发症的风险是其他患儿的 5 倍[94]。最常用的干预措施是吸氧、改变患儿体位、使用鼻咽通气道，雾化吸入外消旋肾上腺素[94]。

在扁桃体切除术结束时，可以在患者仍处于完全镇静状态或清醒时拔出气管。拔管的最佳时间仍有待商榷。当患者完全清醒时，气道受到更多保护，但可能会增加出血风险[81]。而镇静状态拔管，则可能会导致气道阻塞和缺乏防止误吸的保护。一种常见的做法是在拔管时将患儿头偏于一侧，使血液和分泌物聚集在面颊，排出口腔，而不是积聚在喉口[4]。在麻醉苏醒过程中，体位很重要，颈椎后仰、嗅物位、头偏向一侧及张口提下颌等都可增加咽部的空间，降低上呼吸道阻塞的风险[95-99]。

OSA 的严重程度是扁桃体/腺样体切除术预后的预测因素[100]。OSA 患儿在扁桃体切除术后当晚睡眠中仍会继续表现出阻塞性呼吸暂停和氧饱和度降低，重度 OSA 患儿中，气道阻塞事件的发生频率和氧饱和度降低的严重程度通常更高[101,102]。尽管切除了肥大的扁桃体和腺样体，OSA 患儿在术后当晚仍有症状。因此，这些患儿术后应住院进行持续监测。对 OSA 患儿的长期随访研究表明，扁桃体切除术后 6 个月，轻度 OSA（AHI 小于 10）的症状完全缓解，但重度 OSA（AHI 大于 20）的症状持续率为 35%[100]。

扁桃体切除术后出血

扁桃体切除术后出血可在术后立即发生，即当患儿在苏醒室时（原发性），应尽快到手术室进行再次探查。术后 7～10 天，当覆盖扁桃体床的伤口结痂脱落（继发性）时也可能发生出血。大约 75% 的扁桃体术后出血发生在手术后 6 小时内[103]。原发性出血比继发性出血更严重，因为通常出血更活跃，出血量更大。出血时，患儿最初会吞咽下去。因此当患儿开始咳嗽或反刍时，胃里通常含有大量的血液。此时血红蛋白水平已下降。当患儿送至医院时，可能会因经口摄入减少而脱水，也可能因出血而出现低血容量。这些患儿必须在进入手术室前建立静脉通路以便开始液体复苏和可能的输血治疗。然而，在这些低血容量患者中，建立静脉通路可能非常具有挑战性，此时可考虑骨内通路[3]。如果失血严重，可能会出现酸中毒和休克状态[4]。为了代偿急性失血，患儿体内儿茶酚胺的释放增加，导致外周血管收缩，从而延缓低血压的发生。当麻醉诱导时血管舒张，则可能发生严重低血压。因此在诱导之前，必须用晶体、胶体和/或血液制品，以维持血流动力学稳定。一旦进行液体和/或输血复苏，患儿应该被带到手术室，并开始快速顺序麻醉诱导。不管患儿最后一次进食是什么时候，其胃里都充满了血液，因此误吸风险很高。异丙酚1～2mg/kg或氯胺酮1～2mg/kg或依托咪酯0.2mg/kg，琥珀胆碱2mg/kg或罗库溴铵1mg/kg均可用于诱导。丙泊酚降低外周血管阻力并可能导致低血压，故在此类低血容量患者应谨慎使用丙泊酚。气管插管时，应准备两个独立的大口径Yankauer吸引器，用于清除口咽部的血液。气管插管时，直接喉镜检查和声带区视野模糊可加重出血。如果血液冒出气泡，可以借此寻找声带位置。应使用带套囊的ETT，以尽量减少血液误吸。控制出血的手术过程只持续几分钟，疼痛并不是非常显著。因此，应谨慎地使用止痛药，一旦患者完全清醒，应立即拔管[3]。

感觉监测下的人工耳蜗植入术

人工耳蜗植入术是治疗婴幼儿感音神经性耳聋和严重听力障碍的一种方法。早期治疗使患者恢复听力，可保证语言的发育[104, 105]。耳蜗植入装置的功能是通过外部麦克风接收声音，并通过便携式语音处理器进行处理。然后声音被传送到植入乳突骨的刺激器。一个射频发射器放在耳后，声音信号被传送到听觉神经。电诱发镫骨肌反射是语音处理器装置的安装关键。术中麻醉药物的种类可以影响镫骨反射[106]。

人工耳蜗植入术的麻醉注意事项

需要人工耳蜗植入的感音神经性耳聋的患儿，在制定麻醉策略时，要考虑到其可能的合并症。许多需要植人工耳蜗入的儿童有特发性听力损失。但也有相当数量需要植入人工耳蜗的患儿是由于围产期并发症，如早产、脑瘫、脑膜炎和先天性综合征[107]。在为患者准备手术和麻醉时，应考虑到这一点。以下综合征与耳聋有关[108]：

- Treacher-Collins综合征——与面部异常相关，可致困难气道
- Klippel-Feil综合征——与椎体融合相关，可致困难气道
- Pendred综合征——导致先天性双侧感音神经性耳聋和甲状腺肿伴甲状腺功能正常或轻度甲状腺功能减退的遗传性疾病
- Alport综合征——以肾小球肾炎、终末期肾病和听力损失为特征
- Usher综合征——与先天性白内障相关
- Jervell和Lange-nielsen综合征——与长QT间期相关
- Stickler综合征——面部发育不全、变性近视和关节病

12个月以上的患儿如果伴有焦虑，可给予术前用药，或在吸入诱导期间使其父母在场。口服咪达唑仑0.5mg/kg，最大剂量20mg，已被证实可有效缓解焦虑[36]。对于那些可能不理解正在发生的事情并且无法交流的年长患儿来说，缓解他们的焦虑情绪尤其重要。如果患儿有助听器或可以使用手语，应继续与其沟通，帮助他们了解围术期环境。

麻醉诱导通常是从吸入诱导后开放静脉通道开始的。异丙酚2～3mg/kg可实现插管，芬太尼1～2μg/kg可满足静脉镇痛。手术过程中需要面神经监测。故应在不使用肌松剂的情况下为患者插管。如果需要

神经肌肉阻滞来固定气道，则应考虑使用短效药。手术时间约2～3小时，患者呈仰卧位，手术床通常旋转180°远离麻醉医师。

在人工耳蜗植入手术中，植入装置后，通过电诱发镫骨反射阈值（stapedius reflex threshold，ESRT）和诱发复合动作电位（elicited compound action potential，ECAP）进行感觉监测。吸入麻醉剂可影响镫骨反射阈值，从而影响最大舒适度，刺激人工耳蜗时会导致疼痛。使用异丙酚全凭静脉麻醉或使用挥发性麻醉剂与瑞芬太尼联合输注的平衡麻醉技术可以减少吸入麻醉剂需求[109]。婴幼儿在麻醉状态下放置人工耳蜗是必要的。尽可能减少麻醉剂对人工耳蜗的影响，这对于保证正常的听力十分重要[110,111]。

在手术结束时，顺利苏醒非常重要。在手术结束时，咳嗽、呕吐或躁动均可导致人工耳蜗移位。深麻醉下拔管或在手术结束时使用右美托咪定可能是有益的。内耳手术后，包括人工耳蜗植入术后，恶心呕吐很常见。有必要预防性使用地塞米松和昂丹司琼降低恶心呕吐发生率[112]。疼痛管理也很重要，可以使用阿片类药物、对乙酰氨基酚和非甾体抗炎药控制疼痛。应用对乙酰氨基酚和非甾体抗炎药，可减少阿片类药物的使用及其副作用，如恶心、呕吐和瘙痒等[113,114]。

（曹 爽 译）

参考文献

1. Cullen KA, Hall MJ, Golosinskiy A. Ambulatory surgery in the United States, 2006. Natl Health Stat Rep. 2009;11:1–25.
2. Rosenfeld RM, Schwartz SR, Pynnonen MA, Tunkel DE, Hussey HM, Fichera JS, et al. Clinical practice guideline: Tympanostomy tubes in children. Otolaryngol Head Neck Surg. 2013;149:S1.
3. Olutoye O. Chapter 17: Anesthesia for ear, nose and throat (ENT) surgery. In: Gregory GA, Andropoulos DB, editors. Anesthesia care of pediatric patients in developing countries; 2015. p. 469–86.
4. Hannallah RS, Brown K, Verghese ST. Chapter 31: Otorhinolaryngologic procedures. In: Cote CJ, Lerman J, Anderson BJ, editors. A practice of anesthesia for infants and children. 5th ed. Philadelphia, PA: Saunders/Elsevier; 2013. p. 653–82.
5. Bluestone CD, Paradise JL, Beery QC. Physiology of the eustachian tube in the pathogenesis and management of middle ear effusions. Laryngoscope. 1972;82:1654.
6. Berger G. Nature of spontaneous tympanic membrane perforation in acute otitis media in children. J Laryngol Otol. 1989;103:1150.
7. Armstrong BW. A new treatment for chronic secretory otitis media. AMA Arch Otolaryngol. 1954;59:653.
8. Mandel EM, Swarts JD, Casselbrant ML, Tekely KK, Richert BC, Seroky JT, et al. Eustachian tube function as a predictor of the recurrence of middle ear effusion in children. Laryngoscope. 2013;123:2285.
9. von Schoenberg M, Wengraf CL, Gleeson M. Results of middle ear ventilation with Goode's tubes. Clin Otolaryngol Allied Sci. 1989;14:503.
10. Lentsch EJ, Goudy S, Ganzel TM, Goldman JL, Nissen AJ. Rate of persistent perforation after elective tympanostomy tube removal in pediatric patients. Int J Pediatr Otorhinolaryngol. 2000;54:143.
11. Sarasoja I, Jokinen J, Lahdenkari M, Kilpi T, Palmu AA. Long-term effect of pneumococcal conjugate vaccines on tympanostomy tube placements. Pediatr Infect Dis J. 2013;32:517.
12. Wilson G, Engelhardt T. Who needs an IV? Retrospective service analysis in a tertiary pediatric hospital. Paediatr Anaesth. 2012;22:442–4.
13. Tait AR, Knight PR. The effects of general anesthesia on upper respiratory tract infections in children. Anesthesiology. 1987;67:930–5.
14. Tait AR, Pandit UA, Voepel-Lewis T, Munro HM, Malviya S. Use of the laryngeal mask airway in children with upper respiratory tract infections: a comparison with endotracheal intubation. Anesth Analg. 1998;86:706–11.
15. Korpela R, Korvenoja P, Meretoja OA. Morphine-sparing effect of acetaminophen in pediatric day-case surgery. Anesthesiology. 1999;91:442–7.
16. Birmingham PK, Tobin MJ, Henthorn TK, Fisher DM, Berkelhamer MC, Smith FA, Fanta KB, Cote CJ. 24 hour pharmacokinetics of rectal acetaminophen in children: an old drug with new recommendations. Anesthesiology. 1997;87:244–52.
17. Birmingham PK, Tobin MJ, Fisher DM, Henthorn TK, Hall SC, Cote CJ. Initial and subsequent dosing of rectal acetaminophen in children: a 24-hour pharmacokinetic study of new dose recommendations. Anesthesiology. 2001;94:385–9.
18. Rampersad S, Jimenez N, Bradford H, Seidel K, Lynn A. Two-agent analgesia versus acetaminophen in children having bilateral myringotomies and tubes surgery. Paediatr Anaesth. 2010;20:1028–35.
19. Anderson BJ, Woollard GA, Holford NH. Pharmacokinetics of rectal paracetamol after major surgery in children. Paediatr Anaesth. 1995;5:237–42.

20. Anderson BJ, Holford NH, Woollard GA, Kanagasundaram S, Mahadevan M. Perioperative pharmacodynamics of acetaminophen analgesia in children. Anesthesiology. 1999;90:411–21.
21. Anderson BJ, Rees SG, Liley A, Steward AW, Wardill MJ. Effect of preoperative paracetamol on gastric volumes and pH in children. Paediatr Anaesth. 1999;9:203–7.
22. Anderson BJ, van Lingen RA, Hansen TG, Lin YC, Holford NH. Acetaminophen developmental pharmacokinetics in premature neonates and infants: a pooled population analysis. Anesthesiology. 2002;96:1336–45.
23. Finkel JC, Cohen IT, Hannallah RS, Patel KM, Kim MS, Hummer KA, Choi SS, Pena M, Schreiber SB, Zalzal G. The effect of intranasal fentanyl on the emergence characteristics after sevoflurane anesthesia in children undergoing surgery for bilateral myringotomy tube placement. Anesth Analg. 2001;92: 1164–8.
24. Galinkin JL, Fazi LM, Cuy RM, Chiavacci RM, Kurth CD, Shah UK, Jacobs IN, Watcha MF. Use of intranasal fentanyl in children undergoing myringotomy and tube placement during halothane and sevoflurane anesthesia. Anesthesiology. 2000;93:1378–83.
25. Davis PJ, Greenberg JA, Gendelman M, Fertal K. Recovery characteristics of sevoflurane and halothane in preschool-aged children undergoing bilateral myringotomy and pressure equalization tube insertion. Anesth Analg. 1999;88:34–8.
26. Bennie RE, Boehringer LA, Dierdorf SF, Hannah MP, Means LJ. Transnasal butorphanol is effective for postoperative pain relief in children undergoing myringotomy. Anesthesiology. 1998;89:385–90.
27. Pestieau SR, Quezado ZM, Johnson YJ, Anderson JL, Cheng YI, McCarter RJ, Pena MT, Finkel JC. The effect of dexmedetomidine during myringotomy and pressure-equalizing tube placement in children. Paediatr Anaesth. 2011;21:1128–35.
28. Bowen L, Thomas M. Pediatric day case surgery. Anesth Intensive Care Med. 2016;17(6):274–9.
29. Jimenez N, Posner KL, Cheney FW, Caplan RA, Lee LA, Domino KB. An update on pediatric anesthesia liability: a closed claims analysis. Anesth Analg. 2007;104(1):147–53.
30. Brennan LJ, Atul PJ. Pediatric day-case anesthesia. Contin Educ Anaesth Crit Care Pain. 2003;3:134–8.
31. August DA, Everett LL. Pediatric ambulatory anesthesia. Anesthesiol Clin. 2014;32:411–29.
32. Tait AR, Malviya S. Anesthesia for the child with an upper respiratory tract infection: still a dilemma? Anesth Analg. 2005;100:59–65.
33. Tait AR, Voepel-Lewis T, Burke C, Kostrzewa A, Lewis I. Incidence and risk factors for perioperative adverse respiratory events in children who are obese. Anesthesiology. 2008;108(3):375–80.
34. Roland PS, Rosenfeld RM, Brooks LJ, Friedman NR, Jones J, Kim TW, et al. Clinical practice guideline: polysomnography for sleep-disordered breathing prior to tonsillectomy in children. Otolaryngol Head Neck Surg. 2011;145:S1–S15.
35. Brown KA, Laferriere A, Lakheeram I, Moss IR. Recurrent hypoxemia in children is associated with increased analgesic sensitivity to opiates. Anesthesiology. 2006;105:665–9.
36. Viitanen H, Annila P, Viitanen M, Pekka T. Premedication with midazolam delays recovery after ambulatory sevoflurane anesthesia in children. Anesth Analg. 1999;89:75–9.
37. Fortier MA, Kain ZN. Treating perioperative anxiety and pain in children: a tailored and innovative approach. Paediatr Anaesth. 2015;25:27–35.
38. Manyande A, Cyna AM, Yip P, Chooi C, Middleton P. Non-pharmacological interventions for assisting the induction of anaesthesia in children. Cochrane Database Syst Rev. 2015;14(7).
39. Vagnoli L, Caprilli S, Messeri A. Parental presence, clowns or sedative premedication to treat preoperative anxiety in children: what could be the most promising option? Paediatr Anaesth. 2010;20:937–43.
40. Mifflin KA, Hackmann T, Chorney JM. Streamed video clips to reduce anxiety in children during inhaled induction of anesthesia. Anesth Analg. 2012;115:1162–7.
41. Isik B, Arslan M, Tunga AD, Kurtipek O. Dexmedetomidine decreases emergence agitation in pediatric patients after sevoflurane anesthesia without surgery. Paediatr Anaesth. 2006;16(7):748–53.
42. Abu-Shahwan I. Effect of propofol on emergence behavior in children after sevoflurane general anesthesia. Paediatr Anaesth. 2008;18(1):55–9.
43. Alhashemi JA, Daghistani MF. Effects of intraoperative i.v. acetaminophen vs i.m. meperidine on post-tonsillectomy pain in children. Br J Anaesth. 2006;96(6):790–5.
44. Gan TJ, Meyer T, Apfel CC, Chung F, Davis PJ, Eubanks S, et al. Consensus guidelines for managing postoperative nausea and vomiting. Anesth Analg. 2003;97(1):62–71.
45. Baugh RF, Archer SM, Mitchell RB, Rosenfeld RM, Amin R, Burns JJ, et al. Clinical practice guideline: tonsillectomy in children. Otolaryngol Head Neck Surg. 2011;144:S1–30.
46. Brown KA. What we don't know about childhood obstructive sleep apnea. Paediatr Anaesth. 2001;11:385–9.
47. Ward SL, Marcus CL. Obstructive sleep apnea in infants and young children. J Clin Neurophysiol. 1996;13:198–207.
48. Sanders JC, King MA, Mitchell RB, Kelly JP. Perioperative complications of adenotonsillectomy in children with obstructive sleep apnea syndrome. Anesth Analg. 2006;103(5):1115–21.
49. Richmond KH, Wetmore RF, Baranak CC. Postoperative complications following tonsillectomy and adenoidectomy-who is at risk? Int J Pediatr Otorhinolaryngol. 1987;13:117–24.
50. McColley SA, April MM, Carroll JL, Naclerio RM, Loughlin GM. Respiratory compromise after adenotonsillectomy in children with obstructive sleep apnea. Arch Otolaryngol Head Neck Surg. 1992;118(9):940–3.

51. Francis A, Eltaki K, Bash T, Cortes S, Mojdehi K, Goldstein NA. The safety of preoperative sedation in children with sleep-disordered breathing. Int J Pediatr Otorhinolaryngol. 2006;70:1517–21.
52. Patel A, Davidson M, Tran MC, Quraishi H, Schoenberg C, Sant M, et al. Dexmedetomidine infusion for analgesia and prevention of emergence agitation in children with obstructive sleep apnea syndrome undergoing tonsillectomy and adenoidectomy. Anesth Analg. 2010;111:1004–10.
53. Ju NY, Cui GX, Gao W. Ropivacaine plus dexamethasone infiltration reduces postoperative pain after tonsillectomy and adenoidectomy. Int J Pediatr Otorhinolaryngol. 2013;77:1881–5.
54. Brown KA, Morin I, Hickey C, Manoukian JJ, Nixon GM, Brouillette RT. Urgent adenotonsillectomy: an analysis of risk factors associated with postoperative respiratory morbidity. Anesthesiology. 2003;99:586–95.
55. Ciszkowski C, Madadi P, Phillips MS, Lauwers AE, Koren G. Codeine, ultrarapid metabolism genotype, and postoperative death. N Engl J Med. 2009;361:827–8.
56. Pestieau SR, Quezado ZM, Johnson YJ, Anderson JL, Cheng YI, McCarter RJ, et al. High-dose dexmedetomidine increases the opioid-free interval and decreases opioid requirement after tonsillectomy in children. Can J Anesthesiol. 2011;58:540–50.
57. Bean-Lijewski JD, Kruitbosch SH, Hutchinson L, Browne B. Post-tonsillectomy pain management in children: can we do better? Otolaryngol Head Neck Surg. 2007;137:545–51.
58. Mather SJ, Peutrell JM. Postoperative morphine requirements, nausea and vomiting following anaesthesia for tonsillectomy. Comparison of intravenous morphine and non-opioid analgesic techniques. Paediatr Anaesth. 1995;5:185–8.
59. Watters CH, Patterson CC, Mathews HM, Campbell W. Diclofenac sodium for post-tonsillectomy pain in children. Anaesthesia. 1988;43:641–3.
60. Unal Y, Pampal K, Korkmaz S, Arslan M, Zengin A, Kurtipek O. Comparison of bupivacaine and ropivacaine on postoperative pain after tonsillectomy in paediatric patients. Int J Pediatr Otorhinolaryngol. 2007;71:83–7.
61. Atef A, Fawaz AA. Peritonsillar infiltration with tramadol improves pediatric tonsillectomy pain. Eur Arch Otorhinolaryngol. 2008;265:571–4.
62. Cardwell M, Siviter G, Smith A. Non-steroidal anti-inflammatory drugs and perioperative bleeding in paediatric tonsillectomy. Cochrane Database Syst Rev. 2005.
63. Afman CE, Welge JA, Steward DL. Steroids for post-tonsillectomy pain reduction: meta-analysis of randomized controlled trials. Otolaryngol Head Neck Surg. 2006;134:181–6.
64. Karaaslan K, Yilmaz F, Gulcu N, Sarpkaya A, Colak C, Kocoglu H. The effects of levobupivacaine versus levobupivacaine plus magnesium infiltration on postoperative analgesia and laryngospasm in pediatric tonsillectomy patients. Int J Pediatr Otorhinolaryngol. 2008;72(5):675–81.
65. Heiba MH, Atef A, Mosleh M, Mohamed R, El-Hamamsy M. Comparison of peritonsillar infiltration of tramadol and lidocaine for the relief of post-tonsillectomy pain. J Laryngol Otol. 2012;126(11):1138–41.
66. Jebeles JA, Reilly JS, Gutierrez JF, Bradley EL, Kissin I. The effect of preincisional infiltration of tonsils with bupivacaine on the pain following tonsillectomy under general anesthesia. Pain. 1991;47(3):305–8.
67. Molliex S, Haond P, Baylot D, Prades JM, Navez M, Elkhoury Z, et al. Effect of pre- vs. postoperative tonsillar infiltration with local anesthetics on postoperative pain after tonsillectomy. Acta Anaesthesiol Scand. 1996;40(10):1210–5.
68. Bean-Lijewski JD. Glossopharyngeal nerve block for pain relief after pediatric tonsillectomy: retrospective analysis and two cases of life-threatening upper airway obstruction from an interrupted trial. Anesth Analg. 1997;84:1232–8.
69. Ohlms LA. Injection of local anesthetic in tonsillectomy. Arch Otolaryngol Head Neck Surg. 2001;127:1276–8.
70. Arens R, McDonough JM, Corbin AM, Rubin NK, Carroll ME, Pack AI, et al. Upper airway size analysis by magnetic resonance imaging of children with obstructive sleep apnea syndrome. Am J Respir Crit Care Med. 2003;167:65–70.
71. Isono S, Remmers JE, Tanaka A, Sho Y, Sato J, Nishino T. Anatomy of pharynx in patients with obstructive sleep apnea and in normal subjects. J Appl Physiol. 1997;82:1319–26.
72. Gozal D, Burnside MM. Increased upper airway collapsibility in children with obstructive sleep apnea during wakefulness. Am J Respir Crit Care Med. 2004;169:163–7.
73. Bolton CM, Myles PS, Nolan T, Sterne JA. Prophylaxis of postoperative vomiting in children undergoing tonsillectomy: a systematic review and meta-analysis. Br J Anaesth. 2006;97:593–604.
74. Furst SR, Rodarte A. Prophylactic antiemetic treatment with ondansetron in children undergoing tonsillectomy. Anesthesiology. 1994;81:799–803.
75. Stanko D, Bergesio R, Davies K, Hegarty M, Von Ungern-Sternberg BS. Postoperative pain, nausea and vomiting following adeno-tonsillectomy: a long-term follow-up. Pediatr Anesth. 2013;23:690–6.
76. Carithers JS, Gebhart DE, Williams JA. Postoperative risks of pediatric tonsilloadenoidectomy. Laryngoscope. 1987;97:422-429.
77. Ozmert S, Salman N, Sever F, Akin M, Saydam S, Keskin G, et al. Acupuncture as an antiemetic in children who underwent adenoidectomy and/or tonsillectomy. Turk J Anaesth Reanim. 2016;44:7–12.
78. Myles PS, Williams D, Hendrata M, Anderson H, Weeks AM. Patient satisfaction after anesthesia and surgery: results of a prospective study of 10811 patients. Br J Anaesth. 2000;84:6–10.
79. NIH Consensus Conference. Acupuncture. JAMA. 1998;280:1518–24.
80. Streitberger K, Diefenbacher M, Bauer A, Conradi

R, Bardenheuer H, Martin E, et al. Acupuncture compared to placebo-acupuncture for postoperative nausea and vomiting prophylaxis: a randomized placebo-controlled patient and observer blind trial. Anaesthesia. 2004;59:142–9.
81. Junior DR, Neubauer AG, Ranieri DM, Junior PN. The use of disposable laryngeal mask airway for adenotonsillectomies. Rev Bras Anestesiol. 2012;62(6):788–98.
82. Alalami AA, Ayoub CM, Baraka AS. Laryngospasm: review of different prevention and treatment modalities. Paediatr Anaesth. 2008;18(4):281–8.
83. Peng A, Dodson KM, Thacker LR, Kierce J, Shapiro J, Baldassari C. Use of laryngeal mask airway in pediatric adenotonsillectomy. Arch Otolaryngol Head Neck Surg. 2011;137(1):42–6.
84. Williams PJ, Bailey PM. Comparison of the reinforced laryngeal mask airway and tracheal intubation for adenotonsillectomy. Br J Anaesth. 1993;70:30–3.
85. Webster AC, Morley-Forster PK, Dain S, et al. Anaesthesia for adenotonsillectomy: a comparison between tracheal intubation and the armoured laryngeal mask airway. Can J Anaesth. 1993;40(12):1171–7.
86. Heath ML, Sinnathamby SW. The reinforced laryngeal mask airway for adenotonsillectomy. Br J Anaesth. 1994;72(6):728–9.
87. Roy S, Smith LP. Prevention of airway fires: testing the safety of endotracheal tubes and surgical devices in a mechanical model. Am J Otolaryngol. 2015;36(1):63–6.
88. Akhtar N, Ansar F, Baig MS, Abbas A. Airway fires during surgery: management and prevention. J Anaesthesiol Clin Pharmacol. 2016;32(1):109–11.
89. Apfelbaum JL, Caplan RA, Barker SJ, Connis RT, Cowles C, Ehrenwerth J, et al. Practice Advisory for the Prevention and Management of Operating Room Fires: An Updated Report by the American Society of Anesthesiologists Task Force on Operating Room Fires. Anesthesiology. 2013;118(2):271–90.
90. Cooley WC, Graham JM. Down syndrome-an update and review for the primary pediatrician. Clin Pediatr (Phila). 1991;30:233–53.
91. Clark RW, Schmidt HS, Schuller DE. Sleep-induced ventilatory dysfunction in Down's syndrome. Arch Intern Med. 1980;140:45–50.
92. Loughlin GM, Wynne JW, Victoria BE. Sleep apnea as a possible cause of pulmonary hypertension in Down syndrome. J Pediatr. 1981;98:435–7.
93. Strome M. Obstructive sleep apnea in Down syndrome children: a surgical approach. Laryngoscope. 1986;96:1340-1342.
94. Goldstein NA, Armfield DR, Kingsley LA, Borland LM, Allen GC, Post JC. Postoperative complications after tonsillectomy and adenoidectomy in children with down syndrome. Arch Otolaryngol Head Neck Surg. 1998;124:171–6.
95. Gleadhill IC, Schwartz AR, Schubert N, Wise RA, Permutt S, Smith PL. Upper airway collapsibility in snorers and in patients with obstructive hypopnea and apnea. Am Rev Respir Dis. 1991;143(6):1300–3.
96. Thut DC, Schwart AR, Roach D, Wise RA, Permutt S, Smith PL. Tracheal and neck position influence upper airway airflow dynamics by altering airway length. J Appl Physio. 1993;75:2084–90.
97. Litman RS, Wake N, Chan LM, McDonough JM, Sin S, Mahboubi S, et al. Effect of lateral positioning on upper airway size and morphology in sedated children. Anesthesiology. 2005;103(3):484–8.
98. Arai YC, Fukunaga K, Hirota S, Fujimoto S. The effects of chin lift and jaw thrust while in the lateral position on stridor score in anesthetized children with adenotonsillar hypertrophy. Anesth Analg. 2004;99:1638–41.
99. Isono S, Tanaka A, Nishino T. Lateral position decreases collapsibility of the passive pharynx in patients with obstructive sleep apnea. Anesthesiology. 2002;97:780–5.
100. Bhattacharjee R, Kheirandish-Gozal L, Spruyt K, Mitchell RB, Promchiarak J, Simakajornboon N, et al. Adenotonsillectomy outcomes in treatment of obstructive sleep apnea in children: a multicenter retrospective study. Am J Respir Crit Care Med. 2010;182(5):676–83.
101. Nixon GM, Kermack AS, McGregor CD, David GM, Manoukian JJ, Brown KA. Sleep and breathing on the first night after adenotonsillectomy for obstructive sleep apnea. Pediatr Pulmonol. 2005;39(4):332–8.
102. Helfaer MA, McColley SA, Pyzik PL, Tunkel DE, Nichols DG, Baroody FM, et al. Polysomnography after adenotonsillectomy in mild pediatric obstructive sleep apnea. Crit Care Med. 1996;24(8):1323–7.
103. Crysdale WS, Russel D. Complications of tonsillectomy and adenoidectomy in 9409 children observed overnight. CMAJ. 1986;135:1139–42.
104. Connor CM, Craig HK, Raudenbush SW, Heavner K, Zwolan TA. The age at which young deaf children receive cochlear implants and their vocabulary and speech- production growth: is there an added value for early implantation? Ear Hear. 2006;27(6):628–44.
105. O'Donoghue GM. Hearing without ears: do cochlear implants work in children? Yes, so long as they are given to the right children early enough. BMJ. 1999;318:72–3.
106. Balkany TJ, Hodges AV, Miyamoto RT, et al. Cochlear implants in children. Otolaryngol Clin N Am. 2001;34:455–67.
107. Darlong V, Khanna P, Baidya DK, Chandralekha PR, Punj J. Perioperative complications of cochlear implant surgery in children. J Anesth. 2015;29:126.
108. Hawksworth C, Ravury S. An audit of anesthesia safety in a pediatric cochlear implantation program. Paediatr Anaesth. 2015;25:630–5.
109. Crawford MW, White MC, Propst EJ, Zaarour C, Cushing S, Pehora C, et al. Dose-dependent suppression of the electrically elicited stapedius reflex by general anesthetics in children undergoing cochlear implant surgery. Anesth Analg. 2009;108:1480–7.
110. Schultz A, Berger FA, Weber BP, Groven U, Niclaus O, Lüllwitz E, et al. Intraoperative electrically elic-

ited stapedius reflex threshold is related to the dosage of hypnotic drugs in general anaesthesia. Ann Otol Rhinol Laryngol. 2003;112:1050–5.

111. Jöhr M, Ho A, Wagner CS, Linder T. Ear surgery in infants under one year of age: its risks and implications for cochlear implant surgery. Otol Neurotol. 2008;29:310–3.
112. Yeo J, Jung J, Ryu T, Jeon YH, Kim S, Baek W. Antiemetic efficacy of dexamethasone combined with midazolam after middle ear surgery. Otolaryngol Head Neck Surg. 2009;141:684–8.
113. Baidya DK, Dehran M. Anesthesia for cochlear implant surgery. Trends Anaesth Crit Care. 2011;1:90–4.
114. Wong I, John-Green C, Walker SM. Opioid-sparing effects of perioperative paracetamol and nonsteroidal anti-inflammatory drugs (NSAIDs) in children. Pediatr Anesth. 2013;23:475–95.

第5章

气道内镜操作的麻醉

5

Benjamin Kloesel and Kumar Belani

引言

气道内镜检查是一种常见的儿科操作，包括择期检查和紧急干预两种(表5.1)。由于该操作通常无气道保护、要求维持自主呼吸并提供一定的麻醉深度以减少保护性反射，故被视为颇具挑战性的操作之一。麻醉医师与耳鼻喉科医生共用有限的气道，双方之间沟通非常关键。耳鼻喉科医生明白在手术过程中保证气道通畅的重要性和紧迫性。麻醉医护团队承担着监测患者生命体征和麻醉深度的重要任务，为外科操作创造良好的条件，包括镇静、镇痛、抑制上呼吸道反射和抑制体动，同时为术中或术后随时可能需要的通气支持提供保障。诊断性气道内镜检查可能需要在自主呼吸时评估上、下呼吸道。该操作还可揭示需要进行必要干预的结果，例如异物取出、球囊扩张和通过刀、镊子、微型切割器、冷冻、电灼或者激光进行组织切除[1]。

表5.1　气道内镜检查适应证

择期	紧急/急诊
纤维支气管镜评估上下气道	异物取出
硬质支气管镜评估上下气道	评估和治疗气管或支气管阻塞(黏液、组织、肿瘤)
悬吊显微喉镜对喉的评价	出血的评估与治疗
声门下狭窄	气道损伤的评估
喉软化症	气道吸气的评价
气管软化症	气道送气的评价
支气管软化症	困难插管
声带麻痹	
声门下肉芽肿	
先天性喉囊肿	
诊断性或治疗性支气管肺泡灌洗	
慢性咳嗽	

自主通气与控制通气

患者在术中是维持自主呼吸还是控制通气很大一部分取决于地区差异以及外科医生和麻醉医生的偏好。值得注意的是，自主通气还是控制通气是可以动态调控的，例如，患者一开始可以是自主通气，但是随着麻醉深度的变化，患者呼吸中枢可能受到抑制，需要辅助通气或控制通气以维持氧合。对于像瘫痪患者等少数情况，存在明确的指征。

良好的沟通是术前准备和手术操作的关键。麻醉医师与耳鼻喉科医生相互沟通，制定确切的方案及方法，为手术创造理想的条件，解决患者问题。

气管内插管和控制通气下的安全气道

在使用肌肉松弛剂后进行气管插管，此时患者处于肌松状态并接受机械正压通气，气道安全稳定。这种方法的主要优点是消除体动、保证气道安全以及调控通气参数。主要缺点包括：不能用硬质支气管镜、不能在自主呼吸时评估气道以及妨碍术者视野。

气管内插管和自主通气下的安全气道

不使用肌肉松弛剂，通过提供足够的麻醉深度可以达到与第一种方法相似的状态，气管插管保证气道的安全。

自主通气和无气管内插管时不稳定的气道

在麻醉诱导后，保持自主呼吸，寻找并维持一定的麻醉深度，减弱气道反射并使意识消失，同时保留患者呼吸。

经面罩或气管导管控制通气的间歇性呼吸暂停

在这种方法中，患者处于肢体无力的深麻醉状态，呼吸功能受抑制。通过面罩、气管内导管或喉罩（laryngeal mask airway，LMA）进行控制性通气。在患者充氧、通气后，移除面罩 /LMA 或拔除气管导管，此时患者呼吸暂停，术者拥有一段可进行操作的时期。一旦氧饱和度下降到一定程度（事先由耳鼻喉科医生和麻醉医师共同协商设定），立即恢复面罩通气或者重新插管。这项技术的优点是，耳鼻喉科医生可以不受任何阻碍的条件下操作，同时患者保持不动。缺点包括需要进行重复的气道操作；使用气管导管 /LMA 时，要有重建气道的能力和信心；使用面罩时，需要在不安全的气道中间歇使用正压通气。另外，如果发生缺氧，面罩通气有时不能迅速恢复氧合（出现明显肺不张；在极少数情况下，随着时间的推移，患者面罩通气可能变得更加困难），这会导致氧饱和度出现剧烈下降。在此方法中，还需要注意面罩通气所致的胃扩张，可能需要插入胃管，间歇抽气。

高频喷射通气下的不稳定气道

喷射通气是一种使用以极高频率输送低潮气量的技术。它以通气受损为代价维持患者氧合（例如，长时间高频喷射通气导致高碳酸血症）。喷射通气的优点包括不含易燃物质（如气管导管）、可在声带上方或下方使用喷射通气装置（声门上喷射通气与声门下喷射通气）、患者无体动以及手术视野不受干扰。如果外科医生计划使用激光干预，术野区域严重受限，难以气管内插管，此时高频喷射通气（high-frequency jet ventilation，HFJV）是最常选用的通气方法。如果可以在麻醉状态下保持自主呼吸是最好的，但如果因其他合并症排除这种方法时，HFJV 可以成为一种替代选择。此外，有严重上呼吸道阻塞病灶的患者可以通过经皮气管高频通气进行治疗，经环状膜放置通气道，然后在支气管镜下确认位置。

持续的争论：气道异物取出术中的自主呼吸与控制通气

自主呼吸和控制通气在气道异物取出

术中的优缺点已经引起了广泛的争论，但是基于循证医学的证据还不能达成哪种方式更优的共识。支持自主呼吸的观点强调，使用自主呼吸降低了正压通气过程中将部分性阻塞转化为完全性阻塞的风险，避免由于球阀机制导致的肺过度膨胀。控制通气的观点认为，控制通气优化了内镜检查的条件，降低了咳嗽和呛咳造成的可能伤害。

Litman 等[2]对 18 年中 94 例异物取出术进行分析，认为通气方式对不良事件的发生率并无显著影响。值得注意的是，其中有 12% 的病例从自主呼吸改为控制通气，5% 的病例从辅助通气转为控制通气。Soodan 等[3]对 36 例儿童吸入性异物取出术中的通气进行比较，结果提示自主呼吸组 100% 的患者需要转为辅助通气。此外，自主呼吸组咳嗽和呛咳的发生率较高，因此作者推荐在气道吸入性异物取出术中常规使用控制通气。这一结论引起争议，因为有大量文献报道了在充分减弱气道反射的同时维持自主呼吸的案例[4-6]。另外，文章中作者没有使用局部麻醉或静脉麻醉药维持麻醉深度。

Chen 等[7]进行的一项大型前瞻性非随机观察性研究，比较了异物取出术中四种麻醉方式：控制通气［手动间歇正压通气（manual intermittent positive-pressure ventilation，MPPV）和手动喷射通气（manual jet ventilation，MJV）］和自主呼吸［全凭静脉麻醉（total intravenous anesthesia，TIVA）和七氟醚吸入麻醉（sevoflurane inhaled anesthesia，SIHA）］。有显著统计学差异的主要结果包括：TIVA 组成功率较低，TIVA 组体动、屏气和喉痉挛的事件较多，MJV 组低氧血症最少。Malherbe 等[8]在一封回应信中也批判了 TIVA 组的表现。作者指出所使用的药物剂量对儿童来说是比较低的［异丙酚 100～150μg/（kg•min），瑞芬太尼 0.1μg/（kg•min）］，他们的阳性结果使用的丙泊酚平均输注速度为 368（SD 103）μg/（kg•min），瑞芬太尼的平均输注速度为 0.21（SD 0.31）μg/（kg•min）[9]。在我们自己的研究中，使用 TIVA 时，采用了更高剂量的药物并取得了成功。预先使用格隆溴铵，可以提高使用大剂量药物中保持自主呼吸的成功率，同时通过垫肩和提下颌确保上呼吸道通畅，直到喉镜检查或支气管镜检查。即使婴儿和儿童会通气不足，麻醉医师也可以通过鼻导管高流量连续给氧来保证足够的氧合。

随着异丙酚、瑞芬太尼和右美托咪定等静脉麻醉药物的使用增加，麻醉医生在保留呼吸动力的同时减弱气道反射的成功率增加。然而，正如 Liu 等[10]在 meta 分析中得出的结果，目前仍缺乏证据支持在气道异物清除术中哪种通气模式更具明显优势，最终麻醉方式的选择仍取决于麻醉医师。

监护

接受气道内镜检查的患者监测与其他手术相同，遵循美国麻醉医师协会的指南，包括心电图、无创血压、脉搏血氧饱和度和体温。呼气末二氧化碳监测也很有用，但需要匹配所用的气道设备。对于没有气道相关装置的自主呼吸患者，可使用带有二氧化碳采样口的鼻导管。胸前区听诊可以连续监测呼吸努力程度和气道通畅情况。胸部的视诊可以提供很多有价值的信息，如胸壁运动、呼吸模式和肋间收缩。

药理学

由于可选择的麻醉药物很多，麻醉医师可根据外科医生选定的方法来定制相应的麻醉方案。有些人选择可能只有 1～2 种药物的简单麻醉方案，而有些人认为，低剂量的多种药物联合会产生叠加或协同效应，并减少副作用。

为了总结方法，我们评估了麻醉药物提供以下气道内镜检查中重要效果的能力。

麻醉

大多数患儿年幼，无法配合检查，因此这是儿科麻醉实践中的一个基本要求。在成人操作中，纤维支气管镜常在局部麻醉和轻中度镇静下进行，硬质支气管操作需要更深的麻醉。

镇痛/抑制气道反射

纤维支气管镜检查不会产生明显的疼痛刺激，硬质支气管镜检查会导致短暂的疼痛刺激，但在手术结束后消失。更重要的是抑制气道反射，这会显著影响手术的时长、成功率和并发症。

抑制体动

抑制体动非常重要，意外的体动可能会导致气道损伤和内镜移位。对于大多数脏器手术来说，通常靠神经肌肉阻滞剂抑制全身麻醉中的体动。而以自主呼吸为目标的气道内镜手术则情况不同。所幸的是，充分抑制气道反射的干预措施加上麻醉药物的使用，使得严格的抑制体动不再必要。

维持自主呼吸

自主呼吸取决于两方面：①保持呼吸中枢的驱动；②保持气道通畅。如前所述，后者可通过耳鼻喉科医生辅助气道通气实现，如推下颌、提颏和双手扣面罩。放置位置恰当的肩托和气道工具（如口腔或鼻咽通气道）可进一步改善气道通畅。当硬质支气管镜进入气道时，可以作为支架，提供气体交换的管道。在适当减弱气道反射的情况下，保持中枢呼吸驱动力，不仅是驱动力本身，还有调节呼吸深度的传入（如潮气量等）是非常困难的。这需要专业知识和技术，同时要小心滴定麻醉药物，如丙泊酚、阿片类药物、右美托咪定、挥发性麻醉剂和苯二氮䓬类药物。这些药物均可通过直接作用于呼吸中枢或改变二氧化碳反应曲线而减弱呼吸驱动力。在下文中，我们将讨论几种常用的麻醉药物。

挥发性吸入麻醉药

对尚未开放静脉的患儿常用七氟醚诱导全身麻醉。在我们机构中，常用七氟醚诱导，然后开放外周静脉，改用TIVA。此外，挥发性麻醉剂的特性是，在维持自主呼吸的同时，可保证麻醉、意识消失和抑制气道反射。事实上，对于简单的诊断性气道内镜检查（包括硬质内镜检查），声带的局部麻醉结合挥发性麻醉药物维持就足够了。虽然多个研究证实大剂量吸入性药物可抑制喉反射，甚至可以成功进行插管[11, 12]，但这种方法不能可靠地预防喉痉挛。在Erb等的研究中，分别在七氟醚呼气末浓度为2.5%和4.7%时进行插管，喉痉挛的发生率为32%和18%[13]。使用七氟醚或其他吸入性药物的一个问题是对手术周围区域的污染。在口腔附近放置吸引装置可以清除气体。此外，吸入药物持续维持麻醉需要通过硬支气管镜的侧臂持续喷入。耳鼻喉科医生用悬吊喉镜对喉部进行短小的手术时，可以通过放置在鼻或口中的小型气管导管持续供给七氟醚。同样，也需要在口腔附近清除麻醉气体。

丙泊酚

丙泊酚具有麻醉和意识消失的作用。在儿童中，150～250μg/(kg•min)输注剂量的丙泊酚可维持患儿自主呼吸，因此常用于气道内镜检查中。注射大剂量的丙泊酚可减弱放置LMA时的上气道反射，但对大部分患者来说，置入硬质内镜时所需的剂量接近呼吸暂停阈值。因此，丙泊酚通常与其他药物联合使用。Malherbe 等[14]研究了静脉全麻中丙泊酚和瑞芬太尼分别在 200～500μg/(kg•min)和 0.1～0.2μg/(kg•min)剂量下的应用。手术在自主呼吸下完成。不良事件包括 21%的患者出现呼吸暂停(均无需控制性通气或插管),27% 的患者出现咳嗽。未出现喉痉挛、喘息或心律失常,所有手术均成功完成。Shen 等[15]还报道了丙泊酚和瑞芬太尼在儿童吸入性异物取出术中的成功应用,这些儿童出现了与异物吸入相关的呼吸障碍(肺炎、阻塞性肺气肿和 / 或经 X 线证实的肺不张)。所需剂量为:丙泊酚 200μg/(kg•min),瑞芬太尼 0.05μg/(kg•min),并以 0.05μg/(kg•min)的速度调整剂量使基础呼吸频率降低 50%。

瑞芬太尼

瑞芬太尼的药代动力学特征使其成为气道内镜检查术的理想麻醉药物。瑞芬太尼起效快、持续时间短,不易导致血流动力学剧烈波动,对呼吸无显著抑制,在达到相应的稳定浓度后可减轻气道反应。与丙泊酚联合使用时,内镜医师可以在这种稳定条件下顺利进行气道检查和操作。尽量避免单次注射负荷剂量,因为即使谨慎使用,也会很快导致呼吸抑制。

芬太尼

芬太尼可用于镇痛和抑制气道反射。由于其起效相对较慢,作用时间相对较长,因此在上气道内镜检查中使用芬太尼需要耐心。小心滴定剂量,避免呼吸抑制。

氯胺酮

氯胺酮有着麻醉、镇痛并且维持呼吸的特点。其主要缺点是唾液分泌增加,但可以通过提前服用抗胆碱能药物如格隆溴铵来抵消。氯胺酮的另一个优点是血流动力学的稳定性,对合并先天性心脏病的患者十分有用。单一用药时,提前使用苯二氮䓬类药物可将其致幻作用降至最低[16]。虽然氯胺酮可以持续输注,且常与丙泊酚联合使用,但我们在内镜检查过程中通常单次注射。氯胺酮在气道内镜检查中的应用没有广泛的研究,但是大量的文献报道了它在多种检查中的成功应用,如上消化道内镜[17]、纤维支气管镜[18]和药物诱导睡眠内镜检查[19]。

右美托咪定

右美托咪定可作为气道内镜操作的辅助药物,并用于多模式策略。单一用药时,右美托咪定通常不能有效抑制气道反射或交感神经兴奋性。尽管能够诱导睡眠,但在内镜的明显刺激下患者很容易苏醒。增加右美托咪定的使用剂量可以克服这一缺点,但是苏醒时间延长。Cai 等[6]成功报道右美托咪定用于儿童气道异物取出术,首先给予 4μg/kg 右旋美托咪定的负荷剂量,然后用利多卡因对气道进行局部麻醉,再使用右旋美托咪定 3μg/(kg•h)输注维持。右旋美托咪定与丙泊酚、吸入麻醉药和氯胺酮等药物联用,有助于减弱交感神经反应,减少麻醉需求。Chen 等[20]比较了在保留自主呼吸的气道异物清除术中,应用丙泊酚 / 右美托咪定[丙泊酚 200μg/(kg•min),右美托咪定负荷量 4μg/kg,然后 1～2μg/(kg•h)输注]与丙泊酚 / 瑞芬太尼[丙泊酚 200μg/(kg•min),瑞芬太尼 0.05～0.1μg/(kg•min)]的差异,结果显示两种组合均提供了满意的手术条件。两组不良事件的发生率没有显著差异,也没有改用控制通气。丙泊酚 / 右美托咪定联合应用,呼吸和血流动力学稳定,但苏醒时间明显延长。

苯二氮䓬类(咪达唑仑)

咪达唑仑除了常规术前用药外,通常不作为气道内镜检查的主要药物。常规剂量为 0.5～1mg/kg 口服、0.1mg/kg 静脉注射 /

肌肉注射或 0.2mg/kg 鼻内注射。

局部麻醉药（利多卡因）

利多卡因是内镜检查中最常用的气道局部麻醉药物，具有安全、起效快、见效快的特点，最大剂量为 5mg/kg。小心且有针对性地使用利多卡因是内镜检查成功的一个重要方面：良好的声门和气管局部麻醉可以减少许多突发问题，如喉痉挛和过度咳嗽 / 呛咳，同时减少麻醉需求。最近的研究已经证实了局部使用和静脉注射利多卡因都可以预防喉痉挛[21，22]。一项研究成功报告了将 EMLA 乳膏涂于硬质支气管镜，使氧饱和度降低和屏气次数明显减少；此外，手术医生将干预组中 80% 的操作评为优秀，而对照组中仅有 13%[23]。

多沙普仑

多沙普仑是一种刺激中枢和外周化学感受器的呼吸兴奋剂[24]。所导致的对低氧和高碳酸血症的敏感会使呼吸频率和潮气量增加，对每分通气量有积极作用。此外，多沙普仑诱导儿茶酚胺释放，导致血压和心率升高。多沙普仑可以静脉注射，也可以持续输注。由于静脉推注后在血浆中代谢快，作用时间仅为 5～12 分钟。当手术时间较长且不偏向使用控制通气时，多沙普仑可作为一种选择。

抗胆碱药（格隆溴铵）

通常许多儿科医生在开始内镜手术前给予格隆溴铵。预期的好处有：①在这类手术中，低氧血症并不少见。抗胆碱能药物可增加心率，在发生低氧血症时可提供安全保障。②气道分泌物增加气道阻塞和喉痉挛的风险，并干扰医生评估气道。抗胆碱能药物能减少气道分泌物。反对者认为，抗胆碱能药物导致口干和分泌物黏稠，对手术的益处有限。目前缺乏儿科人群中的双盲、前瞻性研究，但在成人接受气道内镜检查的研究中，没有显示出抗胆碱能药物预先使用的好处[1，25-27]。一项在上呼吸道感染患儿中的使用格隆溴铵研究发现，格隆溴铵并不能降低围手术期呼吸系统不良事件的发生率[28]。

并发症

呼吸道反射抑制不足（咳嗽、呛咳）

气道内镜检查中，气道反射抑制不充分对保留自主通气的患者是很常见的。保证麻醉效果和保持呼吸驱动力之间的平衡是一项艺术。尽管主要的并发症很少，但有时患者的体动可能会造成器械（包括硬质支气管镜或悬吊喉镜）对气道的严重损伤。

喉痉挛

喉痉挛的风险一直存在且不可忽视，尤其是在不稳定气道、需要保留自主呼吸的气道手术中。喉部痉挛本来是固体或液体进入声门后的一种保护性反射：关闭声门，防止异物进入气管（如吸入）。在气道内镜检查中，内镜本身就是一个异物。抑制或消除反射的方法包括局部使用利多卡因和维持足够的麻醉深度。许多麻醉剂有助于减弱反射，但它们也是一把双刃剑：例如，挥发性吸入麻醉药在低剂量时会增加气道反应性，在浅麻醉时容易诱发喉痉挛。尽管氯胺酮作为一种可保留自主呼吸的分离麻醉药而广泛应用，但它同样导致气道反射。气道分泌物的增加也可能触发喉痉挛。及时识别喉痉挛十分重要，耳鼻喉科医生直接观察声门结构常会提供帮助。首要的处理包括放置口咽通气道、面罩加压通气以及对“喉痉挛切口”加压[29，30]。如果喉痉挛持续，注射丙泊酚；仍然无效时，治疗的金标准是使用肌松药：琥珀胆碱或者非去极化肌松药[31]。

支气管痉挛

支气管痉挛通常与过敏反应有关，目前常见的诱因有抗生素、非去极化肌肉松弛剂和乳胶[32]。在气道内镜检查中，支气管痉挛诱发因素有：内镜操作、胃液吸入以及气管导管、纤维支气管镜或硬质支气管镜对气管隆嵴的刺激[33]。当怀疑发生支气管痉挛时，首要的处理包括将 FiO_2 增加到100%，人工气囊面罩通气或者通过硬质支气管镜的侧臂通气以评估肺顺应性，同时增加挥发性吸入麻醉药和/或静脉麻醉药以加深麻醉。有条件的话，可以通过喷雾装置或者呼吸回路给予 β_2-受体激动剂。对于限制气体交换的严重支气管痉挛，最有效的治疗方法是肾上腺素，可以联合或者不联合神经肌肉阻滞剂，气管插管保持通气。其他治疗方法包括皮质类固醇、硫酸镁和氯胺酮[34,35]，通常需要一段时间才能完全起效。

呼吸功能不全（通气不足、呼吸暂停、低氧血症、高碳酸血症）

由于体位、麻醉和肌松导致的呼吸功能减退已得到了很好的阐述。功能残气量逐渐受到损害。功能残气量是氧气的储备，且对预防肺不张形成至关重要。因此，很重要的一点是，对于一个清醒状态下需要重要呼吸支持的患者，在给予足够深度、可抑制气道反射的麻醉诱导后，通常都无法维持足够的氧合和通气。健康或者存在轻度潜在性肺部疾病的患者，一般可以耐受高碳酸血症。低氧血症通常可以通过间歇性充氧、辅助呼吸和肺复张来解决。如果气道是稳定的，麻醉医师可以采取更积极的呼吸支持（间歇性控制通气、FiO_2 增至100%、肺复张及应用PEEP）。在儿科患者中，要特别注意心率的变化。虽然间歇性低氧血症在一定程度上是可以接受的，但是心率下降是一个麻醉医生需要注意且立即干预的紧急事件。

气胸

在自主通气的患者中进行气道内镜检查，发生气胸的风险很小。如果需要辅助或控制通气时，高气道压力可能导致肺的损伤。特殊情况需要提高警惕，例如在婴儿中使用通气式硬质支气管镜。如果耳鼻喉科医生将硬质支气管镜置入主支气管，会阻塞支气管，阻碍气体排出。此外，在使用通气式硬质支气管镜时，麻醉机测量的气道压力和潮气量通常不太准确。气胸的诊断包括临床疑诊（呼吸音减弱）以及经超声或胸部X线片证实等明确诊断。

误吸

无气道保护的手术和不遵循禁食（nil per os，NPO）指南的紧急干预都具有较高的误吸风险。手术时机和气道管理的最终策略需要考虑病情紧急性、NPO状态、合并症、外科评估和手术需要。如果麻醉师认为有必要对高危误吸风险的患者进行手术治疗，则应进行坦率的谈话，并详细书写在医疗记录中。在饱胃患者中，比起无稳定气道下的控制性正压通气，保持自主呼吸带来的误吸风险更低。对年龄较大的儿童，在快速序贯诱导后放置气管导管并给套囊充气，再经气管导管进行纤维支气管镜检查更加适合，这以便于使用较大的纤维支气管镜。

气道出血

气道出血可能是内镜检查的原因（气道血管瘤和动静脉畸形），也可能发生在手术过程中，由内镜造成的损伤。它不仅干扰医生对气道的观察，也影响气体交换，可能导致低氧血症。根据出血部位的不同，迅速将带套囊的气管导管推向出血点远端或未受影响的一侧肺中可以挽救生命。

气道火灾

使用激光的气道手术是手术火灾的高

危因素，采取预防措施非常必要。气道内镜操作虽然火灾风险小，但仍然具备了手术火灾 3 个基本要素：火源（支气管镜光源）、氧化剂（氧气供给）和燃料（窗帘）。

脓毒症

脓毒症是支气管肺泡灌洗后一种罕见但严重的并发症[36-38]。灌洗液干扰表面活性物质的屏障作用，移位的微生物进入血流，击溃免疫防御系统。感染患者在支气管肺泡灌洗后，发热和血流动力学不稳定是常见的。

喷射通气在小儿气道内镜检查中的应用

喷射通气在小儿气道内镜检查中有多种应用。它允许使用肌肉松弛剂，从而可以提供无体动的理想手术条件。喷射通气可通过通气式喉镜或特殊支气管镜进行（图 5.1）。在喉镜或支气管镜旁边有一个硬质或软质的小套管。套管通过压力调节装置和手控释压阀与高压氧气相连，利用文丘里原理进行通气。不需要气管内插管，也不干扰术野。成功通气的关键是确保胸壁顺应性最大化（通过足量的静脉麻醉药和神经肌肉阻滞实现），以及手术医生确保喉镜或支气管镜放置在使套管在一侧的最佳位置。操作者要从较低的压力开始，逐渐增加压力，保证两侧胸廓足够的扩张。通气速度控制二氧化碳的排出。喷射通气通常在整个手术过程中可保持足够的氧合，不干扰内镜医师的操作[39]。限制性肺疾病、阻塞性肺疾病和肺泡毛细血管导致的气体交换障碍及肥胖均可能导致通气和/或氧合不足，因此谨慎选择患者很重要[40]。

麻醉深度监测

可靠的麻醉深度监测目前被认为是临床麻醉操作的圣杯——但仍需进一步研究。脑电双频指数（bispectral index，BIS）可以直接监测麻醉药物和镇静药物对大脑的影响，已被广泛应用于临床，但在儿科中（某种程度上在成人中也是）的应用尚缺乏证据。监测呼气末挥发性吸入麻醉药浓度可为麻醉医师提供麻醉深度的参考，不足的是：(a) 不足以跟上动态的变化（呼气末浓度的快速变

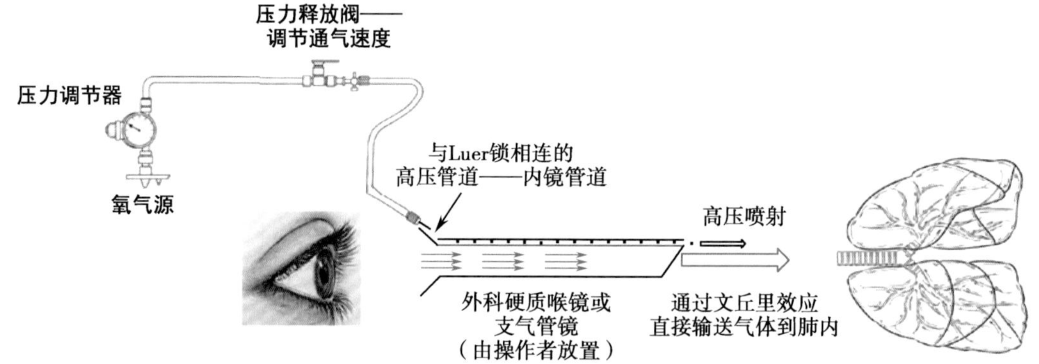

图 5.1 通气式硬质喉镜或支气管镜进行喷射通气。手动喷射通气装置由一个通过高压管道连接压力调节器和压力释放阀的氧气源组成。该装置通过 Luer 锁连接器与喉镜或支气管镜的一侧管道连接。通过操作压力释放阀上的杠杆，可以提供短暂的文丘里呼吸。当仪器在声带上方时，应确保患者充分麻醉——肌肉松弛剂可以确保手术过程中通气顺畅。送气压力应该从低开始，逐步增加，达到令人满意的胸廓扩张。因此，麻醉医师在手术过程中手动调整通气速率和胸部扩张，同时与手术医生保持沟通

化不能反映效应室靶浓度);(b)在不稳定气道中不适用。靶控输注系统能够最接近地计算达到足够麻醉深度所需的药量,但不能提供反馈或监测(此外,这一系统在美国还没有市场化)。因此,对麻醉深度的监测仍然是临床麻醉技术的一部分,并深受麻醉医师经验的影响。然而,根据作者的观察,我们提供以下建议:

- 与单独使用丙泊酚相比,挥发性吸入麻醉药不仅具有遗忘的优点,而且可以抑制体动,减弱气道和脊髓反射。短小的内镜检查术中,如果有时间使患者达到深麻醉状态,可以通过高浓度七氟醚吸入诱导进行(我们推荐对声带和声门下区进行局部麻醉,减弱反射)。
- 快速推注静脉麻醉药可以更快达到一定的麻醉深度,但也会带来“推注过速”的风险,导致呼吸暂停、心动过缓和低血压。尽管强调手术室快速周转,但作者观察到,在麻醉诱导后,使用丙泊酚和瑞芬太尼进行 TIVA,并且允许药物经过一段时间以达到稳定状态,能取得令人满意的结果。根据药代动力学特点,以设定的速率输注异丙酚以达到相应的浓度,往往可能需要 10～12 分钟。静脉快速推注可以用于加速这一过程,但我们更倾向于“缓慢注射”的方法。我们的终点通常是呼吸平稳,呼吸频率减慢以及轻度高碳酸血症。如果硬质支气管镜的置入导致咳嗽、呛咳和体动时,外科医生移除设备并使用更多利多卡因,而麻醉医师可以少量推注麻醉药物,改变输注速率。

术中管理

这一方面,我们已经提供了不同的管理选择,并讨论了不同的方法和并发症。在这一部分,将介绍我们机构是如何进行典型的气道内镜检查的。

麻醉医师和患者及其家属之间的最初联系是在术前建立的。在评估、查体和讨论麻醉方案之后,我们经常给予咪达唑仑(0.5～1mg/kg,口服)作为术前用药。在麻醉医师指示并评估风险后,我们允许家长在场进行诱导。以维持自主呼吸为目标,通过吸入或静脉药物进行麻醉诱导。此时,麻醉医师可以感受患者的气道:通过面罩维持自主呼吸是否容易?患者是否需要重要支持(抬下颌、提颏、双手托面罩、口咽 / 鼻咽通气道和 CPAP)以维持气道?能否通过球囊辅助面罩通气?麻醉诱导后,将输注系统与静脉通路相连,开始输注丙泊酚和瑞芬太尼。我们的起始剂量通常为丙泊酚 200～250μg/(kg•min),瑞芬太尼 0.1～0.2μg/(kg•min),然后在保持自主呼吸下逐渐滴定,同时用大小适当的肩垫使颈部轻度后仰,防止上呼吸道梗阻。我们要充分认识到,静脉输注药物需要一定的负荷剂量或者足够的时间才能达到对气道操作无干扰的麻醉水平。此外,需要注意的是,如果是吸入诱导,挥发性吸入药物对麻醉深度产生显著影响,额外推注丙泊酚和 / 或瑞芬太尼可能导致呼吸抑制。由于缺乏可以明确量化麻醉深度和呼吸驱动力受损程度的监测设备,所以要谨慎观察患者、评估患者对刺激反应,同时根据麻醉医师的经验,决定是否能额外推注药物。

当达到足够的麻醉深度后,床旋转 90°,气道交由耳鼻喉科医生管理。此时,抢救设备和药物应放置在随手可获取的位置。根据麻醉团队的不同(一个麻醉医师或由住院医生 / 主治医生 /CRNA 和麻醉医生组成的团队),将麻醉呼吸机、急救药物及气道设备放置在触手可及的位置很重要,因为麻醉医师可能被“困”在患者旁边的位置,无法回到麻醉车旁。

设备示例如下图所示(图 5.2)。麻醉医

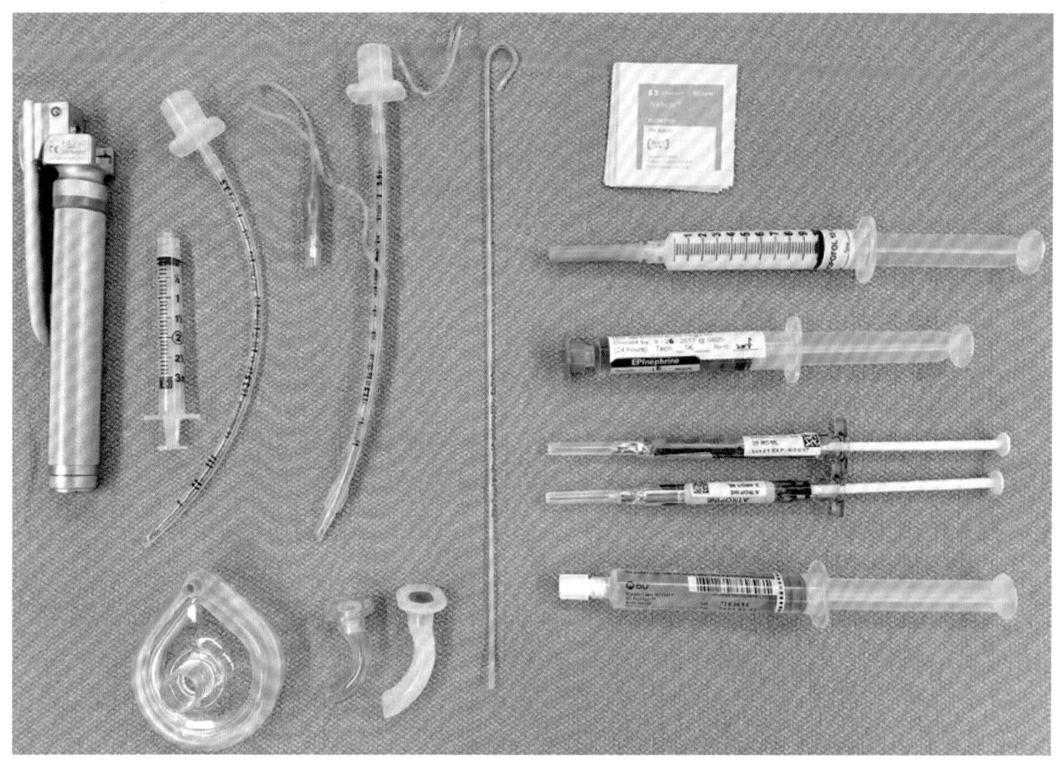

图 5.2　小儿气道内镜检查设备示例。在气道内镜检查手术中作者使用这些设备。这些物品放在麻醉操作台近侧或手术室桌子的下方（作者更倾向后者）。左侧为紧急气道装置，包括喉镜的手柄和镜片、带管芯的气管导管、额外的气管导管及管芯、面罩和口咽通气道。右侧为各种急救药物（阿托品、琥珀胆碱、肾上腺素）及加深和/或维持足够麻醉深度麻醉药物（如异丙酚、氯胺酮、右美托咪定等）

师理想的位置是在呼吸机与患者气道之间。急救设备可以放在麻醉医师前的无菌巾上（在麻醉操作台上或手术室桌子的下方）——通常包括急救药物（琥珀胆碱、阿托品）、丙泊酚、肾上腺素、面罩、带管芯的气管插管（不同型号带套囊和无套囊的）、口咽通气道和咽喉镜。

气道管理转交给耳鼻喉科医生后，开始直接喉镜检查，并用利多卡因进行声带和声门下区的局部麻醉。根据不同机构偏好不同，也可以由麻醉护理团队进行这一步骤。优点是能够直接观察气道，判断插管条件，并在麻醉记录中记录 Cormack-Lehane 分级，尽管也可通过耳鼻喉科医生获得。有不同的气道局部麻醉方法：我们常用 2% 利多卡因（最大剂量：5mg/kg），也有一些机构使用 4% 利多卡因。我们首先将局麻药喷在声带和楔状软骨、角状软骨表面的黏膜上，然后，通过打开的声门将局麻喷射器放入气管。将局麻喷射器头端稍稍放于声门下方后，一边将局麻装置撤出，一边将局麻药喷于声门下区域。该步骤非常关键，因为：①良好的局部麻醉为内镜检查创造优越的条件，减弱气道反射，降低喉痉挛风险；②对麻醉状态下的患者进行气道局麻应当小心谨慎，当出现浅麻醉时，在声带和气管上喷射利多卡因可能导致喉部痉挛和/或咳嗽和呛咳。

耳鼻喉科医生根据需要进行气道内镜检查。麻醉医师的任务是通过调整持续输注或推注的药物剂量来维持足够的麻醉深度，为手术提供理想条件。另外，通常麻醉医师最先注意到生命体征变化，有些需要采取干预措施。最后，与耳鼻喉科医生的密切沟通可以防止严重并发症。

手术结束时，将床回旋90°转向麻醉医生，停用麻醉药物。急诊患者在监护下转送至麻醉复苏室（postanesthesia care unit，PACU），择期手术患者转移到儿科重症监护室。需要在备有困难气道设备的手术室中，谨慎确认气道反射和意识充分恢复后转运患者，因为在运输途中或PACU中发生气道并发症是灾难性的，特别是对存在已知困难气道的患者。如果护理人员对苏醒患者经验丰富，无困难气道的患者也可以在深麻醉状态下送入PACU。

总结

气道内镜常被用于诊断和/或治疗。为避免发生问题，耳鼻喉科医生和儿科麻醉医生之间的沟通至关重要，应包括计划手术的细节、预期的困难、期望的通气模式（自主、辅助或控制通气）及部署等。要认识到麻醉药物需求和患者的特殊需求应与特定的手术需求相适应。尽管术前可以制定详细的方案，但气道内镜检查中患者的情况常是动态变化的，这要求儿科麻醉医生能够迅速判断这些变化，调整相应的麻醉方法。熟悉麻醉设备、不同的内镜设备和通气模式也十分有用。

（徐天意　译）

参考文献

1. Machotta A. Anaesthetic management for endoscopy of the pediatric airway. Anaesthesist. 2002;51(8):668–78.
2. Litman RS, Ponnuri J, Trogan I. Anesthesia for tracheal or bronchial foreign body removal in children: an analysis of ninety-four cases. Anesth Analg. 2000;91(6):1389–91. TOC.
3. Soodan A, Pawar D, Subramanium R. Anesthesia for removal of inhaled foreign bodies in children. Paediatr Anaesth. 2004;14(11):947–52.
4. Buu NT, Ansermino M. Anesthesia for removal of inhaled foreign bodies in children. Paediatr Anaesth. 2005;15(6):533. discussion 533–5.
5. Meretoja OA, et al. Sevoflurane-nitrous oxide or halothane-nitrous oxide for paediatric bronchoscopy and gastroscopy. Br J Anaesth. 1996;76(6):767–71.
6. Cai Y, Li W, Chen K. Efficacy and safety of spontaneous ventilation technique using dexmedetomidine for rigid bronchoscopic airway foreign body removal in children. Paediatr Anaesth. 2013;23(11):1048–53.
7. Chen LH, et al. The risk factors for hypoxemia in children younger than 5 years old undergoing rigid bronchoscopy for foreign body removal. Anesth Analg. 2009;109(4):1079–84.
8. Malherbe S, Ansermino JM. Total intravenous anesthesia and spontaneous ventilation for foreign body removal in children: how much drug? Anesth Analg. 2010;111(6):1566. author reply 1566
9. Ansermino, J., et al. Airway surgery with TIVA and spontaneous ventilation. In Proceedings of the 2009 annual meeting of the American Society of Anesthesiologists. 2009. New Orleans, LA: American Society of Anesthesiologists, A155.
10. Liu Y, Chen L, Li S. Controlled ventilation or spontaneous respiration in anesthesia for tracheobronchial foreign body removal: a meta-analysis. Paediatr Anaesth. 2014;24(10):1023–30.
11. Inomata S, Nishikawa T. Determination of end-tidal sevoflurane concentration for tracheal intubation in children with the rapid method. Can J Anaesth. 1996;43(8):806–11.
12. Yakaitis RW, Blitt CD, Angiulo JP. End-tidal halothane concentration for endotracheal intubation. Anesthesiology. 1977;47(4):386–8.
13. Erb TO, et al. Impact of high concentrations of sevoflurane on laryngeal reflex responses. Paediatr Anaesth. 2017;27(3):282–9.
14. Malherbe S, et al. Total intravenous anesthesia and spontaneous respiration for airway endoscopy in children–a prospective evaluation. Paediatr Anaesth. 2010;20(5):434–8.
15. Shen X, et al. Propofol-remifentanil intravenous anesthesia and spontaneous ventilation for airway foreign body removal in children with preoperative respiratory impairment. Paediatr Anaesth. 2012;22(12):1166–70.
16. Craven R. Ketamine. Anaesthesia. 2007;62(Suppl 1):48–53.
17. Tandon M, et al. Addition of sub-anaesthetic dose of ketamine reduces gag reflex during propofol based sedation for upper gastrointestinal endoscopy: a prospective randomised double-blind study. Indian J Anaesth. 2014;58(4):436–41.
18. Berkenbosch JW, Graff GR, Stark JM. Safety and efficacy of ketamine sedation for infant flexible fiberoptic bronchoscopy. Chest. 2004;125(3):1132–7.
19. Kandil A, et al. Comparison of the combination of dexmedetomidine and ketamine to propofol or pro-

pofol/sevoflurane for drug-induced sleep endoscopy in children. Paediatr Anaesth. 2016;26(7): 742–51.
20. Chen KZ, et al. Dexmedetomidine vs remifentanil intravenous anaesthesia and spontaneous ventilation for airway foreign body removal in children. Br J Anaesth. 2014;112(5):892–7.
21. Qi X, et al. The efficacy of lidocaine in laryngospasm prevention in pediatric surgery: a network meta-analysis. Sci Rep. 2016;6:32308.
22. Mihara T, et al. The efficacy of lidocaine to prevent laryngospasm in children: a systematic review and meta-analysis. Anaesthesia. 2014;69(12): 1388–96.
23. Yu H, Yang XY, Liu B. EMLA Cream coated on the rigid bronchoscope for tracheobronchial foreign body removal in children. Laryngoscope. 2009;119(1):158–61.
24. Yost CS. A new look at the respiratory stimulant doxapram. CNS Drug Rev. 2006;12(3–4):236–49.
25. Cowl CT, Prakash UB, Kruger BR. The role of anticholinergics in bronchoscopy. A randomized clinical trial. Chest. 2000;118(1):188–92.
26. Hewer RD, et al. A prospective study of atropine premedication in flexible bronchoscopy. Aust NZ J Med. 2000;30(4):466–9.
27. Malik JA, et al. Anticholinergic premedication for flexible bronchoscopy: a randomized, double-blind, placebo-controlled study of atropine and glycopyrrolate. Chest. 2009;136(2):347–54.
28. Tait AR, et al. Glycopyrrolate does not reduce the incidence of perioperative adverse events in children with upper respiratory tract infections. Anesth Analg. 2007;104(2):265–70.
29. Abelson D. Laryngospasm notch pressure ('Larson's maneuver') may have a role in laryngospasm management in children: highlighting a so far unproven technique. Paediatr Anaesth. 2015;25(11): 1175–6.
30. Larson CP Jr. Laryngospasm–the best treatment. Anesthesiology. 1998;89(5):1293–4.
31. Orliaguet GA, et al. Case scenario: perianesthetic management of laryngospasm in children. Anesthesiology. 2012;116(2):458–71.
32. Dewachter P, Mouton-Faivre C, Emala CW. Anaphylaxis and anesthesia: controversies and new insights. Anesthesiology. 2009;111(5):1141–50.
33. Westhorpe RN, Ludbrook GL, Helps SC. Crisis management during anaesthesia: bronchospasm. Qual Saf Health Care. 2005;14(3):e7.
34. Dewachter P, et al. Case scenario: bronchospasm during anesthetic induction. Anesthesiology. 2011;114(5):1200–10.
35. Woods BD, Sladen RN. Perioperative considerations for the patient with asthma and bronchospasm. Br J Anaesth. 2009;103(Suppl 1):i57–65.
36. de Fijter JW, et al. Sepsis syndrome and death after bronchoalveolar lavage. Chest. 1993;104(4):1296–7.
37. Picard E, et al. Fatal pneumococcal sepsis following flexible bronchoscopy in an immunocompromised infant. Pediatr Pulmonol. 1998;25(6):390–2.
38. Wagener JS. Fatality following fiberoptic bronchoscopy in a two-year-old child. Pediatr Pulmonol. 1987;3(3):197–9.
39. Parsons DS, Lockett JS, Martin TW. Pediatric endoscopy: anesthesia and surgical techniques. Am J Otolaryngol. 1992;13(5):271–83.
40. Biro P. Jet ventilation for surgical interventions in the upper airway. Anesthesiol Clin. 2010;28(3):397–409.

第6章

新生儿喉镜与支气管镜检查

6

Claude Abdallah, Jennifer R. White, and Brian Kip Reilly

引言

新生儿的内窥镜检查是一项高风险的手术。外科技术、诊断敏锐度以及合适的器械都是确保结果安全的关键。喉镜和支气管镜检查只能在有着经验丰富的医疗团队的医院中进行。需要进行气道评估的新生儿可能是足月儿（满37周）、中晚期早产儿（满32周，不足37周）、早期早产儿（满28周，不足32周）或极早产儿（不足28周）[1]。因此，患者年龄和相关的合并症决定了产前发育状态和对麻醉药物的反应。此外，必须有特定尺寸的、可用的喉镜和支气管镜，且最好有相同尺寸的备选。

新生儿气道窘迫常出现在出生后数分钟或数小时。在产房或者新生儿重症监护室（neonatal intensive care unit，NICU）中，首要的是尝试稳固维持气道，这给气道团队（麻醉医生、耳鼻喉科医生、儿科医生、呼吸治疗师和护理人员）提供了重要信息。为评估可能限制新生儿血氧饱和度的先天异常，应当对心肺功能进行全面评估。由于心率快、气道系统小以及胸廓顺应性大，心、肺及气管支气管系统的需氧量增大，从而加速了缺氧，如果不立即纠正，会导致脑损伤。

由于低氧血症的风险增加，新生儿喉镜和支气管镜对医护人员来说都是相当具有挑战性的。因呼吸衰竭而需进行支气管镜检查的新生儿本身就具有较高的手术风险，仅次于潜在的先天性异常和/或气道内镜评估中的触发因素。重要气道病变、相关结构异常、麻醉、气道管理、创伤以及新生儿生理相关的特定因素等都会造成通气不足。早产儿对这些挑战更加脆弱敏感。

继发于异物的气道阻塞在新生儿中十分罕见，但也存在独特的挑战性。异物吸入的高发年龄为1～3岁[2]。稍微大一点的儿童常会吮吸玩具以食物相关的物品。但住院的新生儿发生气道异物阻塞时，医疗设备的使用或滥用可能是罪魁祸首[3]。

生理

新生儿支气管镜的麻醉管理目标包括充分通气、平衡氧气吸入浓度、吸气峰压和维持血流动力学稳定，同时避免脑出血的危险因素。因此必须考虑几个重要的生理和麻醉因素。

在手术麻醉中，新生儿发生循环衰竭的风险比较大的儿童高。新生儿心输出量主要取决于心率。新生儿较高的基础心率限制了心输出量的增加。由于心室顺应性较差，新生儿增强心肌收缩的能力低。另外，压力感受器对低血压的敏感度较低。心动过缓特别是由缺氧引起的心动过缓对新生儿极其危险。此外，新生儿肺血管阻力增加，容易引起右向左分流，并会因缺氧、高碳酸血症和酸中毒而加重。这种恶性循环会导致严重的缺氧和循环衰竭[4,5]。

新生儿尤其是早产儿对缺氧有着双相通气反应，即先通气量增加，然后通气量减少，对高碳酸血症的反应也下降。在急性失代偿时，最终导致呼吸暂停。呼吸暂停通常包括呼吸运动始动的失败（中枢性呼吸暂停）和维持气道通畅的失败（阻塞性呼吸暂停）。气道分泌物和肌张力降低导致小气道的部分阻塞，可能是呼吸失代偿的其他因素。气道狭窄的结果是呼吸功增加。低肺容量和较差的顺应性会增加肺内分流和通气/血流比失调，加重缺氧、高碳血症和酸中毒的风险。新生儿中，肺通气的微小变化都会导致肺内分流和氧饱和度降低。新生儿每单位体重氧气消耗为成人2～3倍，而闭合气量在正常的潮气量范围内，因此氧饱和度下跌很快。

新生儿膈肌和胸壁肌肉中Ⅰ型纤维所占比重小，比成人更容易发生呼吸肌疲劳。另外，胸壁顺应性高，弹性差。这种不平衡最终导致做更多的功以维持潮气量。胸廓和肺顺应性的不平衡也使得新生儿更容易产生肺萎陷[6-8]。

麻醉注意事项

新生儿直接喉镜或支气管镜检查期间，在转运过程中或者在手术室或病房机械通气过程中，稳定气道以防发生不可控制的移位，是优化结果的一个重要因素。避免咳嗽也很重要，防止喉痉挛或支气管痉挛导致完全气道阻塞。在插管中，使用管芯引导可能造成气管支气管意外出血，从而导致支气管镜检查失败，应尽量避免。这些都是致命性的并发症。不同团队之间的交流与准备在整个围术期间都非常重要，包括新生儿重症监护团队、手术室护理团队、麻醉团队和手术团队。像完全性气道阻塞等可能的并发症，应在术前进行相应的准备和讨论。

麻醉医师要熟知早产新生儿呼吸道、心脏、肾脏、肝脏及中枢神经系统的生理特点，制定相应诱导和维持麻醉的方案。在到达手术室之前，确保准备好与患儿年龄相适应的监护仪和麻醉设备（气管导管和喉镜片），开放合适的静脉通路。

为了避免低温造成血流动力学、呼吸以及代谢方面的不良后果，如呼吸暂停和代谢性酸中毒等，保温十分重要。新生儿特别是早产儿对低体温极其敏感。因为用于保温的脂肪组织少且体表较大，蒸发、传导、对流以及液体丢失导致的热量损失增加。新生儿和早产儿的体温调节机制尚不完善，依赖于棕色脂肪组织的非战栗产热少。通过在下方放置温毯、垫子、调高房间温度及包裹婴儿，同时监测核心体温，可以实现保温的目标。

新生儿同时具有高血糖和低血糖的风险，防止血糖波动也很重要，尤其是低体重儿和早产儿。糖原和脂肪的减少加速低血糖的发生，而胰岛素生成减少及葡萄糖液体的输入易导致高血糖。禁食数小时、早产以及母亲患有糖尿病的新生儿容易发生低血糖。同时注意避免高血糖，高渗状态会导致新生儿颅内出血及渗透性利尿。

麻醉技术

在直接喉镜和支气管镜检查中，气道管理对耳鼻喉科医生和麻醉医生而言都是一项艰巨的任务，双方必须保持沟通以确保患儿安全。新生儿的气道直径小，发生呼吸、循环衰竭的风险更大。大多数文献支持在气道内窥镜检查中采用自主通气。该技术的主要目的之一是维持充分的供氧和通气，即使取出支气管镜后，也能提供持续通气。理想条件下，气管插管和主动通气的模式可以减少中断手术操作。维持自主通气的一个优点是外科医生能够看到喉部动态的功能和运动。操作过程中胸部的呛咳或咳嗽会导致损伤和迅速去氧饱和，维持麻醉深度对预防这一点很重要。同时，我们也期望手术结束后的快速苏醒[9]。

实现全身麻醉和自主呼吸是一项艰巨的任务，需要麻醉药滴定和不同技术下氧气供给（例如通过鼻导管供氧或通过口鼻吹入供氧）之间的良好平衡。麻醉医生要小心调节可接受的吸入氧浓度分数（FiO_2）并实现充分的氧合。肺不张或者其他相关病理变化可能会阻塞通气，使新生儿更容易发生呼吸暂停和低氧血症。动脉氧饱和度的变化在早产儿视网膜病变中十分关键。整个通气过程中，另一个潜在的风险是气压伤，有时甚至会威胁生命[10, 11]。

考虑到特定年龄的生理因素和麻醉药的药理因素，我们使用不同的技术来达到足够的麻醉水平。气道内窥镜手术中常使用吸入麻醉药。在新生儿中，尤其是低体重儿和早产儿，吸入麻醉药的MAC值（最低肺泡有效浓度）较低。另一个选择是静脉注射氯胺酮，复合利多卡因在喉部和气道黏膜上的局部麻醉，以抑制气道反射，防止咳嗽和喉痉挛。

全静脉麻醉（total intravenous anesthesia，TIVA）的麻醉方式不依赖于通气，可以使麻醉水平更加稳定，同时减少了手术室医护人员暴露在吸入麻醉药下的风险。丙泊酚和瑞芬太尼注射液是常用的静脉麻醉药物。阿片类药物瑞芬太尼具有镇咳的特性优势，是内窥镜检查术中理想的药物。阿片类药物减少气道反射，常被用于新生儿及儿童气管内插管。另外，瑞芬太尼半衰期短，更容易调控。研究表明，与吸入性麻醉药七氟醚相比，使用丙泊酚可降低呼吸暂停和喉痉挛的风险。因此，TIVA可能是气道内窥镜检查中麻醉的绝佳选择[9]。使用右美托咪定有引起血流动力学紊乱的风险，如心动过缓、低血压或高血压，应避免在新生儿中使用。

对新生儿进行清醒喉镜检查有时也是必要的，但是由于新生儿体动而存在一定的风险，一般需要进行制动。同时还有颅内压升高、颅内出血和长间歇呼吸的风险。脑血流自主调节能力缺乏和脑血管的脆弱性可能是导致颅内出血的重要因素。脑室内出血的几个风险因素包括胎儿窘迫、低Apgar评分、癫痫、气胸、缺氧、低/高碳酸血症、酸中毒、需要机械通气、剧烈的血压波动和升压药物的使用[12, 13]。

相反地，有些情况下新生儿需要更深的麻醉，但气管导管可能会在手术过程中干扰进入手术部位。这种情况包括激光悬吊喉镜检查。此时，通过喉镜或支气管镜喷射通气是实现通气的一种选择，但由于这项技术相关的气压伤、空气潴留、肺气肿和气胸风险较大，所以常保留用于大龄儿童或成人。Mausser等阐述了一种通过喉镜的高低频交替喷射通气技术，报道了这项技术具有发展前景且安全，但需要在人群中进一步验证该技术的安全性[14]。

新生儿肾脏发育不成熟，影响麻醉药物代谢，这一点也要被纳入考虑范围。新生儿肾单位数目少，肾小球体积小，肾脏功能低下。新生儿越是早产，基础血清肌酐值越高，并持续增高到出生后3周。在足月儿中肌酐清除率的增长出现的更加缓慢。低体重儿和早产儿也更容易发生低钠血症和高钾血症。肝功能不成熟导致药物代谢缓慢。白蛋白合成不足，血清白蛋白水平低下，游离的麻醉药物浓度较高。与较大的婴儿相比，同等剂量的芬太尼在新生儿和早产儿中的血清游离药物浓度高，药物清除率慢，导致镇痛和呼吸抑制延长，从而增加术后呼吸暂停和苏醒延迟的风险。因此，需要在麻醉结束时和术后对新生儿进行详细评估。如果患者需要术后带管，可以联合使用镇静药、阿片类药物和肌肉松弛剂。

最后，有最新报道指出，在婴幼儿的动物模型中，长时间暴露在麻醉药物下会影响大脑发育。全身麻醉使大脑多个脑区细胞凋亡[15-17]。神经毒性高度依赖于发育年龄。尚无证据将此结果推广到人类新生儿和婴儿中，但关于该问题的进一步研究正在进行之中。最新有关麻醉应用的建议是，在需要的手术中应用麻醉。

术中气道管理

选择合适的气管内导管（endotracheal tube，ETT）是操作的一个关键部分。气管导管的内径计算使用美国心脏协会的公式：内径 =（年龄 /4 岁）+4。早产儿通常使用 2.5～3.0mm 内径的气管导管。12 个月龄的婴儿通常可以使用 3.5～4.0mm 的导管。检查压力在 10～20cmH_2O 之间是否有泄漏，以降低婴儿的环状软骨和声门下区域的压力。婴儿上气道中最狭窄的部位是环状软骨平面。减少或降低该区域的套囊压力，以防止黏膜水肿、溃疡和炎症造成的声门下气道狭窄[18]。还要适当地准备至少一根比预计尺寸小 0.5 号的气管导管，并放置管芯以克服来自气道狭窄区域的阻力。

在操作过程中，喉镜片型号的选择应当符合操作者偏好，同时也要考虑儿童喉部的解剖结构。目前喉镜主要有 3 种类型：①标准喉镜；②声门下喉镜；③前连合喉镜。本章作者常选用 Miller 镜片（0 号或 1 号），在成功抬起会厌的同时观察声带（图 6.1）。Macintosh 镜片的曲度更大，在插管中常用于挑起会厌谷。相反地，Miller 镜片较直，虽然也可从会厌谷挑起会厌暴露声门，但更多用于直接挑起会厌。新生儿和婴儿通常不需要注意牙齿的保护，但可以用生理盐水浸润过的湿纱布保护牙龈。只要操作轻柔，这也不是必需的。把患儿放在方便操作的位置，以减少氧饱和度降低，防止缺血、缺氧。另外在手术开始前，应准备好支气管镜的所有部件并组装完整（图 6.2）。

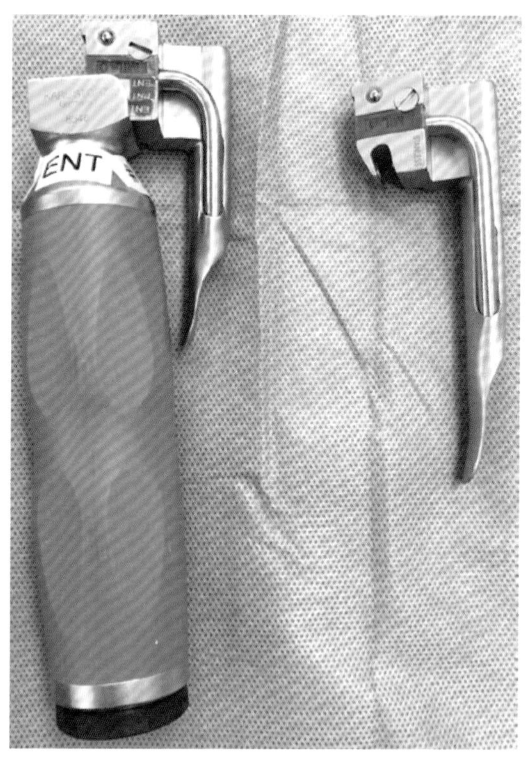

图 6.1 0 号和 1 号 Miller 镜片

早产儿喉部的位置更高，大约在第二、第三颈椎水平，并且更加前倾[18]。在胸骨上切迹上方通常有 10 个气管环。喉部的位置从两岁时开始下降，成年时位于第六、第七颈椎水平。舌骨和环状软骨均可触诊。在前位喉的气管插管中，可以在前方施加压力协助操作。有时可能会有未预测的困难气道，因此预测是否面罩通气困难十分重要。对小下颌、下颌后缩以及极早产儿进行气管插管时，必须在一旁准备好视频喉镜和纤维支气管镜。

需要长时间通气的情况，如 90% 的气道存在声门下狭窄时，推荐使用无套囊气管导管。SGS 是延长插管最常见的结果。在气管插管后尝试拔管失败，须请耳鼻喉科医生一起进一步评估气道，可能需要直接喉镜和支气管，甚至可能气管切开。

如果新生儿存在困难气道，必须提醒 NICU 的医护人员，同时识别呼吸道状态（在床旁标注“困难气道”的警示）。为避免出现

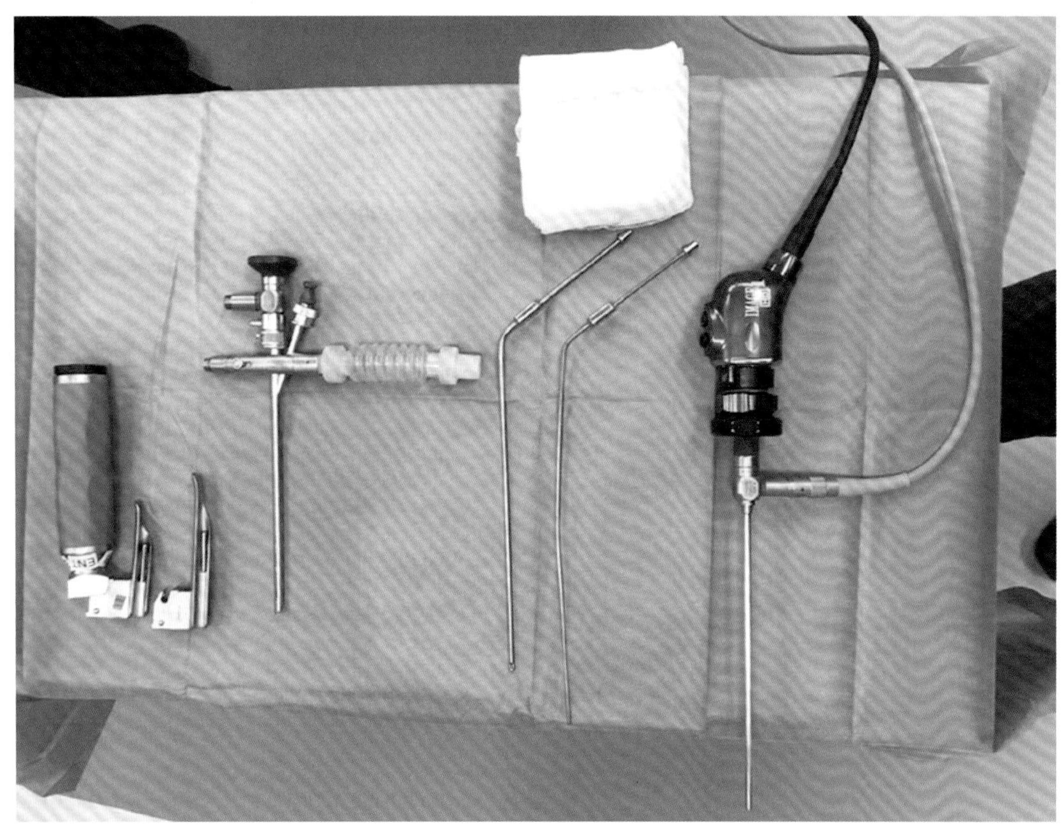

图 6.2　支气管镜组装

问题，任何新生儿存在困难插管，都要提醒其父母、监护人和医疗团队。婴幼儿舌体本身所占的比重较大，同时如贝克威斯 - 韦德曼综合征或唐氏综合征也会导致巨舌，使气道受阻、插管困难。进行放置喉镜时，要轻柔地将舌头摆到一侧以确保充分的暴露。

判断新生儿安全拔管的时机可以减少紧急气道的发生。在拔管前可进行套囊放气试验（An endotracheal tube air leak test，ALT）。气囊放气试验中，用听诊器在喉部听诊，当导管和气管之间产生可闻及的漏气时，判断此时压力大小。如果导管大小是与病人相符合的尺寸，压力过高（通常高于 30cmH_2O）常提示气道水肿。一些研究表明较高的 ALT 压力（> 30cmH_2O）和拔管后失败和 / 或喘息相关 [19]。同样值得注意的是，单纯直接喉镜或支气管镜操作也可以导致气道水肿，尤其是手术期间还进行了相关干预。在这种情况下的气管插管，需要在术后静脉注射类固醇激素直至气道水肿消退。

医院其他环境下的气道管理（手术室之外）

当新生儿突然出现紧急的呼吸窘迫时，首要目标是通过气管插管稳定气道。新生儿呼吸窘迫可以发生在产房、新生儿重症监护病房或急诊室。在这些地方备有设备齐全的“紧急气道”抢救车十分重要，在抢救车中需准备齐全不同大小的气管导管、气管切开包和支气管镜。

医疗急救人员、快速反应团队（rapid response team，RRT）、外科医生和麻醉医生应根据“紧急气道”抢救车上的示意图指出相应尺寸的气管导管、气管切开包和硬质支气管镜的位置，确保在紧急情况下快速做出反应，及时评估并适当地选择相应尺寸的工具。当婴儿出现情况不稳定或不能通气时，才会使用直接喉镜或支气管镜。

总结

为了诊断、充分评估气道使用新生儿直接喉镜或支气管镜时，操作要迅速。手术的首要目标是在患者接受评估的过程中维持一个安全、稳定的气道。诊断性气道内窥镜检查包括气道测量、照相、探查排除气管食管瘘和喉裂，以及罕见肿瘤的活检和培养。治疗干预措施包括预防性气管切开、黏液栓塞取出、气道清创、异物取出及肿瘤切除。使用硬质支气管镜的一个好处就是能在手术过程中给患者通气和充氧。

为了安全、正确地评估解剖结构，这些操作应在手术室中进行手术，并配备气道急救车和专门的儿科麻醉医生。充分准备好包括喉镜在内的所有仪器。最后，包括护士、外科医生和麻醉医生在内的整个医疗团队应在围术期保持良好的沟通，以确保最佳手术效果。

（徐天意　译）

参考文献

1. Spaeth JP, Lam JE. The extremely premature infant (micropremie) and common neonatal emergencies. In: A practice of anesthesia for infants and children. 6th ed. Philadelphia: Elsevier; 2019. p. 841–67.
2. Johnson K, Linnaus M, Notrica D. Airway foreign bodies in pediatric patients: anatomic location of foreign body affects complications and outcomes. Pediatr Surg Int. 2016;33(1):59–64.
3. Chiou HL, Diaz R, Orlino EJR, Poulain FR. Acute airway obstruction by a sheared endotracheal intubation stylet sheath in a premature infant. J Perinatol. 2007;27:727–95.
4. Cote CJ. Pediatric anesthesia. In: Miller RD, editor. Miller's anesthesia. 6th ed. Philadelphia: Elsevier Churchill Livingstone; 2005. p. 2367–408.
5. Baum VC, Palmisano BW. The immature heart and anesthesia. Anesthesiology. 1997;87:1529–48.
6. Baraldi E, Filippone M. Chronic lung disease after premature birth. N Engl J Med. 2007;357:1946–55.
7. Smith LJ, McKay KO, van Asperen PP, Selvadurai H, Fitzgerald DA. Normal development of the lung and premature birth. Paediatr Respir Rev. 2010;11:135–42.
8. Vollsæter M, Røksund OD, Eide GE, Markestad T, Halvorsen T. Lung function after preterm birth: development from mid-childhood to adulthood. Thorax. 2013;68:767–76.
9. Malherbe S, Whyte S, Singh P, Amari E, King A, Ansermino JM. Total intravenous anesthesia and spontaneous respiration for airway endoscopy in children – a prospective evaluation. Pediatr Anesth. 2010;20(5):434–8.
10. Schmidt B, Whyte RK, Asztalos EV, Moddemann D, Poets C, Rabi Y, Solimano A, Roberts RS, Canadian Oxygen Trial (COT) Group. Effects of targeting higher vs lower arterial oxygen saturations on death or disability in extremely preterm infants: a randomized clinical trial. JAMA. 2013;309:2111–20.
11. Stenson BJ, Tarnow-Mordi WO, Darlow BA, Simes J, Juszczak E, Askie L, Battin M, Bowler U, Broadbent R, Cairns P, Davis PG, Deshpande S, Donoghoe M, Doyle L, Fleck BW, Ghadge A, Hague W, Halliday HL, Hewson M, King A, Kirby A, Marlow N, Meyer M, Morley C, Simmer K, Tin W, Wardle SP, Brocklehurst P. Oxygen saturation and outcomes in preterm infants. N Engl J Med. 2013;368:2094–104.
12. Badiee Z. Intraventricular hemorrhage in very low birth weight infants. Saudi Med J. 2007;28:1362–6.
13. Sarkar S, Bhagat I, Dechert R, Schumacher RE, Donn SM. Severe intraventricular hemorrhage in preterm infants: comparison of risk factors and short-term neonatal morbidities between grade 3 and grade 4 intraventricular hemorrhage. Am J Perinatol. 2009;26(6):419–24.
14. Mausser G, Friedrich G, Schwarz G. Airway management and anesthesia in neonates, infants and children during endolaryngotracheal surgery. Pediatr Anesth. 2007;17(10):942–7.
15. Anand KJS, Soriano SG. Anesthetic agents and the immature brain: are these toxic or therapeutic. Anesthesiology. 2004;101:527–30.
16. Jevtovic-Tedorovic V, Hartman RE, Izumi Y, et al. Early exposure to common anesthetic agents causes widespread neurodegeneration in the developing rat brain and persistent learning deficits. J Neurosci. 2003;23:876–82.
17. Bayley G. Special considerations in the premature and ex-premature infant. Anaesth Intensive Care Med. 2011;12:91–4.
18. Mcgregor K. Principles of anaesthesia for term neonates. Anaesth Intensive Care Med. 2017;18(2):75–8.
19. Wratney AT, Benjamin DK, Slonim AD, He J, Hamel DS, Cheifetz IM. The endotracheal tube air leak test does not predict extubation outcome in critically ill pediatric patients. Pediatr Crit Care Med. 2008;9(5):490–6.

第7章

新生儿、婴儿及儿童的困难气道管理——涉及气道改变的相关综合征

Grace Hsu and John E. Fiadjoe

小儿困难气道意味着什么？

即使对经验丰富的儿科麻醉医生来说，小儿困难气道仍是一项挑战。儿童的氧饱和下降比成人更快，因此允许窒息的时间更短[1]。目前，困难气道并没有标准的定义，然而在所有的指南中都提及了困难气道的关键特征[2]。困难气道是指麻醉医生遇到面罩通气困难或气管插管困难或两者都有困难的情况。随着近年来气道技术的进步，对困难气道的描述越来越详细，包括声门上气道（supraglottic airway，SGA）通气困难、喉镜暴露困难、气管插管困难或颈前入路困难。本章的重点将放在已知的或已预期的困难气道。所讨论的一些原则可能也适用于未预料的困难气道或紧急气道管理。

不良呼吸事件目前仍是儿童发病和死亡的一个重要因素。一项多中心（涵盖33个欧洲国家261个医疗中心）的研究表明儿童全麻下气道危害事件发生概率3.1%（总病例数为30 874例），其中儿童的平均年龄为6.35岁[3]。存在困难气道的儿童更容易发生呼吸危害事件和相关并发症。儿科困难插管（Pediatric Difficult Intubation，PeDI）多中心注册表是前瞻性收集的来自世界各地机构的儿童困难气管插管的数据库。最近，一项基于PeDI数据库的分析显示，在1 018例存在困难气道的儿童中，204例（20%）发生至少1项并发症，其中15例（2%）病例发生了心搏骤停。最常见的并发症是低氧血症（氧饱和度<85%），94例患儿发生的低氧血症[4]。出现并发症的危险因素包括：尝试插管失败超过两次、体重低于10kg、甲颏间距短、3种直接喉镜优先于间接技术的使用。这些数据给出了一个重要信息：在儿科患者群体中，尝试插管失败须被认为是一项危险事件，临床医生需要尽可能减少插管的次数。在气道管理方案中，早期应用间接插管技术应被重视。另外，婴儿是一个尤其脆弱的群体，发生并发症的概率为儿童的3倍。Valois-Gomez等对0～8岁的患儿进行了困难面罩通气危险因素的研究，发现年龄与困难面罩通气成负相关[5]。

儿童困难气道的危险因素包括：先天性颅颌面畸形，颈椎不稳定，颈活动度受限，肿瘤压迫颈部，小颌畸形，巨舌，颜面部不对称（尤其是耳畸形），颞颌关节受限，严重的声门上狭窄或气管狭窄。

尽管有着先进的气道管理技术，未能预料的供氧困难或通气困难仍是气道管理失败的主要因素[6]。英国皇家麻醉医生学院和困难气道协会的国家审计项目研究了气道管理中的主要并发症，发现人为因素导致了大多数严重的不良后果[7]。所谓的人为因素

包括交流欠缺，判断失误，计划不足，导管固定错误，如无视患者低氧饱和度情况坚持尝试插管，或在插管失败后坚持采用同一种气道工具尝试插管，或多次插管失败后仍然坚持插管[8]。尽管很少被提及，认知偏倚在困难气道的管理上也有着重要作用，这些偏倚包括：锚定效应，厌恶损失心理，过度自信，框架效应。避免这些偏倚的第一步就是知道它们何时产生。厌恶损失是指对所损失的东西的价值估计高出其本身价值。例如一名麻醉医生由于害怕失败后会被认为能力不足，使得他在一次清醒纤支镜插管时失败。可见他认为声誉的丧失比获得成功的插管更为严重。锚定效应指人们倾向于把对未来的估计和已采用过的估计联系起来。当患者出现通气困难时，临床医师将其预估为与之前通气正常患者相同的情况，反复尝试进行插管，并认为无需外科介入就能建立人工气道。过度自信发生在当临床医师错误地高估了自己的能力，这将导致他们对一些气道狭窄的患者盲目地进行全麻诱导后插管而非清醒或镇静下纤支镜插管。对临床情况的框架化会改变对情况的认知，而并不改变事实。例如，困难气道患者在极端情况下被框架化为两种不同情况：需要行气管切开来挽救生命，或者被认为会导致可怕的严重的后果并可能会导致诉讼。前一种情况通常引向正确的选择，而后一种情况却不然[9]。

涉及儿童气道的综合征

尽管是不同的综合征引起的困难气道，但患者在解剖学上有着相同的特征。对咽腔空间、下颌前间隙、上颌骨、颞下颌关节、脊柱等解剖结构的影响与困难插管有着重要关系。

咽腔大小 气道肿瘤或者淋巴管畸形的患者可能存在咽腔变小，从而使得插管具有挑战性。Beckwith-Wiedemann 综合征患者存在舌体增大，插管时很少发生困难。喉镜检查专家往往需要将舌体缩回口腔内来帮助插管。在通气时可能存在困难，在气道管理时需要考虑到困难通气。黏多糖紊乱的患者（如 Hunter and Hurler 综合征），咽及喉头的组织顺应性较差，往往是插管最困难的一类。头颈部放疗的患者同样存在颈部组织顺应性降低，使得插管变得极其困难。Pierre Robin 序列征、Goldenhar 综合征、13- 三体综合征、18- 三体综合征和 cri-du-chat 综合征都伴有小颌畸形，这限制了用于放置舌头的下颌前空间。

颞下颌关节 颞下颌关节强直可能严重限制张口，使插管困难。

上颌骨 / 面中部 Apert 综合征、Crouzon 综合征和 Pfeiffer 综合征都有面中部发育不全。这些疾病中许多与鼻腔通道狭窄和腭弓过高相关，较易发生上呼吸道阻塞。患有 Treacher Collins 综合征的患者同时具有上颌骨和下颌发育不全，并且易于发生严重的上气道阻塞。

脊柱 Goldenhar 综合征患者可能存在融椎骨或半椎体的融合，限制了颈部活动范围。Klippel-Feil 综合征与颈椎融合和寰枕部异常引起的颈部运动严重受限有关。VACTERL 关联包括可能使气管插管困难的椎体异常[10]。

困难气道患儿气道管理的最佳地点

在手术室外对患有气道困难的儿童进行气道管理通常与较差的结果相关。与在手术室插管相比，在急诊室或住院病房对儿童进行紧急插管，困难插管和插管相关的不良事件发生率明显增高[11, 12]。一般而言，紧急情况下，应在床边对患儿进行管理，但如果在床边没有必要的设备或人员支持时，则转移儿童至手术室可能是一个合适的选择。但不应轻易做出这一决定，因为许多患者常常患有与需要特殊考虑的气道无关的合并症。如果气道管理需要转移至手术室，则孩子的初级护理团队的一名成员应该陪同气道管理团队将孩子送至手术室。孩子的主要团队在管理非气道相关的医疗问题方面具有无可估量的价值。当孩子情况稳定时，应在护理团队认为最安全的地方对孩子进行气道管理。临床医生应注意气道管理中最重要的目标是保持充足的氧合和通气。

团队途径

与任何高风险情况一样，团队合作对儿科困难的气道管理至关重要。Schmutz 等通过系统评价发现，过程行为中的培训团队与临床表现的改善相关[13]。高效团队的素质包括：清晰的闭环沟通，对角色的理解，成员之间的相互信任，无责难的文化，协作，以及共同的目标。

对于已预期的困难气道，重要的是在诱导前需要有一个暂停时间制订计划和讨论潜在的挑战，并确定关键角色。每个成员都需要信任并尊重其他成员。我们已经发现，预先计划好谁进行第一次、第二次和第三次气管插管尝试有利于减少插管尝试的次数，对于成功实施气道管理是较为重要的。

团队合作的另一个重要方面是，当看到不同意的事情时所有团队成员不需要害怕权威或决策权力等级，并有权提出不同看法。协议如 Co-PILOT（Co，confirm failure，确认失败；P，propose other equipment，建议其他设备；I，immediate senior anesthesiologist assistance to be called，立刻求助高年资麻醉医生帮助；L，laryngeal maskairway——second generation，喉罩通气——第二代；O，oxygenate，氧合；T，tracheal access，气管通路）已经开发出来帮助团队改善团队合作。这些协议包括麻醉助手的参与，以及采用可以提高团队成员自信水平的决策工具，如 PACE（Probe，Alert，Challenge，Emergency，监测、警报、挑战和紧急情况）[14]。

需要注意的是，当患者进入“不能插管，不能供氧”（can’t intubate，can’t oxygenate，CICO）的紧急情况时，应尝试颈前入路（front of neck access，FONA）。在本章中，FONA 指的是通过环甲膜或气管前壁的所有插管和切开的紧急气道挽救技术。CICO 的准备是至关重要的，因为它很少由麻醉医生进行。这种情况下儿童的结果非常差，因此耳鼻喉科（ear，nose，and throat，ENT）医生首选气管切开术。在 ENT 医生不能立即到场的情况下，临床医生可以采用 FONA，尽管没有足够的文献来支持其作为一线技术。英国和爱尔兰小儿麻醉医生协会（Association of Paediatric Anaesthetists of Great Britain and Ireland，APAGBI）建议经皮环甲膜切开术作为 1～8 岁儿童首次尝试的 FONA，因为它可以快速进行并且相对无创[15]。Holm-Knudsen 表明，在幼猪模型中，手术刀 FONA 比插管 FONA 更成功；然而，它与气管后壁损伤的显著率相关[16]。根据目前的证据，比起选择哪一项技术，选择某一种技术并提供足够的培训并熟悉该技术和设备更为重要。一旦实施 FONA，可以使用 Enk 流量调节器（Cook Medical，Bloomington，IN，USA）提供足够的氧合作用[17]。Ventrain（Ventinova Medical B.V.，Eindhoven，荷兰）是一种新设备，设计用于通过困难气道患者的小腔管进行通气。它的独特之处在于它在呼气阶段使用抽吸，从而使呼气成为主动而非被动过程，就像它与其他设备一样。这可以降低喷气式呼吸机和其他装置所见的气压伤风险[18]。澳大利亚墨尔本皇家儿童医院的一个团队开发了一种针对 CICO 情景的装置，包括一个带有两个独立小袋的 CICO 包装，其中包含套管或手术刀FONA技术所需的设备[19]。其他注意事项包括人为因素，例如执行FONA的人应该与未能给患者插管或给患者通气的人不同，以避免任务固化[20]。

如何最好地镇静/诱导存在预期困难气道的儿童

由于患者合作困难，很少在儿童中进行清醒插管，本章不再讨论。小儿困难气道管理中一个有争议的话题是是否使用肌松剂或维持自主呼吸。在没有困难气道的婴儿中，已经表明，与安慰剂或阿芬太尼相比，七氟醚诱导期间给予肌松剂改善了插管条件，并且与较少的不良呼吸事件相关[21]。需要进一步的工作来确定肌松剂在困难的儿科气道管理中的作用。

面罩通气困难的患者应保持自主呼吸。这可以通过挥发性麻醉剂或静脉麻醉剂达到效果。气道辅助设施，如鼻咽或口咽呼吸道，双手和双人面罩通气，或声门上气道可以改善面罩通气。

在气道管理期间保持患者自主呼吸的挑战是能够在不出现咳嗽、喉痉挛、支气管痉挛或呕吐的情况下对气道进行检测。单独使用七氟醚可能无法为自主呼吸的困难气道患儿插管提供充分条件。Erb等在一项研究中表明，与七氟醚2.5%（=1MAC）相比，高浓度的七氟醚（七氟醚4.7%=MAC ED95插管）几乎完全抑制了包括咳嗽、呼气反射和痉挛气喘在内的防御性气道反射。然而，即使高浓度的七氟醚，喉痉挛的发生率也只是部分降低[22]。我们发现在自主呼吸患者中，5秒的推下颌时间是充分麻醉深度的可靠测试。临床医生需要关注呼吸频率和心率以及身体运动的增加作为麻醉深度不足的迹象。

异丙酚全静脉输注是保持自主呼吸患者的常用技术，不论是否联用瑞芬太尼。丙泊酚通过抑制性神经递质GABA起作用，引起肌肉松弛，抑制呼吸道的作用。氯胺酮也被用作保持自主呼吸患者的辅助用药，其主要用于阻断*N*-甲基-D-天冬氨酸（NMDA）受体并保留自主呼吸。然而，氯胺酮激活胆碱能系统并导致唾液过度分泌，抗胆碱能药物可能有助于减少这种副作用。

右美托咪定具有多种有利于保持患者自主呼吸麻醉的性质，包括抗焦虑，镇痛和交感神经阻滞。右美托咪定是α2肾上腺素能受体激动剂，通过作用于蓝斑来引起镇静，它在历史上也被视为引起最小呼吸抑制的镇静剂。但是，Lodenius等的研究给出了不同看法。他们在10名健康男性志愿者中给予镇静，分别推注右美托咪定至1.1μg/kg或异丙酚750μg/kg超过10分钟，然后输注右美托咪定0～1μg/（kg•h）或异丙酚0～75μg/（kg•min），结果显示，右美托咪定镇静可显著降低健康男性志愿者的通气量，并造成缺氧和高碳酸血症，其程度与异丙酚镇静相似[23]。与之相反，其他病例报告显示右美托咪定可减轻气道反射，同时在保持自主呼吸的儿童中保持稳定的呼吸曲线[24]，特别是与另一种静脉麻醉药如丙泊酚合用时[25]。联合两种静脉麻醉药可能会减少提供充分插管条件所需的两种药物的剂量，同时保持自主呼吸。

当将右美托咪定/异丙酚（dexmedetomidine/propofol，DP）-全静脉麻醉（total intravenous anesthesia，TIVA）与瑞芬太尼/异丙酚（remifentanil/propofol，RP）-TIVA进行比较，用于77名儿童的异物移除的硬性支气管镜检查时，两组患者的氧饱和下降，咳嗽和屏气的发生率相似。然而，DP-TIVA患者的呼吸频率接近基线且$EtCO_2$接近基线，这表明其不像RP-TIVA那样损害呼吸驱动力[26]。

右美托咪定对血压具有双相作用。最初由于外周血管收缩引起高血压反应，随后交感神经被抑制导致血压降低。在较低的推注剂量（0.5μg/kg）下，高血压反应最小[27]。右美托咪定的另一种血流动力学效应是心动过缓（从基线降低 30%）。虽然在 5 秒内较低的推注剂量为 0.49μg/kg，但没有明显的血流动力学障碍。Mason 等报道了格隆溴铵治疗右美托咪定相关性心动过缓和谨慎治疗正常血压患者的心动过缓后发生的极端高血压[28]。我们通过将右美托咪定与吸入的七氟醚组合在自主呼吸的困难气道患者中实现了非常好的插管条件。其他的药物组合也已被描述，包括右美托咪定和氯胺酮。

人们越来越意识到插管期间的被动氧合有利于减少并发症，并增加可成功建立气道的脱氧时间。这可以使用鼻管，声门上气道，改良的鼻咽气道和改进的口腔 RAE 气管插管或通过纤支镜的工作通道来完成。重要的是要注意通过工作通道输送氧气（oxygen through the working channel，OTWC）的风险，包括在不允许气体排出的情况下输送气体而导致张力性气胸的风险。我们建议仅在镜头位于气管外时使用此技术，并建议婴儿的氧气流量为 2L/min，其他所有年龄均为 3L/min。氧气吹入可以帮助吹走分泌物和血液。如果在气管中使用，重要的是不要楔入镜头，因为这可能导致气胸[29]。一项前瞻性随机对照试验比较了 48 名健康儿童经鼻湿化快速充气交换通气（transnasal humidified rapid-insufflation ventilatory exchange，THRIVE）被动供氧及瘫痪儿童进行标准操作，结果显示 THRIVE 延长了儿童的呼吸暂停时间[30]。Steiner 等检查了在喉镜检查期间使用深部喉内给氧。他们使用的喉镜在喉镜片上附着了一根氧气导管，并得出结论，喉部氧气吹入会增加 1% 去饱和的时间，并降低儿童内窥镜检查时的整体去饱和率[31]。插管期间供氧在困难气道患儿中使用是有益的，并且应该尽可能地执行。

局麻药利多卡因在喉部的应用是儿科麻醉的常见做法。一些研究表明，它减少了围术期呼吸道不良事件，而其他研究表明，喉痉挛和支气管痉挛等并发症的发生率增加[32-35]。

最新的儿科困难气道工具

自 20 世纪 70 年代问世以来，光纤支气管镜（fiber-optic bronchoscope，FOB）一直是困难气道管理插管的金标准。

尽管有大量新设备和技术，但它仍然是金标准。较新的设备包括视频喉镜和第二代声门上气道设备（supraglottic airway device，SGA）。

视频喉镜

视频喉镜（video laryngoscopes，VL）在困难的气道管理中变得非常流行。它们可以分为有角度或无角度的装置。虽然它们看起来相似，但有角度和无角度的 VL 是非常不同的。成角度的装置对于困难气道最有帮助，而非成角度的装置对于常规插管是有用的。VL 需要专门的练习才能掌握。尽管声门视野几乎总是很好，但临床医生必须学习间接插入气管导管的新技能。与通常认为的相反，气道的Ⅱ级视图使得插入气管导管比Ⅰ级视图更容易，因为在口咽中通常需要更长的长度来推进气管导管。用于改善气管插管插入容易性的其他操作包括旋转管，外部喉部操纵，以及将导管反向安装到管芯上。反向安装是指将导管弯曲 60°或 90°抵抗其自然弧度[36]。由于气管导管的间接操作，VL 与插入时间长于传统喉镜相关。GlideScope VL 是患有困难气道的儿童中最常用的 VL。Park 等进行了最大规模的困难气道儿童研究，将 GlideScope 与标准直接喉镜进行比较。他们发现 GlideScope 在 82% 的患者中是成功的，而直接喉镜则是21%[37]。其他适用于气道困难儿童的VL选项包括Airtraq、TruView EVO_2和C-MAC D-blade。几乎所有这些装置的评估都是在人体模型或气道正常的儿童中进行的[38-40]。

当口咽部空间有限，口腔开口有限，巨舌症或口咽部肿块较大时，VL会失败。气道的可视化也可能受到雾化、分泌物、呕吐物或血液的影响。

纤支镜插管

纤支镜插管仍然是确保难以插管的儿童气道的最通用技术。较新的纤支镜在镜头中集成了相机，从而提高了所产生图像的质量。纤支镜插管可以徒手或通过喉罩进行。Burjek等比较了纤支镜插管与视频喉镜行儿童声门上气道插管，发现首次尝试成功率相似，然而，通过纤支镜插管在婴儿中首次尝试成功率更高。此外，通过SGA连续通气与较低的低氧血症发生率相关。Air-Q是儿童光纤插管中最常用的SGA。这是因为它设计有宽气道管，便于放置带套囊的气管导管。

声门上气道装置

SGA可用作困难气道儿童的主要气道管理技术。使用SGA的技术困难与孩子的年龄成反比。较新的SGA包含胃进入通道，其允许胃清空胃内容物并有助于确认SGA处于正确位置。如果出现任何技术问题，临床医生应准备好保护呼吸道。可以使用两个简单的测试来确认第二代SGA处于正确位置。首先，在胃进入通道的孔口上施加少量润滑，如果喉罩的尖端位于食管上括约肌内，则将手指轻轻按压在胸骨上凹，使该润滑剂移入和移出。这种操作压迫了食管，并在排液管上方放出少量空气，使润滑剂轻微移动。第二个测试包括在胃引流管上放置少量闭塞润滑剂，同时通过喉罩的气道管给予潮气量呼吸。从引流管中破坏润滑剂表明气道和食管的隔离不充分——如果面罩充气不足，尺寸不合适或坐得太高，可能会发生这种情况。具有儿科尺寸的第二代SGA包括LMA Supreme、Igel和Ambu AuraGain。

总结

气道困难的儿童特别容易发生伤害事件。充分的准备是成功的关键，一个简单的清单可以帮助优化护理。介绍所有团队成员，并与整个团队一起审查诱导和插管计划，包括确定每次插管尝试的临床医生。确定在开始气道管理之前可以提供帮助的个人。以下原则应指导这些患者的护理：

1. 限制气管插管次数。
2. 了解你的设备。做好准备。
3. 在插管期间始终尝试给氧。
4. 在检测气道前确保足够的麻醉深度。
5. 警惕可能延误行动的认知偏见。

（陈珏旻　译）

参考文献

1. Patel R, Lenczyk M, Hannallah RS, McGill WA. Age and the onset of desaturation in apnoeic children. Can J Anaesth. 1994;41(9):771–4.
2. Apfelbaum JL, Hagberg CA, Caplan RA, et al. Practice guidelines for management of the difficult airway: an updated report by the American Society of Anesthesiologists Task Force on Management of the Difficult Airway. Anesthesiology. 2013;118(2):251–70.
3. Habre W, Disma N, Virag K, et al. Incidence of severe critical events in paediatric anaesthesia (APRICOT): a prospective multicentre observational study in 261 hospitals in Europe. Lancet Respir Med. 2017;5(5):412–25.
4. Fiadjoe JE, Nishisaki A, Jagannathan N, et al. Airway management complications in children with difficult tracheal intubation from the pediatric difficult intubation (PeDI) registry: a prospective cohort analysis. Lancet Respir Med. 2016;4(1):37–48.
5. Valois-Gomez T, Oofuvong M, Auer G, Coffin D,

Loetwiriyakul W, Correa JA. Incidence of difficult bag-mask ventilation in children: a prospective observational study. Paediatr Anaesth. 2013;23(10): 920–6.
6. WHO Patient Safety & World Health Organization. WHO guidelines for safe surgery: 2009 :safe surgery saves lives. Geneva: World Health Organization; 2009.
7. Cook TM, Woodall N, Frerk C, Fourth National Audit P. Major complications of airway management in the UK: results of the Fourth National Audit Project of the Royal College of Anaesthetists and the Difficult Airway Society. Part 1: anaesthesia. Br J Anaesth. 2011;106(5):617–31.
8. Long E, Cincotta D, Grindlay J, et al. Implementation of NAP4 emergency airway management recommendations in a quaternary-level pediatric hospital. Paediatr Anaesth. 2017;27(5):451–60.
9. Stiegler MP, Tung A. Cognitive processes in anesthesiology decision making. Anesthesiology. 2014;120(1):204–17.
10. Nargozian C. The airway in patients with craniofacial abnormalities. Paediatr Anaesth. 2004;14(1): 53–9.
11. Heinrich S, Birkholz T, Ihmsen H, Irouschek A, Ackermann A, Schmidt J. Incidence and predictors of difficult laryngoscopy in 11,219 pediatric anesthesia procedures. Paediatr Anaesth. 2012;22(8):729–36.
12. Bai W, Golmirzaie K, Burke C, et al. Evaluation of emergency pediatric tracheal intubation by pediatric anesthesiologists on inpatient units and the emergency department. Paediatr Anaesth. 2016;26(4):384–91.
13. Schmutz J, Manser T. Do team processes really have an effect on clinical performance? A systematic literature review. Br J Anaesth. 2013;110(4):529–44.
14. Howarth D. Team working in airway crisis: role of operating department practitioner in management of failed intubations. Br J Anaesth. 2016;117(5):553–7.
15. Black AE, Flynn PE, Smith HL, et al. Development of a guideline for the management of the unanticipated difficult airway in pediatric practice. Paediatr Anaesth. 2015;25(4):346–62.
16. Holm-Knudsen RJ, Rasmussen LS, Charabi B, Bottger M, Kristensen MS. Emergency airway access in children–transtracheal cannulas and tracheotomy assessed in a porcine model. Paediatr Anaesth. 2012;22(12):1159–65.
17. Jagannathan N, Sohn L, Fiadjoe JE. Paediatric difficult airway management: what every anaesthetist should know! Br J Anaesth. 2016;117(Suppl 1):i3–5.
18. Escriba Alepuz FJ, Alonso Garcia J, Cuchillo Sastriques JV, Alcala E, Argente Navarro P. Emergency ventilation of infant subglottic stenosis through small-gauge lumen using the ventrain: a case report. A A Case Rep. 2018;10:136–8.
19. Sabato SC, Long E. An institutional approach to the management of the 'Can't Intubate, Can't Oxygenate' emergency in children. Paediatr Anaesth. 2016;26(8):784–93.
20. Booth AWG, Vidhani K. Human factors can't intubate can't oxygenate (CICO) bundle is more important than needle versus scalpel debate. Br J Anaesth. 2017;118(3):466–8.
21. Devys JM, Mourissoux G, Donnette FX, et al. Intubating conditions and adverse events during sevoflurane induction in infants. Br J Anaesth. 2011;106(2):225–9.
22. Erb TO, von Ungern-Sternberg BS, Moll J, Frei FJ. Impact of high concentrations of sevoflurane on laryngeal reflex responses. Paediatr Anaesth. 2017;27(3):282–9.
23. Lodenius A, Ebberyd A, Hardemark Cedborg A, et al. Sedation with dexmedetomidine or propofol impairs hypoxic control of breathing in healthy male volunteers: a nonblinded, randomized crossover study. Anesthesiology. 2016;125(4):700–15.
24. Shukry M, Kennedy K. Dexmedetomidine as a total intravenous anesthetic in infants. Paediatr Anaesth. 2007;17(6):581–3.
25. Seybold JL, Ramamurthi RJ, Hammer GB. The use of dexmedetomidine during laryngoscopy, bronchoscopy, and tracheal extubation following tracheal reconstruction. Paediatr Anaesth. 2007;17(12):1212–4.
26. Chen KZ, Ye M, Hu CB, Shen X. Dexmedetomidine vs remifentanil intravenous anaesthesia and spontaneous ventilation for airway foreign body removal in children. Br J Anaesth. 2014;112(5):892–7.
27. Potts AL, Anderson BJ, Holford NH, Vu TC, Warman GR. Dexmedetomidine hemodynamics in children after cardiac surgery. Paediatr Anaesth. 2010;20(5):425–33.
28. Mason KP, Zgleszewski S, Forman RE, Stark C, DiNardo JA. An exaggerated hypertensive response to glycopyrrolate therapy for bradycardia associated with high-dose dexmedetomidine. Anesth Analg. 2009;108(3):906–8.
29. Kovatsis PG, Fiadjoe JE. Those who cannot remember the past are condemned to repeat it. Paediatr Anaesth. 2016;26(4):333–4.
30. Humphreys S, Lee-Archer P, Reyne G, Long D, Williams T, Schibler A. Transnasal humidified rapid-insufflation ventilatory exchange (THRIVE) in children: a randomized controlled trial. Br J Anaesth. 2017;118(2):232–8.
31. Steiner JW, Sessler DI, Makarova N, et al. Use of deep laryngeal oxygen insufflation during laryngoscopy in children: a randomized clinical trial. Br J Anaesth. 2016;117(3):350–7.
32. Bordet F, Allaouchiche B, Lansiaux S, et al. Risk factors for airway complications during general anaesthesia in paediatric patients. Paediatr Anaesth. 2002;12(9):762–9.
33. Minogue SC, Ralph J, Lampa MJ. Laryngotracheal topicalization with lidocaine before intubation decreases the incidence of coughing on emergence from general anesthesia. Anesth Analg. 2004;99(4):1253–7. Table of contents.
34. Mihara T, Uchimoto K, Morita S, Goto T. The efficacy of lidocaine to prevent laryngospasm in children: a systematic review and meta-analysis. Anaesthesia. 2014;69(12):1388–96.
35. Hamilton ND, Hegarty M, Calder A, Erb TO, von

Ungern-Sternberg BS. Does topical lidocaine before tracheal intubation attenuate airway responses in children? An observational audit. Paediatr Anaesth. 2012;22(4):345–50.
36. Dupanovic M, Isaacson SA, Borovcanin Z, et al. Clinical comparison of two stylet angles for orotracheal intubation with the GlideScope video laryngoscope. J Clin Anesth. 2010;22(5):352–9.
37. Park R, Peyton JM, Fiadjoe JE, et al. The efficacy of GlideScope(R) videolaryngoscopy compared with direct laryngoscopy in children who are difficult to intubate: an analysis from the paediatric difficult intubation registry. Br J Anaesth. 2017;119(5): 984–92.
38. Singh R, Kumar N, Jain A. A randomised trial to compare Truview PCD(R), C-MAC(R) and Macintosh laryngoscopes in paediatric airway management. Asian J Anesthesiol. 2017;55(2):41–4.
39. Thakare DW, Malde AD. An observational study of feasibility of tracheal intubation using Airtraq in pediatric population. J Anaesthesiol Clin Pharmacol. 2017;33(3):365–70.
40. Raimann FJ, Cuca CE, Kern D, et al. Evaluation of the C-MAC miller video laryngoscope sizes 0 and 1 during tracheal intubation of infants less than 10 kg. Pediatr Emerg Care. 2017:1.

第 8 章

内镜下气道手术的麻醉维持

8

Sharon H. Gnagi, Michel J. Sabbagh, and David R. White

引言

不论从麻醉还是手术的角度来看，小儿气道病理学的管理都可能具有挑战性。内镜检查可治疗多种疾病，许多儿科患者可能需要在内镜下进行手术治疗。这需要麻醉医生和外科医师之间进行密切协调才能成功进行干预，尤其是在内镜气道手术中，必须共享气道以优化麻醉的可视化以及器械递送，这一点尤为突出。随着外科技术和器械的改进，气道的内镜检查程序变得越来越普遍，并且内镜气道手术的适应证也在不断拓宽。目前尚无关于这些手术中麻醉处理的共识，并且存在各种各样的麻醉及通气技术以在内镜手术中提供高质量的麻醉。本章旨在回顾在内镜下处理病理性气道的巨大变化、麻醉药物的作用机制和可用的麻醉药物。

沟通

气道团队所有成员之间的沟通对于安全、高效和高质量的手术治疗至关重要。通过讨论术前气道管理计划可以突出显示这一点。术中，必须清楚地交流改变刺激和改变稳态的状态，以预期改变当前麻醉药的需求剂量。类似地，传达麻醉过浅的体征对于调节麻醉深度是必要的。这种沟通最终有助于最大限度地减少并发症和医疗事故，并加快手术速度。交流持续到术后一段时间，根据气道病理和干预情况，可能包括麻醉后监护病房或重症监护病房。

建立一种安全和团队合作的文化，使所有成员都可以随时表达观点。当出现问题时，所有涉及学科的相关人员可以相互尊重并毫无保留地说出看法。流程清单、团队简介和情况汇报还可以促进公开的交流，并加深对当前患者和手术的了解[1]。

小儿气道

小儿气道具有一些特征，在进行外科手术之前必须考虑这些特征。首先也是最明显的是，小儿气道的尺寸很小，新生儿声门下气道的典型直径范围为 3～4mm[2]。根据泊肃叶定律所描述的，该狭窄区域的气流阻力呈指数增长。该定律描述了管腔阻力与管径的四次方成反比，这意味着随着气道直径的微小变化而迅速导致阻塞。从解剖学上讲，婴儿的喉部较高，而环状环的下缘位于第四颈椎的下缘[3]。由于儿童的舌根与喉部开口之间的锐角更加尖锐，因此儿童喉的位置可能会给可视化喉镜带来困难[4]。儿童的舌头相对较大，因此如果没有口咽通气道，可能很难进行口罩通气。在喉镜检查过程中，颈部或肩部翻转可缓解由于枕骨相对较大而引起的婴儿颈部过度弯曲[3]。小儿气道的软骨更具延展性，并可能伴有气管、支气管或喉部软化，导致继发于呼吸作用的气道压力变化可能引起气道塌陷能力的增强。

儿科气道疾病

气道肿物

小儿气道内的肿物范围可从良性到恶性，并出现多种不同的症状，包括声音嘶哑或异常哭声，喘鸣或呼吸窘迫。在内镜下经常处理的病变包括囊性囊肿、喉囊肿、声门下囊肿、声门下血管瘤、肉芽组织和复发性呼吸道乳头状瘤病等，以及其他较不常见的病因。这些病变可以使用几种不同的方法进行内镜下切除，包括微清创术、激光、矫治器或冷钢技术。

气道功能的病理性变化

喉软化和气管软化描述了气道的松弛从而导致塌陷的情况，尤其是在咳嗽、进食或哭闹加剧的情况下。喉软化的特征是在柔性喉镜检查中吸气相时喘鸣音和声门上组织塌陷。与 OSA、运动诱发的喘鸣和吞咽困难相关的迟发性喉软化症越来越得到重视，因此可以在年龄较大的患儿中进行治疗。声门上成形术是治疗严重喉软化症的首选方法，可以使用多种方法进行。气管软化是气管的异常塌陷，加剧了呼气过程中发生的生理性气道狭窄[5]。气管软化症患者常出现咳嗽和喘鸣音。更严重的病例可能会出现反复的呼吸窘迫、喘息、发绀或严重威胁生命的事件。局限性气管软化可能继发于外在压迫（包括血管环）或先前的手术（包括气管造口术、喉气管裂修复或气管食管瘘修复）。之前的研究已经证明支架置入会带来各种问题，因此内镜治疗受到了限制。然而，随着新的可吸收支架的出现，这可能会成为一种临时性的或改进的治疗方法。在开放手术期间同时进行的内镜检查可改善预后。

声带麻痹（vocal fold immobility，VFI）可以是单侧或双侧的。VFI 可能是先天性的，也可能是颈椎或心胸外科手术或病理引起的并发症。单侧 VFI 呈现声音嘶哑，而双侧 VFI 呈现喘鸣和完整的发声。单侧 VFI 通常采用注射喉成形术治疗，以介导受影响的声带。双侧 VFI 可以在内镜下通过类癌切除术，声带偏侧化，胃镜切开术，后环巩膜移植术，前环后环分裂术或这些疗法的组合进行治疗。

气道狭窄

气道狭窄可以发生在从口咽到肺支气管的呼吸道的任何地方。狭窄的病因通常是外伤、手术、气管插管或先天性异常的结果。大多数与插管相关的伤害是由于使用的气管插管（endotracheal tube，ETT）对于婴儿气道而言太大。

对于声门前狭窄，治疗方法包括切除声门蹼状结构的上皮组织，在声门的一侧切开蹼状结构并将其缝合至对侧，放置支架、口腔黏膜或软骨膜移植物使声门蹼状结构溶解，或应用会厌组织瓣来扩大声带前联合的裂隙[6]。对于声门后狭窄，大多数治疗与双侧 VFI 相似。内镜下切除联合皮瓣重建术是最近文献中描述的另一种选择。

对于声门下狭窄，可以选择通过内镜下狭窄分离（锐性分离或使用激光），纱条或球囊扩张以及进行移植。前环和 / 或后环劈裂术（伴或不伴软骨移植）一直是气道重建的主要手段，近来趋向于在内镜下进行手术。自从首次描述后，内镜下软骨移植就已经可以成功复制[7]。对于早期声门下狭窄，前环切开术早已实施，这项技术提高了拔管的成功率并避免了气管切开，并且已经在内镜下与球囊扩张术联合实施[8]。

先天性异常

其他先天性异常的涵盖范围很大，上面已提到了许多。可以在内镜下处理的先天性气道异常可能包括喉蹼，喉裂和气管食管瘘。许多先天性异常可能与其他或多种气道病理并存。

术前评估

在进行任何气道干预之前，对患儿进行全面的术前评估至关重要。这始于患儿的完整病史、手术计划及既往史。评估当前的呼吸状况、进食、发声和咳嗽可能有助于预测气道受损程度。表 8.1 列出了术前注意事项及其麻醉意义。许多患有气道病理的儿童可能有明显的合并症和早产后遗症，以及长时间插管和 / 或气管切开术的后遗症；因此，这些信息对于回顾至关重要，因为与麻醉有关的风险通常是由并发疾病预测的。在某些情况下，患者可能处于急性窘迫状态，需要紧急手术以进行有效评估，或者可能很少有机会复查病史并改变与麻醉有关的风险。

在完成彻底的病史检查后，进行气道检查和体格检查。首先评估儿童的总体外观、体重指数和呼吸功能。应注意是否有先前的创伤、烧伤或颈部手术，以及畸形特征、神经肌肉疾病或先天性异常的证据。具体而言，应注意下呼吸道的下颌骨和 / 或中面部的骨结构异常、张口度、小口畸形或上气道多余的软组织，并将其纳入呼吸道干预的适当计划中。可能导致气道困难的体格检查特征包括但不限于肥胖、面部外伤、、颌后缩或小颌畸形、口腔内病理状态（例如感染或肿瘤）、牙关紧闭、小口畸形或牙列不良。牙列松动特别重要，因为器械会导致牙齿脱落。术前评估包括评估颈活动度、Mallampati 评分、甲颏间距和困难气道的预测。这些特征也被外科医生认为是内镜气道手术期间暴露所需的相同因素。有关对困难气道的管理的进一步描述，请参阅第 6 章。

如果在手术前获得相关的影像资料，这些将有助于术前评估。一些患者可能并发阻塞性睡眠呼吸暂停（obstructive sleep apnea，OSA），因此，熟悉任何先前的睡眠研究及其 OSA 的严重程度对于围手术期计划也至关重要。严格遵行禁食（nil per os，NPO）指南在该患者人群中至关重要，因为他们可能会在没有安全气道的情况下经历部分或全部预警流程。改善可能患有胃食管反流疾病，胃轻瘫或急性腹腔内病变的患者预后的策略包括术前使用促胃动力药如甲氧氯普胺（0.15mg/kg）减少胃容量，并通过胃排空术使胃排空。术前还应使用 pH 调节剂，如雷尼替丁（静脉注射 1.5mg/kg）和柠檬酸钠（口服直至 1ml/kg，最多 30ml）[9]。

其他注意事项包括使用抗胆碱药。格隆溴铵或阿托品作用于胆碱能受体，可以减少因气道操作和插入喉镜或支气管镜时迷走神经亢进引起的心动过缓及反射性支气管收缩。这些药物还可用作抗唾液酸受体，减少分泌物以改善术中的手术视野。在急性气道情况下，需要紧急或急诊手术时，饱胃状态可能会改变临床决策。必须根据患者当前的临床状况权衡充分手术的风险。先前的研究发现，麻醉诱导下小儿误吸的发病风险较低，而去除异物的经验表明，吸入麻醉可在饱腹的情况下安全使用[10, 11]。这些患者通常需要在术前开放静脉通路，并可能在预充氧后通过快速顺序诱导插管，插管完成后置入胃管将胃排空，外科医生可将气管插管取出以进行手术暴露。

表 8.1　小儿气道手术术前重要注意事项

器官系统	合并症	麻醉前关注点	术中调整建议
心脏疾病史	结构性心脏病	评估心搏骤停、严重心律失常、生理性分流、反常性栓塞、对高碳酸血症或低氧血症的反应等风险	维持正常
	心脏手术		过滤静脉输液
	心律失常史		需要正性肌力支持
	急性危及生命事件		
	药物治疗		
呼吸系统疾病史	慢性肺疾病	评估呼吸系统不良事件的风险	考虑吸入氧浓度选择的风险或收益
	肺动脉高压		考虑自主通气与控制通气的影响
	近期呼吸系统感染		
	慢性误吸		
气道异常病史	困难通气、困难插管	评估未预料的困难面罩通气或插管，不良气道事件，低氧饱和度的风险	为困难气道做准备
	与困难气道相关的综合征		考虑外科手段开放气道
	小口畸形、巨舌畸形		维持自主呼吸
	下颌后缩、颞下颌关节疾病		
神经系统疾病史	癫痫	评估自动调节后出现高碳酸血症的风险	考虑静脉诱导和吸入诱导的选择
	颅内病变	评估诱导技术的风险	考虑药物的互相作用，评估癫痫的风险
神经肌肉异常	低钾血症	评估恶性高热的风险，对麻醉药和镇痛药的敏感性，术后呼吸窘迫的风险	考虑需要清除技术
	线粒体肌肉疾病		注意术后的呼吸情况
			注意对镇痛药及神经肌肉阻滞药物的反应性增加
出生史	早产史及相关后遗症	慢性肺疾病，生长发育迟滞，拔管延迟时	发生呼吸系统事件风险增高，开放静脉困难风险
社会问题	监护人	评估提供帮助所需的资源	需要社工、翻译人员
	行为学问题		
	依从性		注意监护人 / 孩子理解计划手术的能力和风险
	语言障碍		

经授权引自 Collins CE. Anesthesia for pediatric airway surgery: recommendations and review from a pediatric referral center. Anesthesiology Clin. 2010; 28: 505-17.

麻醉气体输送

内镜气道手术期间的麻醉气体输送是在足够的麻醉深度以及适当的内镜进入和可视化之间的微妙平衡。

自主通气

无插管的自主通气避免了激光手术过程中可视化和可燃材料的局限性，通常为外科医生所首选。另外，在该过程的诊断部分，正压通气可能会妨碍某些病理结构的充分可视化，例如软化气管的塌陷。可通过吸入或静脉麻醉维持自主通气，下文将进一步讨论具体药物。氧气 ± 吸入气体可以通过经口或鼻直达咽喉部的气管导管输送，或直接连接到喉镜。

窒息通气（间歇性呼吸暂停 / 插管）

该技术通过气管内插管提供间歇性通气和充氧，并允许呼吸暂停，使外科医生可以工作。肌松剂可用于建立呼吸暂停，为无声带运动的手术带来额外的好处。该技术需要缩短工作时间窗口，通常仅适用于短小手术。在以前的文献中，最大手术时间从 90 秒到 6 分钟不等 [12, 13]。预充氧是这项技术的关键，因为在工作窗口期间，可能会发生突发性脱氧，从而导致发生低氧血症。由于婴儿在全麻期间的氧气消耗率较高，并且其功能残气量的损失高达 45%，因此去饱和及低氧血症很快就会发生 [14]。此外，患者可能会出现高碳酸血症，在第 1 分钟内动脉二氧化碳升高 11mmHg，在随后的每 1 分钟升高 4.5mmHg[15]。临床上表现为心率和血压的升高。通常对机体没有伤害，但可能导致呼吸性酸中毒并对肺血管阻力和颅内压产生负面影响。多次插管和拔管也会带来肿胀、黏膜创伤和喉痉挛的风险。最后，由于气管插管可能无法通过狭窄部分，因此该技术在严重受损的气道中可能无法实现。

气管插管常规通气

可以使用适合年龄或偏小管径的气管导管进行插管，以实现最佳手术暴露。这可能是最安全的技术，但通常会限制执行内镜气道手术所需的可视化。虽然特别限制涉及声带、声门下和气管的手术，但它可能是选择手术的首选麻醉输送系统。例如，这将是上呼吸道手术的理想选择，包括舌根处的瓣膜或甲状腺舌管囊肿切除术。当在口咽后部进行手术时，鼻气管插管可能是优选的，以最大限度地暴露手术区域。接受内镜气道手术的患者可能已有气管切开术。这些孩子可能会经历多种内镜呼吸道手术，包括球囊扩张、移植程序、摘除喉支架及肉芽组织的清创术，直至拔除套管。在这种情况下，麻醉可以通过患者预先存在的气管造口管进行，也可以根据需要通过造口术将其更换为袖带式气管造口管或气管插管。如果需要完全通畅的气孔，如通过气孔本身切除口上肉芽组织，可以使用通气支气管镜来维持充氧和麻醉深度。

喷射通气

喷射通气是向气道输送高流量、高压的气体，并使周围的空气补充潮气量 [16]。它可以通过多种方式进行：小直径导管，专门设计的喷射喉镜或经气管套管。然后将这些输送系统连接到手动控制的喷气通风装置或喷气通风机。

所使用的小直径导管通常放置在声门以输送气流。这些导管并不能防护激光，如果在激光手术期间使用，则必须以间歇性呼吸暂停方式使用。虽然通常在成人中使用，但即使是 2～3mm 的小型喷射通气导管也可能会妨碍婴儿或新生儿手术视野的可视化。此外，部分阻塞婴儿的小气道可能会增加气压伤和空气滞留的可能性。新型喷气式通风机可能会通过内置安全开关来弥补这种风险，当达到阈值压力以允许空气流出时，内置安全开关会自动关闭输送。所描述的另一种选择是使用改良的小型抽吸导管，该导管的内径为 1.5mm，穿过鼻子进入气管以输送氧气。在这项研究中，他们使用手动控制的呼吸机以 15～35psi（通常为 25psi）的频率以 16～20bpm 的频率输送氧气[17]。

经气管通气是侵入性的，需要经皮穿刺气道，通常在环甲膜上才能用 14G 或 18G 套管进行麻醉。这种气体输送方法在婴儿中很困难，并且与气压伤有关的更高的并发症发生率相关[18]。

声门上喷射通气通常通过喷射喉镜输送，并连接到手动喷射通气或喷射通气机。喷射喉镜通常具有与喷嘴一体的喷嘴的附件，该附件与喉管内相对，而不是在管腔内，以免损害可视性。这种配置的一个好处是不可能断开或意外移除导管、气管导管等。支持者还主张该方法具有微创性，可提供出色的可视化效果，并且由于递送量超过任何可能的狭窄区域，因此不太可能引起气压伤。

叠加喷射通风是指“叠加”的高频和低频喷射通风流。这会增加潮气量，而不会增加驱动压力，从而更好地消除了 CO_2 并提高了吸气速度，因此即使在重度狭窄示例中也可以进行通风[14]。高频部分产生呼气末正压，防止肺泡塌陷并导致更好的充氧[14, 19]。研究表明，通过这种方法的声门上叠加高频喷射通气对 3 周至 14 岁，2.4～50kg 的小儿患者是安全有效的[14, 20]。喷射通风机（分别为 C. Reiner Corp. 的 Bronchotron-1G 呼吸器，其后继产品 TwinStream ™和 C. Reiner Corp.）在喷射器的低频部分设定有 0.03bar/kg 的驱动压力高频部分通风和 0.02bar/kg，吸气 / 呼气比为 1∶1[14]。

尽管上述方法可提供出色的可视化效果，但在儿科气道外科手术中很少使用喷射通气，并且目前的使用带来不少争议。气压伤和由此引起的并发症（如气胸）的风险正引起人们的关注，一些研究表明，与其他麻醉技术相比，特别是经气管插管术，气压伤和喉痉挛的发生率增加。一些人担心，在复发性呼吸道乳头状瘤病的治疗中使用喷气通气可能通过携带 HPV 颗粒在呼吸道播散。但是其他研究表明情况并非如此[21]。许多研究表明喷射通气是一种安全有效的方法，缺氧风险较小[14, 17, 19]。这种正压通气可能对吸气不足的肥胖儿童特别有用。在儿童内镜气道手术中，成人通气技术的改良已被证明是有效和有用的辅助手段[22]。儿科患者的声门上通气需要另外考虑气体吹入胃内，因为腹内压升高可能会降低肺顺应性和潮气量。如果发生这种情况，可以通过使用红色橡胶导管对胃减压，这是一种快速简便的解决方案。

麻醉药物

术前用药

苯二氮䓬类药物可引起遗忘和镇静作用，通常在儿科麻醉中使用。咪达唑仑因其多种给药途径（口服、静脉注射、肌内注射和鼻腔内给药）而最常使用[9]，这为更多复杂的情况提供了选择。由于其水溶性特性以及注射的可靠性和快速性，注射时没有疼痛感，因此它是一种特别好的镇静药。通常在手术前 30 分钟口服咪达唑仑 0.5～0.7mg/kg。它的半衰期比同类产品中的其他选择要短得多，并且可以被氟马西尼拮抗。其呼吸抑制作用有封顶效应。如果将其用作镇静剂，患者不应出现呼吸暂停，除非添加已知的呼吸抑制药，最常见的是阿片类药物，如芬太尼。

诱导

对于内镜下手术的病例，吸入或静脉诱导都可选择，前者是许多麻醉医生的首选方法[23]。这种技术可以在近距离观察并维持气道的同时使患者缓慢、平稳地失去意识，尤其是对气道的病变程度认知不充分时[24]。成功麻醉后，麻醉医生必须注意保持自主呼吸。大多数内镜手术需要维持自主通气，因为至少对于部分手术流程，经常需要在没有安全可靠的人工气道的情况下提供麻醉剂。因此，围绕这一原理建立麻醉体系，并根据呼吸频率和对手术刺激的反应进行滴定。儿童使用的主要吸入剂是七氟醚，因为它是该类别中刺激性最低的。尽管地氟醚可能具有更好的血 / 气分配系数，然而已有研究证实，在联合喉罩行深部切除时，其辛辣气味及气道刺激性已导致气道问题的发生有所增加[25]。因此，地氟醚并非吸入诱导的很好选择。

如果已经留置了静脉输液管，则可以将其用于诱导麻醉，其中可能包括静脉内药物的组合，如丙泊酚、利多卡因、芬太尼和右美托咪定。尽管丙泊酚可能是麻醉医生首选的诱导剂，但其对儿童呼吸系统反应的影响变化很大，并且在已经受到诱导的气道受损的患者中可能引起呼吸暂停或阻塞。已经有研究显示，在诱导和维持过程中缓慢输注丙泊酚具有较低的呼吸抑制风险，同时在适当滴定时允许自主呼吸，尽管在这种浓度下可能不会抑制咳嗽反射[13, 26]。根据手术需要，在确保面罩正压通气可进行后，还可以使用肌肉松弛剂。

布瑞亭作为一种非去极化神经肌肉阻滞剂已被人们接受，它是一种非竞争性拮抗剂，已被用作儿科人群的拮抗剂，并取得了良好的效果[27, 28]。通过监测 4 个连续刺激的反应表明，它可以快速逆转罗库溴铵等药物，而无需等待神经肌肉功能的恢复。尤其是小儿支气管镜检查和某些内镜检查程序可能需要快速增加并维持麻醉深度，然后突然结束该程序。在这些情况下，有时会用到琥珀酰胆碱快速推注或静滴，而这存在争议，布瑞亭可以达到与之相似的效果，它的出现正在彻底改变这类手术的麻醉策略。

氯胺酮由于其保持呼吸道功能及维持交感神经的特性，也可用于儿童困难气道、气道反应性疾病或者需开放静脉但不能配合的患儿的诱导，其剂量为 2～3mg/kg 静脉注射[29]。氯胺酮致精神症状的特性可能会限制其使用。

术中麻醉维持

吸入药物可成功用于支气管镜检查和内镜检查。这些情况下的主要问题是在手术过程中不使用气管插管。当没有安全的人工气道时，麻醉医生将无法准确地监测输送的浓度和呼出的浓度。在这些情况下，回路要么连接到支气管镜的侧端口，要么将人工气道盲目插入至咽后部，由于大量新鲜气体流过蒸发器，大量吸入药物挥发，手术室内人员的职业暴露将超过安全极限[30, 31]。如有必要，可以对喉镜进行短暂阻塞，以便更好地将吸入药物输送给患者。氦气可能是内镜气道手术的有用辅助手段，尤其是在部分阻塞的气道中。氦气的密度较低，可改善气体湍流、氧气输送和气体交换，并且可以安装在麻醉机上，以在特定情况下促进充氧[32]。

全静脉麻醉（total intravenous anesthesia，TIVA）为吸入药物带来的问题提供了解决方案。TIVA 与自主呼吸的维持具有明显的优势。TIVA 提供了通畅的手术通道，动态功能评估的最佳条件，引起气道灼伤的风险最小，并且没有环境污染[33]。TIVA 需要仔细滴定输液，并且可能难以通过快速变化的临床刺激来控制。它需要同时避免呼吸暂停和轻度麻醉，并可能导致更高的抢救率，例如插管、支气管镜操作中断或给予肌松药[16]。

阿片类药物（如瑞芬太尼）可以通过快速

推注或持续输注来辅助麻醉。具有超短消除半衰期的瑞芬太尼极大地推动了小儿气道手术的开展[14, 34]。与吸入药物相比，它恢复更快，减少谵妄，减少术后恶心和呕吐[13, 35-37]。丙泊酚和瑞芬太尼全静脉内麻醉在较大的儿童中是可行且有效的，需滴定给药以达到避免呼吸暂停的作用[16, 33]。呼吸频率≤10 次 /min 可预示发生呼吸暂停的风险较高[38]。文献中的剂量范围为 150～250μg/（kg•min），瑞芬太尼 0.05～0.1μg/（kg•min）[16]到 Malherbe 报道的 200～500μg/（kg•min）和瑞芬太尼 0.1～0.2μg/（kg•min）的更高剂量[33]。年龄较小的孩子，尤其是 3 岁以下的孩子，在维持自主呼吸的同时，可以耐受高剂量的瑞芬太尼联合丙泊酚输注[38]。先前已经描述了瑞芬太尼确定年龄特定剂量以避免神经肌肉阻滞剂的特定剂量策略[39]。也可以将吸入技术和静脉技术相结合，并且可以通过组合这些药物进行微调。通常，当手术刺激改变时，添加七氟醚可以提供快速的额外麻醉深度，以最大限度地减少静脉输液的药效学内在延迟，直到可以调整静脉用药为止[16]。

右美托咪定是一种 α-2 受体激动剂，具有镇静和镇痛作用，同时具有能保持自主呼吸的独特能力[17, 40]。它可以在整个手术过程中简单地大剂量推注（0.3～0.7μg/kg），也可以在不同时间的过程中输注［0.5～1.0μg/（kg•h）］。其最大推注剂量为 4μg/kg，最大持续输注剂量为 2μg/（kg•h）[17]。麻醉医生应该关注心动过缓及血压的变化（低血压和高血压），尤其在较大剂量使用时。

以上多种可选择的方案旨在保证最佳麻醉质量，最终需要结合临床医生的经验、不同手术的特点、患者的个体差异及患者对麻醉药物的反应，从而指导术中麻醉方案的制订。

监测

内镜气道手术期间的监测包括连续脉搏血氧仪、心电图、血压监测和体温。如果行气管内插管，则可以监测自主通气期间的呼气末二氧化碳、潮气量和呼吸频率。另一种选择包括将标准采样管线直接连接到 Lindholm 喉镜侧端口[16]上的 Luer 接头或经皮二氧化碳监测。临床上监测通气的方法包括暴露胸部、观察胸廓起伏、胸部听诊、心前区听诊、观察皮肤颜色或将手置于腹部观察腹式呼吸，这些方法特别适用于当气管导管盲置于咽部，难以获得呼气末二氧化碳数据时。当使用喷射通风时，集成的气道压力通道会检测到高压并发出警报启动关闭装置，以防止气压伤的产生。

术中注意事项

在最初的诱导后，所有内镜气道手术均始于将利多卡因局部应用至喉部不论是否行气管插管，以最大限度地降低气道对操作的敏感性。气道的麻醉最好通过局部使用利多卡因来实现。使用 1%～4% 利多卡因喷雾 3～4mg/kg[12, 16]是有效的。当喷雾作用于声门开口及直接通过声带喷到气管黏膜上时可以很好地起到局麻作用。这样可以通过钝化反射弧的传入神经确保在手术过程中不会发生喉痉挛。外科医生和麻醉医生必须格外小心，以定期间隔进行局部利多卡因以延长手术时间，或者在患者开始表现出对手术操作的喉部敏感性恢复时要格外小心。较不常见的情况（尤其是对于较短的过程），可以通过使用神经阻滞直接对气道进行麻醉。对于解剖学和技术的完整综述，请参考 Benumof[41]的其他阅读材料。

在手术开始时给予地塞米松（0.5mg/kg 到 10mg 静脉注射）是对抗气道肿胀的首选类固醇激素。在最初的刺激和 / 或器械治疗中，重要的是要密切观察儿童的任何运动或反应，并通过移除设备进行适当的反应，直到获得足够的麻醉深度来进行。某些仪器（例如声带分离器）可能刺激强度较大，置入或取出这些仪器可能会引起喉痉挛。与麻醉医生就这些操作进行沟通有助于努力预测喉痉挛的发生并进行尽早的干预。

潜在的并发症包括喉痉挛、支气管痉挛、气道创伤、迷走神经张力增强引起的心律不齐、隐匿性或并发性结构性心脏病引起的心脏事件或误吸[16]。减少事件的措施包括精心的术前计划、团队沟通和对潜在并发症的预期，以便及时进行适当干预。现在通常用作内镜气道手术的一部分的视频监视器允许麻醉医生和外科医生同时可视化，以了解手头气道的改变并允许及早发现麻醉深度的变化。

当喉痉挛发生时，通常通过移除头架和喉镜并给予面罩正压通气或进行气管插管来控制呼吸以纠正低氧饱和。后者避免了重新建立最佳手术暴露所需的时间。喉痉挛时可发生或不发生氧饱和降低，可通过正压通气或小剂量异丙酚或解痉剂治疗，以缓解痉挛。

早期怀疑和识别喷射通气产生的气压伤很重要。如果存在任何问题，则需要进行胸部 X 线检查。重大的或紧急的气胸可能表现为胸部运动减少、呼吸音减弱及胸部叩诊呈鼓音，并且发展为心动过速、低血压和低氧。这需要紧急粗针穿刺减压，然后再放置胸腔引流管。

激光在内镜手术中的应用

在内镜气道手术中使用激光需要额外的安全考虑，因为使用激光毕竟有可能引起气道火灾。发生火灾必须具备 3 个要素：火源（窗帘或气管导管等）、氧气（来自麻醉气体）和热源（激光或烧灼）。如果患者行气管插管，可以使用激光安全气管导管。但是，并非所有尺寸都可以用于儿科患者。麻醉医生在使用“标准”内径（internal diameter，ID）尺寸时必须谨慎，因为导管的激光安全预防措施会使外径（outer diameter，OD）明显增大，从而导致气管导管的尺寸不合适。例如，典型的未充气的 3.5 号 ETT 外径为 4.9mm，而同一公司的激光防护未充气的 3.5 号 ETT 外径为 5.7mm。确切的外径尺寸可能因生产商而异。金属气切套管可用于气切患者作为激光防护通气的手段。如之前所述，可应用其他麻醉气体输送方式替代气管内插管。

激光羽流是一个重要且可能更普遍被忽视的考虑因素。可以将抽吸导管插入鼻子或嘴中，或直接连接到喉镜以抽吸激光羽流。建议手术室人员使用防护口罩过滤掉汽化组织中的颗粒物质和病毒颗粒。

最后，保护眼睛对于患者和手术室人员也至关重要。激光束可以通过晶状体聚焦到视网膜上，从而造成较小但强烈的区域损伤[12]。

在气道中使用激光之前，应执行激光安全超时操作以确保以下各项：①所有手术室人员均应佩戴适当的激光专用护目镜；②用盐水浸泡的纱布遮盖患者的眼睛，并用湿毛巾保护脸部、颈部和上胸部的皮肤；③所有手术室的窗户都被覆盖，并在入口处做标记，以通知即将到来的工作人员可以使用的眼镜正在使用激光；④没有使用易燃的麻醉气体；⑤氧气浓度应小于 30%。

内镜气道手术

如上所述，目前有许多内镜手术选择可用于治疗多种疾病。治疗方法通常由疾病本身的基础病理特性，患者特定因素和医生的偏爱决定。内镜技术通常具有以下许多优点：并发症少，住院时间短，康复快，成本低，并且不需要疼痛处理和瘢痕修复。下面重点介绍其中一些具有特殊麻醉处理考虑因素的手术病例。

球囊扩张

由于其安全有效的性质，球囊扩张术在声门下狭窄治疗中越来越普遍。它通常需要重复进行手术，因此，了解上次手术的扩张前和扩张后气道大小以及所用的球囊大小有助于预测未来手术的狭窄程度。它也可以用作开放式气道重建的术后辅助设备，以优化手术效果。声门下，喉或气管狭窄的球囊扩张麻醉遵循与内镜手术相似的指导原则，主要区别是在球囊扩张过程中气道将完全闭塞。作者通常将 2 分钟或氧饱和度下降达到 92% 作为终点。在扩张之前，必须尽一切努力优化预充氧并增加麻醉深度[42]。通常这是通过在扩张前给患者过度通气并给予麻醉药来实现的。球囊扩张可与局部应用丝裂霉素 C 或病灶内注射类固醇激素相结合。当以较高浓度使用丝裂霉素 C 时，可能出现纤维蛋白过度形成这种罕见的并发症，导致术后 24～48 小时出现急性呼吸困难。了解这种并发症并及时在内镜下切除治疗是尤为重要的。

乳头状瘤

喉头乳头状瘤病通常由 6 和 11 型 HPV 引起。它在年龄分布上呈双峰特性，在 2～5 岁时达到峰值，然后在 20～30 岁时再次出现[43-45]。患者将出现一定程度的气道阻塞，尤其是在第一次手术期间。手术过程中的目标应该是保持呼吸道通畅和足够的通气，优化手术暴露，并尽量减少肿瘤的播种。麻醉医生应关注阻塞的程度和患者依从的能力。对于瘤体较小的切除手术，通常保持自然呼吸道和 TIVA 就足够了。一般情况下，根据阻塞程度，可能需要间歇性呼吸暂停，然后进行插管，或者相反，选择使用激光安全管插管并自主通气[44]。考虑到减少气道的问题，选择气管插管的尺寸要比根据标准参数预期的尺寸要小是很有用的。喷射通气已经用于这些程序中，但是如上所述，出于可能将病毒进一步播种到气管支气管树中的考虑，一些麻醉医生建议尽量避免使用喷射通气。这些患者可能在术前已经进行了气管切开术，在这种情况下，经气切口插入带套囊的气管导管管或气切套管可以进行充氧和通气。麻醉诱导应谨记这些患者将可能从部分气道阻塞过渡到完全失去通气的能力这一风险。因此，保持自主呼吸和紧急插管或手术建立气道的准备是最重要的[43]。这些患者应进行密切监测，因为残留的出血和分泌物使他们处于喉痉挛的高风险中。

喉裂修复

喉裂是一种先天性异常，其特征是气道和食管之间存在裂痕。根据裂口的深度或长度，可分为 4 种类型。大多数 1 型和 2 型及选择性 3 型裂口都可以进行内镜下修复[46-47]。喉裂修复成功与否同样取决于手术暴露及避免气管插管[47]。避免气管插管还可以简化手术器械，并避免与气管插管相关的缝合线损伤或裂开。在维持自主通气的同时，最好通过使用 TIVA 来维持全身麻醉。麻醉药物应滴定以使气管反射变迟钝，并使手术刺激的反应减至最小。严重的 3 型和 4 型裂口可能会出现管理困难，远端气管后壁很少，无法与食管分离，从而使修复过程中的通气困难。对于这些更严重的喉气管食管裂隙，可能需要在开放式心肺分流术辅助下进行手术。

术后注意事项

手术后，大多数儿童保持自主呼吸。但偶尔会出现需要气管插管的情况。术后镇痛可以通过局部麻醉和低剂量吗啡（0.05～0.1mg/kg 静脉注射）[16] 或氢吗啡酮（3～

5μg/kg 静脉注射）来完成。如果外科医生不担心出血，也可以选择包括酮咯酸（0.5mg/kg）或者对乙酰氨基酚的口服、直肠或静脉内给药（10～15mg/kg）。

内镜下气道手术后可发生术后喘鸣。对其管理包括在充分监测下进行预期观察、通过面罩吸氧、抬高床头（如 45°～90°）或抬肩。持续性或恶化的喘鸣需要迅速评估。应考虑气道水肿、出血、误吸或反流并适当治疗。药物治疗可能包括外消旋肾上腺素雾化吸入或静脉注射类固醇激素（如地塞米松）。氦氧疗法也可能有助于气道阻塞。如有必要，应持续进行气道正压通气或气管插管。

至关重要的是，不轻易忽略麻醉后的复苏，因为麻醉不会随着手术而结束[24]。复苏人员应具有丰富的知识，能够识别出患者从内镜呼吸道手术中醒来可能引起的并发症。特别是对于气道先前阻塞的患者，复苏人员应了解阻塞后负压性肺水肿的知识。与复苏室、重症监护病房或楼面的交接班应包括面罩通气的难易程度、初次插管的喉镜显露情况，必要时建议如何更换固定气道和合适的尺寸，以及术中对药物的反应及术中出现的情况，包括低氧饱和、心律不齐、高气道压力和周围静脉通路情况[16]。

成功的关键

麻醉医生，外科医师和护理人员之间必须保持良好的沟通，才能在内镜气道手术期间和之后提供优质的医疗服务。

在手术前制订一个呼吸道计划，并让所有团队成员参与，以确保适当的麻醉和手术设备，并且团队成员将随时准备执行计划。

在所有参与人员都做好完善准备之前，不应进行气道手术，包括麻醉诱导。

结论

小儿内镜气道手术很常见，随着技术和仪器的发展，适应证会越来越广。麻醉质量对于成功进行内镜气道干预至关重要。由于病种的多样性和相关的外科手术不同，患者的个体差异及可用的麻醉技术的多种选择，因此熟悉本章所述的几种不同技术将有利于为该患者群体提供最佳医疗服务。

（陈珏旻　译）

参考文献

1. International safety initiative from the World Health Organization. http://www.whosnt/patientsafety/safesurgery/en.
2. Eckel HE, Koebke J, Sittel C, et al. Morphology of the human larynx during the first five years of life studied on whole organ serial sections. Ann Otol Rhinol Laryngol. 1999;108:232–8.
3. Adewale L. Anatomy and assessment of the pediatric airway. Pediatr Anesth. 2009;19.(Supplement:1–8.
4. Wheeler M, Cote CJ, Todres ID. The pediatric airway. In: Cote CJ, Lerman J, Todres ID, et al., editors. A practice of anaesthesia for infants and children. 4th ed. Philadelphia: Saunders Elsevier; 2009. p. 237–73.
5. Maeda K. Pediatric airway surgery. Pediatr Surg Int. 2017;33:435–43.
6. Lahav Y, Shoffel-Havakuk H, Halperin D. Acquired glottic stenosis – the ongoing challenge: a review of etiology, pathogenesis, and surgical management. J Voice. 2015;29(5):646.e1–9.
7. Inglis AF, Perkins JA, Manning SC, Mouzakes J. Endoscopic posterior cricoid split and rib grafting in 10 children. Laryngoscope. 2003;113:2004–9.
8. Horn DL, Maguire RC, Simons JP, Mehta DK. Endoscopic anterior cricoid split with balloon dilation in infants with failed extubation. Laryngoscope. 2012;122:216–9.
9. Tobias JD. Sedationa and anesthesia for pediatric bronchoscopy. Curr Opin Pediatr. 1997;9(3):198–206.
10. Flick RP, Schears GJ, Warner MA. Aspiration in pediatric anesthesia: is there a higher incidence compared with adults? Curr Opin Anaesthesiol. 2002;15(3):323–7.
11. Zur KB, Litman RS. Pediatric airway foreign body retrieval: surgical and anesthetic perspectives. Pediatr Anesth. 2009;19(Suppl 1):109–17.
12. Richards SD, Kaushik V, Rothera MP, Walker R. A tubeless anaesthetic technique for paediatric laryngeal laser surgery. Int J Pediatr Otorhinolaryngol.

2005;69:513–6.
13. Monnier P. Endoscopic techniques for Laryngotracheal stenosis. In: Monnier P, editor. Pediatric airway surgery. Berlin, Heidelberg: Springer; 2011.
14. Mausser G, Friedrich G, Schwarz G. Airway management and anesthesia in neonates, infants, and children during endolaryngotracheal surgery. Pediatr Anesthes. 2007;17:942–7.
15. Emhardt J, Weisberger E, Dierdorf S, et al. The rise of arterial carbon dioxide during apnea in children. Anesthesiology. 1988;69:779.
16. Collins CE. Anesthesia for pediatric airway surgery: recommendations and review from a pediatric referral center. Anesthesiology Clin. 2010;28:505–17.
17. Chen KZ, Ye M, Hu CB, Shen X. Dexmedetomidine vs remifentanil intravenous anaesthesia and spontaneous ventilation for airway foreign body removal in children. Br J Anaesth. 2014;112(5):892–7.
18. Jaquet Y, Monnier P, Van Melle G, et al. Complications of different ventilation strategies in endoscopic laryngeal surgery: a 10-year review. Anesthesiology. 2006;104(1):52–9.
19. Rezaie-Majd A, Bigenzahn W, Denk DM, et al. Superimposed high-frequency jet ventilation (SHFJV) for endoscopic laryngotracheal surgery in more than 1500 patients. Br J Anaesth. 2006;96(5):650–9.
20. Grasl MC, Donner A, Schragl E, et al. Tubeless laryngotracheal surgery in infants and children via jet ventilation laryngoscope. Laryngoscope. 1997;107:277–81.
21. Shikowitz MJ, Abramson AL, Liberatore L. Endolaryngeal jet ventilation: a 10-year review. Laryngoscope. 1991;101(5):455–61.
22. Martins MR, Boven MV, Schmitz S, Hamoir M, Veyckemans F. Technical description of a modified jet ventilation injector for airway laser surgery in neonates and infants: retrospective analysis of 20 cases. J Clin Anesth. 2016;32:142–7.
23. Brooks P, Ree R, Rosen D, Ansermino M. Canadian pediatric anesthetists prefer inhalational anesthesia to manage difficult airways. Can J Anesth. 2005;52:285–90.
24. Best C. Pediatric airway anesthesia. Curr Opin Anesthesiol. 2012;25:38–41.
25. Lerman J, Hammer G, Verghese S, et al. Airway response to desflurane during maintenance of anesthesia and recovery in children with laryngeal mask airway. Pediatr Anesth. 2010;20:495–505.
26. Dosani M, McCormack J, Reimer E, et al. Slower administration of propofol preserves adequate repiration in children. Pediatr Anesth. 2010;20:1001–8.
27. Azizoglu M, Birbicer H, Memis S, Taşkınlar H. Reversal of profound neuromuscular blockade with sugammadex in an infant after bronchial foreign body removal. J Clin Anesth. 2016 Sep;33:315–6.
28. Tobias JD. Current evidence for the use of sugammadex in children. Paediatr Anaesth. 2017 Feb;27(2):118–25.
29. Jamora C, Iravani M. Unique clinical situations in pediatric patients where ketamine may be the anesthetic agent of choice. Am J Therapeut. 2010;17:511–5.
30. Zestos MM, Bhattacharya D, Rajan S, Kemper S, Haupert M. Propofol decreases waste anesthetic gas exposure during pediatric bronchoscopy. Laryngoscope. 2004;114(2):212–5.
31. Westphal K, Strouhal U, Kessler P, Schneider J. Workplace contamination from sevoflurane. Concentration measurement during bronchoscopy in children. Anaesthesist. 1997;46(8):677–82.
32. Tobias J. Helium insufflation with sevoflurane general anesthesia and spontaneous ventilation during airway surgery. Can J Anaesth. 2009;56:243–6.
33. Malherbe S, Whyte S, Singh P. Total intravenous anesthesia and spontaneous respiration for airway endoscopy in children – a prospective evaluation. Pediatr Anesth. 2010;20:434–8.
34. Lynn AM. Remifentanil: the paediatric anaesthetists opiate? Pediatr Anaesth. 1996;6:433–5.
35. Glaisyer HR, Sury MR. Recovery after anesthesia for short pediatric oncology procedures: propofol and remifentanil compared with propofol, nitrous oxide, and sevoflurane. Anesth Analg. 2005;100:959–63.
36. Grundmann U, Uth M, Eichner A, et al. Total intravenous anesthesia with propofol and remifentanil in paediatric patients: a comparison with a desflurane-nitrous oxide inhalation anaesthesia. Acta Anaesthesiol Scand. 1998;42:845–50.
37. Rusch D, Happe W, Wulf H. Postoperative nausea and vomiting following strabismus surgery in children. Inhalation anesthesia with sevoflurane-nitrous oxide in comparison with intravenous anesthesia with propofol-remifentanil. Anaesthesist. 1999;48:80–8.
38. Barker N, Lim J, Amari E, Malherbe S, Ansermino JM. Relationship between age and spontaneous ventilation during intravenous anesthesia in children. Paediatr Anaesth. 2007;17(10):948–55.
39. Hume-Smith H, McCormack J, Montgomery C, et al. The effect of age on the dose of remifentanil for tracheal intubation in infants and children. Paediatr Anaesth. 2010;20(1):19–27.
40. Quezado ZM, Groblewski JC, Gelfand HJ, Shah RK. Dexmedetomidine and proprofol in complex microlaryngeal surgery in infants. Int J Pediatr Otorhinolaryngol. 2009;73(9):1311–2.
41. Benumof JL. Management of the difficult adult airway. With special emphasis on awake tracheal intubation. Anesthesiology. 1991;75(6):1087–110.
42. Dalesio NM, Hayward DM, Schwengel DA. Smith's anesthesia for infants and children, vol. 31. Philadelphia: Elsevier; 2017. p. 817–842.e5.
43. Li SQ, Chen JL, Fu HB, Xu J, Chen LH. Airway management in pediatric patients undergoing suspension laryngoscopic surgery for severe laryngeal obstruction caused by papillomatosis. Paediatr Anaesth. 2010;20(12):1084–91.
44. Shykhon M, Kuo M, Pearman K. Recurrent respiratory papillomatosis. Clin Otolaryngol Allied Sci. 2002;27(4):237–43.
45. Theroux MC, Grodecki V, Reilly JS, Kettrick RG. Juvenile laryngeal papillomatosis: scary anaesthetic! Paediatr Anaesth. 1998;8(4):357–61.

46. Watters K, Ferrari L, Rahbar R. Minimally invasive approach to laryngeal cleft. Laryngoscope. 2013;123(1):264–8.
47. Ferrari LR, Zurakowski D, Solari J, Rahbar R. Laryngeal cleft repair: the anesthetic perspective. Paediatr Anaesth. 2013;23(4):334–41.
48. American Society of Anesthesiologists Task Force on Operating Room Fires. Practice advisory for the prevention and management of operating room fires. Anesthesiology. 2008;108(5):786–801. https://doi.org/10.1097/01.anes.0000299343.87119.a9. http://anesthesiology.pubs.asahq.org/article.aspx?articleid=1932277.

第9章

开放气道重建期间的麻醉维持

9

Bobby Das and Catherine K. Hart

引言

成功的开放气道手术不仅需要良好的手术技术，还需要良好的麻醉技术。开放气道手术的麻醉具有挑战性，需要考虑许多特定患者和特定程序因素。在所有开放气道手术中，气道必须由外科医生和麻醉师共同管理，这需要两者之间的密切沟通和协作。在本章中，我们将讨论术前、术中和术后需考虑的镇静、疼痛控制和气道管理。

术前注意事项

在术前，应强调呼吸状态、先前的气道管理史和高级气道评估，以评估能手术范围，并制定麻醉和气道管理计划[1，2]。应该听诊肺部声音，并且需要基线氧饱和度（SpO_2）来评估足够的通气和氧合。应在手术前记录呼吸基线以发现任何呼吸窘迫的迹象，如流涕、气促、喘息、喘鸣或呼吸急促。特别是在冬季，检查上呼吸道或下呼吸道感染、发热或反应性气道疾病的症状至关重要，这些症状应在手术前进行改善。术前气道评估应包括 Mallampati 评分、张口度、甲颏间距、是否小下颌、颈部活动度、牙齿异常、气道梗阻迹象、舌头大小和面部畸形。

对已有麻醉的回顾可以为气道管理提供有价值的资料。如果可行的话，应对以前的记录进行评估，是否存在面罩通气困难、是否需要口腔通气道、是否需要气管插管管芯以成功插管、使用气管导管的大小和类型、是口腔还是鼻插管、直接喉镜检查需要尝试的次数、喉镜检查者的经验水平，以及是否需要先进的气道设备（视频喉镜、纤维或刚性支气管镜检查）。以前的问题或并发症可能表明需要先进的气道管理、额外的麻醉人员和/或需要耳鼻喉科工作人员协助进行硬性支气管镜检查。应在操作开始前准备好设备，并在需要时预留配备有呼吸机的重症监护病房（intensive care unit，ICU）病床。

接受开放气道手术的患者通常已存在气管造口。在操作之前评估气管造口的状态非常重要。同样重要的是要确定基线的变化，特别是呼吸机依赖患者的分泌物增加或增厚、需氧量增加或呼吸机需求增加。应记录呼吸机基线设置。应备有相同尺寸和小一号尺寸的备用气管造口管以预防黏液堵塞的情况。

在操作开始之前，外科医生和麻醉师必须讨论气道管理计划。该讨论应包括在诱导过程中建立气道、手术过程中气道管理的具体计划，以及术后气道管理的计划。需记住的是，手术中主要麻醉目标之一是最大化暴露手术区的同时保持呼吸道通畅。

术中注意事项

如果可能，应在手术前开放外周静脉（intravenous，IV）通道，以便进行合适、安全和可控的诱导。如果患者有气管造口，可以通过将麻醉呼吸机直接连接到气管造口并使用吸入麻醉剂进行诱导。吸入诱导允许患者在自主呼吸时进入睡眠状态[1-3]。重要的是要注意，诱导速度将与喉部水平处存在的泄漏大小成反比。如果气管造口管周围有大的泄漏，吸入诱导可能需要更长时间，并且阻塞口腔和鼻子可能加速诱导。如果不存在气管造口，则使用面罩吸入诱导以允许维持自主呼吸。如果不能进行吸入诱导，可以使用异丙酚和短效阿片制剂如芬太尼的混合静脉诱导。几乎在所有情况下，应避免在诱导期间使用肌松剂以维持自主呼吸。可用 3～5mg/kg 剂量的 1% 或 4% 表面利多卡因麻醉声带有助于插管而不使用肌松药。如果需要，可以使用短效去极化肌肉松弛剂如琥珀胆碱，尽管这不是最佳的。或者可以使用静注的瑞芬太尼代替肌松药。一旦控制气道，呼吸机应设置为压力支持，以便在可能的情况下允许自主呼吸。如果呼吸机没有这种设置，可以使用手动呼吸袋通气，直到患者可充分自己呼吸。如果存在气管造口，可以通过气管造口放置带套管的加强气管内导管（尺寸相同或比气管造口管小半号），并根据需要对球囊充气，以最大限度地减少回路内的泄漏并最大限度地提高通气量。应注意避免气管插管的末端与气管壁接触，因为这会导致部分阻塞并妨碍通气。还必须注意避免将导管放置到任何一个主支气管中。然后，外科医生或麻醉师将气管导管缝合到前胸壁。

对于麻醉的维持，全静脉麻醉（total intravenous anesthesia，TIVA）技术有几个优点[1]。由于外科医生可能会间歇性地移除和更换气道中的气管插管，从而破坏气流和所使用的任何麻醉气体，如果仅使用吸入药物，患者可能进入较浅的麻醉水平。这可能会中断手术并且可能由于患者的痉挛、喉痉挛或支气管痉挛而损害气道。使用异丙酚联合瑞芬太尼输注的 TIVA 技术允许在移除或中断气道期间输送麻醉药物，同时仍保持自主呼吸。TIVA 技术的另一个好处是它可以避免肌肉萎缩症或恶性高热患者的吸入麻醉剂并发症。

开放气道手术病例通常不需要中心静脉或动脉通路。两个外周静脉通路应该与标准 ASA 监测器一起使用。这些患者中的许多人之前有多次操作和抽血，因此获得足够的静脉内通路存在困难。使用超声可以大大提高这些患者的 IV 放置的速度和成功率。对有难以开放 IV 病史或可能需要长时间术后镇静的患者，应考虑放置经外周插入的中心导管。

在开放气道手术期间，保持足够的氧合和通气是必要的。诱导后，患者以仰卧位姿势卧于手术台上，肩部垫高，头部伸展。如上所述，如果存在气管造口，则将带套囊的气管导管穿过造口并固定到前胸壁。如果患者没有气管造口，则通过口腔气管内插管控制气道。一旦打开气管，撤回口腔气管导管并从外科手术切口对远端气管进行插管。气管导管必须间歇性地移除，以便使外科医生能完全控制气道[2,3]。每次更换气管导管时，都需要确认充足的通气。这部分外科手术需要外科医生和麻醉医生之间的密切沟通[1,3,4]。当气管打开时，麻醉回路中通常存在大量泄漏。在此期间为了保证足够的氧合，通常需要使用 100% 的氧气，有时还需要依靠手动通气。需要尤其注意的是，如果使用了高吸入氧浓度，必须避免使用电烙术，因为这可能导致气道起火。麻醉和手术团队在这部分手术过程中进行沟通的重要性不容小觑。

可以使用二期或一期方法进行开放气道手术。在二期方法中，在手术结束时通过造口替换为气管造口管。在许多二期手术中，在气道造口上方留下支架以支撑重建区域；因为该重建区域会阻塞气管造口管近端的气道，使得这些患者完全依赖于气管造口管进行通气。当存在吻合口上支架时，不能通过上呼吸道对患者进行插管或面罩通气。进行二期手术的大多数患者术后将在手术室中从麻醉中苏醒，然后再转移到复苏室。在一期方法中，无论在手术开始时是否存在气管造口，在手术结束时都没有气管造口[5,6]。在大多数情况下，患者在进行气道手术前进行经鼻气管插管。在手术结束时，保留该经鼻气管导管，并可保留至术后数小时至14天[5,6]。在开放式气道手术时，相较于经口气管插管，通常选择经鼻气管插管。这种选择主要由专家意见指导，文献中没有比较两种方法之间差异的证据。然而，直观的是，使气管导管穿过鼻咽向下进入气道比使其经口腔和口咽进入气道更舒适。这在理论上减少了耐受气管导管所需的镇静剂量。另外，经鼻气管插管看起来会使导管更加安全并且减少其在喉部水平的移动。这在理论上减少了喉部水平和气道修复部位的机械损伤，降低了移植物受干扰和/或吻合的风险，并减少了肉芽组织的形成。

术后注意事项

对于在手术后保留插管的患者，必须保持足够的镇痛和镇静，以确保在手术结束时顺利从手术室转移到ICU[1]。这可以通过输注异丙酚或右美托咪定来实现。一旦进入ICU，主要治疗目标之一是保持足够的镇痛和镇静同时避免过度镇静，以最大限度地降低意外拔管的风险以及气管导管的移动[6]。导管的过度移动可使新鲜吻合口和/或移植物受到创伤并刺激气道黏膜，导致肉芽组织形成。过度镇静，包括使用肌松药，可以增加戒断、肺不张、神经肌肉无力和潜在肺部疾病恶化的风险，从而增加患者的发病率。

术后镇静程序存在高度的变异性，尽管普遍接受的最佳结果是给予可以使患者保持安静和舒适最低剂量的镇静剂，但在机构内部或机构之间几乎没有统一标准[7]。这常通过输注阿片类药物（最常见的是芬太尼或吗啡）结合咪达唑仑来实现。或者，可以单独或联合使用氯胺酮、右美托咪定或两者的组合来维持足够的镇静作用。仅在儿童不能保持充分镇静的情况下，肌松药作为最后手段使用。一些使用肌松药或过度镇静患者可能需要使用血管活性剂来维持足够的血压。许多患者，特别是那些3岁以上的患者，可以允许清醒，并且在某些情况下尽管插管也可以脱离呼吸机[5]。这些患者使用间歇剂量的镇静剂进行治疗，并且疼痛控制足够有效。

一旦患者接近拔管时间，应停用镇静剂以最大化自主通气和足够的分钟通气量并优化拔管条件[8]。患者也应该从压力控制或容量控制通气转变为压力支持通气，并且最终可以耐受无支持的自主呼吸。应停止输注肌松药，并且可以暂时使用瑞芬太尼或异丙酚代替肌松药输注，同时优化患者拔管条件。如果患者患存在困难气道，拔管时麻醉和/或耳鼻喉科小组应该在ICU待命。拔管后，疼痛咨询可能有助于监督术后疼痛管理。如果年龄适当，无论有无连续输注镇痛，基于阿片类药物的患者自控镇痛（patient-controlled analgesia，PCA）可以按需求剂量使用。排痰、早期下床和适当的营养将减少恢复时间，并可能有助于术后疼痛。一旦PCA使用率足够低，患者就可根据需要转换为每3小时间歇性静脉注射阿片类药物，然后改为口服阿片类药物如羟考酮。需要大量镇静的患者可能停止镇静和阿片类药物需要时间延长。

结论

开放气道手术麻醉具有挑战性。了解独特的麻醉剂考虑因素、精心规划及手术和麻醉团队之间的清晰沟通对于为开放气道病例提供安全有效的麻醉至关重要。

（彭佳丽　译）

参考文献

1. Collins CE. Anesthesia for pediatric airway surgery. Recommendations and review for a pediatric referral center. Anesthesiol Clin. 2010;28:505–17.
2. Ahuja S, Cohen B, Hinkelbein J, et al. Practical anesthetic considerations in patients undergoing tracheobronchial surgeries: a clinical review of current literature. J Thoracic Dis. 2016;8:3431–41.
3. Wilkey BJ, Alfille P, Weitzel NS, Puskas F. Anesthesia for tracheobronchial surgery. Semin Cardiothorac Vasc Anesth. 2012;16:209–19.
4. Yellon RF. Prevention and management of complications in airway surgery in children. Paediatr Anaesth. 2004;14:107–11.
5. Jacobs BR, Salman BA, Cotton RT, et al. Postoperative management of children after single-stage laryngotracheal reconstruction. Crit Care Med. 2001;29:164–8.
6. Bauman NM, Oyos TL, Murray SC, et al. Postoperative care following single-stage laryngotracheoplasty. Ann Otol Rhinol Laryngol. 1996;105:317–22.
7. Powers MA, Mudd P, Gralla J, et al. Sedation-related outcomes in postoperative management of pediatric laryngotracheal reconstruction. Int J Pediatr Otorhinolaryngol. 2013;77:1567–74.
8. Kozin ED, Cummings BM, Rogers DJ, et al. System-wide change of sedation wean protocol following pediatric laryngotracheal reconstruction. JAMA Otolaryngol Head Neck Surg. 2015;141:27–33.

第 10 章 一期开放式气道重建后的最佳镇静方案

10

Hoyon Lee and Sophie R. Pestieau

获得性喉气管狭窄是一种通常由反复气管插管、插管时间长或大型号气管导管插管导致的气道狭窄。气管导管形成的压力性坏死引起黏膜水肿和溃疡，从而导致肉芽组织形成。新生儿插管后喉气管狭窄的总发生率约为 1%[1]。

喉气管狭窄的其他原因包括气道创伤、气道手术史（包括高位气管造口术或环甲膜切开术）、烧伤、感染、慢性炎症和肿瘤。使用适当大小的在压力达 20cmH$_2$O 时可泄漏的气管导管进行插管可降低狭窄的风险。

Myer-Cotton 喉气管狭窄分度法是评估狭窄严重程度和预测临床结果的最常用工具[2]。通过比较可插入的气管导管（在压力达 10～20cmH$_2$O 时可泄漏）和适合年龄的气管导管的直径来计算狭窄程度。Ⅰ级，无梗阻～50% 的狭窄；Ⅱ级，51%～70% 的狭窄；Ⅲ级，71%～99% 的狭窄；Ⅳ级，完全狭窄的气道，没有任何管腔[2]。

喉气管狭窄的治疗方案包括保守治疗、内窥镜手术（激光或扩张）、环状软骨前裂开术、喉气管重建术、部分气管切除术、滑动气管成形术和气管切开术。在这些选择中，用软骨移植物进行喉气管重建是治疗声门下狭窄的主要方法，特别是当有后声门受累时[1]。多阶段喉气管重建在 20 世纪 70 年代首次引入，并且现在仍然用于Ⅲ或Ⅳ级狭窄、多级狭窄或肺储备减少时。在打开狭窄之后，移植肋软骨，并且可以插入腔内支架以稳定重建的新气道以允许上皮化和愈合。术后气管造口保留至术后数月可拔除套管。儿童长期气管切开术的潜在并发症包括意外拔管、感染、出血、梗阻、肉芽组织形成、拔管失败和插管后呼吸衰竭。除气管切开术的风险外，长期气道支架置入也有感染、肉芽组织形成、支架移位和吞咽困难的风险[1, 3, 4]。

在 20 世纪 80 年代，首次进行了单阶段喉气管重建。除支架置入和术后气道管理外，整体手术技术与多阶段重建相似。对于预先存在的原位气管切开术的患者，进行拔管和闭合的程序不变。而没有原位气管造口管的患者则完全避免了插管。保留鼻气管导管至术后作为重建的新气道愈合的临时支架。一期重建对于需要前移植的患者通常是最佳的，但是在需要后移植的患者中也进行一期重建。尽管一期重建具有支架植入持续时间较短且对气管切开术的依赖性降低的优势，但仍具有意外拔管和拔管后呼吸衰竭的风险。新重建的气管重新插管可能导致软骨移植物损伤并需要气管切开术。由于存在难以重新插管的风险，一期重建在颅面或椎体缺损、神经缺陷和慢性肺部疾病患者中相对禁忌[1, 3]。

由于插管时间延长、气道受损风险和镇静要求，一期喉气管重建术患者的术后管理很复杂。其他潜在的术后并发症包括肺不张、肺炎、吻合口漏、镇静脱落和神经肌肉无力。插管长度、再插管率和气管造口术率因中心而异。在一项接受一期重建的190例患者的回顾性研究中，平均插管时间为3.4天，29%需要重新插管，需要重新插管的患者中52%需行气管切开术（占总体的15%），以及1年随访整体拔管率为96%[3]。再插管的原因包括肉芽组织、气道水肿、复发性喉气管狭窄、分泌物、移植物脱垂、自拔管、肺储备不良和焦虑[3]。

镇静策略因机构而异，可以从深度镇静到最小的无镇静。反对术后镇静的论点包括儿科重症监护病房（pediatric intensive care unit，PICU）的时间延长、住院时间延长、戒断苯二氮䓬类药物和阿片类药物的风险以及肺部并发症。在一项分析34例接受一期喉气管重建的患者的研究中，镇静加肌松组与单镇静组及清醒组之间的意外拔管没有显著差异[5]。镇静加肌松组与单镇静组的戒断率明显增高（$P<0.000\,1$），镇静天数是戒断最显著的预测因素（$P=0.003$）。与清醒患者相比，镇静加肌松患者以及单镇静患者的PICU时间和住院时间均显著延长，其中镇静天数为PICU停留延长的唯一显著预测因子。73.7%的镇静患者有肺部并发症，而清醒患者为26.7%（$P=0.008$）。尽管这些结果倾向于使患者在术后保持清醒，但仍需考虑患者的年龄及其遵循指示的能力这个重要因素。在这项研究中，镇静组的平均年龄为16个月，而清醒组为39个月[5]。

在另一项对133例接受气管手术的患者的回顾性研究中，对54例清醒和无制动的患者与79例镇静和制动的插管患者进行了比较[6]。比较了肺不张、肺炎、拔管后喘鸣、戒断和意外拔管的比例。与镇静组相比，清醒患者组的肺不张率（$P<0.001$）、拔管后喘鸣率（$P<0.001$）和戒断率（$P<0.001$）显著降低。两组之间肺炎、误吸或意外拔管的发生率无显著差异。与Powers等的研究相似，患者的年龄和大小是两组之间显著差异的一个混杂因素，清醒组平均年龄为113个月，而镇静组为33个月[6]。这两项研究的结果表明，能够遵循指导和沟通的年龄较大的儿童不用镇静和制动就可以耐受气管插管且不会增加意外拔管的风险[6]。对于无法遵循指示的较小的患者或有拔管后呼吸衰竭风险的患者，镇静对于患者安全至关重要。常用的镇静剂包括苯二氮䓬、阿片类、α_2激动剂和*N*-甲基-D-天冬氨酸（*N*-Methyl-D-aspartate，NMDA）拮抗剂。有时对需要复杂镇静方案的患者加用神经肌肉阻滞并保证机械通气。

PICU中最常用的镇静剂是苯二氮䓬药物，如咪达唑仑（midazolam）和劳拉西泮（lorazepam）[7]。苯二氮䓬与GABA受体的α亚基结合，产生遗忘和抗焦虑。与劳拉西泮相比，咪达唑仑起效更快、作用时间更短。按标准推注剂量0.05～0.1mg/kg静脉注射时，咪达唑仑起效时间为1～2分钟，峰值效应为5分钟，消除半衰期为2小时。静脉输注时，剂量可以从0.05mg/（kg•h）开始，并根据需要滴定至1mg/（kg•h）。咪达唑仑通过细胞色素P450 CYP3A酶经肝脏代谢为活性代谢物并经肾脏排泄。在具有未成熟细胞色素P450酶的婴儿中，其作用持续时间可能延长。不良反应包括通气不足、低血压、敏感半衰期延长、耐受和戒断[7]。

劳拉西泮是一种中效苯二氮䓬药物，与咪达唑仑相比起效较慢、作用时间更长[7]。推注剂量范围为0.025～0.05mg/kg，而输注剂量范围为0.025～0.05mg/（kg•h）。劳拉西泮的代谢产物无活性，但与咪达唑仑相比，其输注即时半衰期和暴露时间显著延长。除通气不足和低血压外，其他不良反应包括谵妄、丙二醇中毒、耐受和戒断。丙二醇是一种可增加药物溶解度的添加剂。由于丙二醇代谢为乳酸和丙酮酸，所以长期使用劳拉西泮可导致代谢性酸中毒、高渗透压、细胞毒性和急性肾小管坏死。血清渗透压差高于10～15可能是丙二醇中毒的标志。大多数病例可通过停用劳拉西泮进行治疗，但在紧急情况下，透析可用于清除丙二醇[7]。

地西泮（diazepam）是一种长效苯二氮䓬药物，由于半衰期长，其很少用于PICU的镇静[8]。推注剂量范围为0.05～0.1mg/kg。地西泮被肝脏代谢为活性代谢物，导致其作用时间延长。与劳拉西泮一样，地西泮也含有添加剂丙二醇。长期使用会增加丙二醇中毒和血栓性静脉炎的风险[8]。

异丙酚（propofol）是另一种镇静剂，可通过作用于GABA受体产生遗忘和抗焦虑作用。对于非程序化镇静（non-procedural sedation），推注剂量范围为0.5～2mg/kg，输注剂量范围为20～70μg/（kg•min）。但对于程序化镇静（procedural sedation）和麻醉，输注剂量可在50～300μg/（kg•min）范围内[7, 9, 10]。异丙酚的优点包括起效快（15～30秒）、易于滴定和恢复时间短。不良反应包括全身血管阻力降低引起的低血压和直接心肌抑制。异丙酚输注综合征（propofol infusion syndrome，PRIS）是罕见但致命的线粒体脂肪酸氧化的代谢破坏。由于PRIS风险增加，目前异丙酚未被FDA批准用于重症儿科患者的镇静。引起PRIS的风险因素包括超过48小时的长时间使用和输注速率大于4mg/（kg•h）。PRIS通常表现为高脂血症、代谢性酸中毒、横纹肌溶解症、高钾血症、心律失常和心力衰竭。

右美托咪定（dexmedetomidine）是一种α_2激动剂，通过抑制去甲肾上腺素能活性产生镇静和镇痛作用[11]。右美托咪定的优点包括无呼吸抑制的类似自然睡眠的镇静和由于其镇痛特性可降低阿片类药物需求。右美托咪定的负荷剂量通常为1μg/kg，持续输注剂量范围为0.2～1.5μg/（kg•h）。分布半衰期为5～6分钟，终末半衰期约为2小时。不良反应包括心动过缓、低血压和戒断。目前FDA尚未批准右美托咪定用于儿童，但有许多报道称它可用于危重症儿童的镇静，特别是对苯二氮䓬药物和阿片类药物输注产生快速耐药时。

在术后喉气管重建镇静的情况下，使用右美托咪定的证据是不一致的。一项对24名接受喉气管重建或喉裂修复的患者的回顾性研究显示，当使用右美托咪定小于7天时，患者对呼吸干预及对其他镇静剂的需求减少[11]。然而，最近一项对50例术后一期喉气管重建患者的研究比较了右美托咪定作为主要镇静剂与另一种镇静方案，发现两组在住院时间或并发症方面没有差异[12]。更有趣的是，这项研究发现右美托咪定没有降低对其他镇静剂的需求。

在阿片类药物中，危重病儿童中最常用的镇静剂包括芬太尼（fentanyl）、吗啡（morphine）和美沙酮（methadone）。阿片类药物通过μ受体提供镇痛作用，但不能用于抗焦虑或遗忘。与苯二氮䓬药物一样，长期使用会有快速耐受和戒断的风险。芬太尼是一种脂溶性阿片类药物，起效快（5～6分钟）。推注剂量范围为0.5～2μg/kg，输注剂量范围为0.5～2μg/（kg•h）[7]。单次推注的作用持续时间很短；但重复剂量或输注可能由于重新分布到外周室，形成较长的输注即时半衰期（context-sensitive half-life）而导致作用持续时间延长。芬太尼不会引起组胺释放或低血压，但可引起心动过缓。此外，大剂量推注可能引起胸壁僵硬，导致通气困难[7]。

吗啡是一种亲水性阿片类药物，起效较慢，给药后约20分钟达到峰值效应[7]。推注剂量范围为0.05～0.1mg/kg，输注剂量范围为0.05～0.1mg/（kg•h）。吗啡被肝脏代谢为吗啡-3-葡糖苷酸和活性代谢物吗啡-6-葡糖苷酸。由于吗啡-6-葡糖苷酸在肾脏排泄，因此患有慢性肾病或肾功能衰竭的患者在使用吗啡后有呼吸抑制的风险。由于组胺释放的刺激，吗啡可引起血管舒张、低血压、瘙痒和恶心。

美沙酮是一种亲脂性阿片类药物，可同时拮抗 μ 和 NMDA 受体产生镇痛作用[7]。它与吗啡等效，但起效更慢，半衰期更长，约为 19 小时。由于半衰期较长，吗啡给药间隔时间较长，典型的负荷剂量为 0.1～0.2mg/kg，并且由于高生物利用度，可以通过静脉内、口服或饲管给予。美沙酮通过细胞色素 P450 CYP3A4 经肝脏代谢，因此在新生儿和与其他经相同代谢途径药物同时使用时须谨慎。不良反应包括呼吸抑制和 QTc 延长[7]。除镇痛外，美沙酮一直用于使儿童脱离阿片类药物输注，尽管各机构之间剂量和方案差异较大。一篇对 12 项关于美沙酮用于阿片类药物戒断的研究的综述发现其常用初始剂量为 0.15～1.8mg/（kg•d），最常见的递减方案为 10 天[13]。总体而言，美沙酮方案与戒断症状患者数量减少有关[13]。

氯胺酮（ketamine）是一种 NMDA 拮抗剂，可产生镇痛作用并在没有呼吸抑制的情况下达到分离状态[7]。它常与阿片类药物联合使用，由于其具有节阿片镇痛作用（opioid-sparing analgesic effects），可以降低阿片耐受风险。通过其拟交感神经作用，它常引起心动过速、高血压和支气管扩张。推注剂量范围为 0.5～2mg/kg，低剂量输注剂量范围为 0.1～0.2mg/（kg•h）。使用氯胺酮的患者存在明显的幻觉风险，可以通过苯二氮䓬药物预处理来预防。口腔分泌物的增加可以用抗胆碱能药物治疗，如格隆溴铵（glycopyrrolate）[7]。

神经肌肉阻滞可与镇静剂结合使用，以防止镇静或镇痛不足的患者活动并促进机械通气。在术后喉气管重建患者中，气管插管的移动可能导致意外拔管或破坏脆弱的外科吻合口，导致毁灭性的后果。当使用神经肌肉阻滞剂时，应对患者进行四个成串刺激的评估，以确保给予最低有效剂量。输注应按照四个成串刺激中一到两个颤搐反应进行滴定。间歇性麻痹已被证明可以降低肺不张的风险和插管时间，且不会增加患者自己拔出导管的风险[14]。在长期使用神经肌肉阻滞剂后，由于代谢物积聚和肌肉萎缩，即使在停止输注后，患者也可能长期无力。对于重症患者的长期神经肌肉阻滞，罗库溴铵（rocuronium）和维库溴铵（vecuronium）等非去极化药物是首选药物[7, 15]。

罗库溴铵是一种快速起效的中效非去极化药物[7]。通常在 0.6～1mg/kg 的插管剂量后 2～3 分钟可实现最佳的神经肌肉阻滞。罗库溴铵连续输注以 10μg/（kg•min）开始并滴定至起效。罗库溴铵通过肝胆排泄而消除，作用持续时间为 20～35 分钟。由于没有活性代谢物，罗库溴铵是 ICU 输注的理想选择。

维库溴铵也是一种中效非去极化药物，起效时间为 3～5 分钟，作用持续时间为 20～35 分钟[7, 15]。维库溴铵的推注剂量范围为 0.08～0.1mg/kg，而输注速率范围为 0.8～1.2μg/（kg•min）。维库溴铵经历肝脏和肾脏排泄，其活性代谢产物 3- 去乙酰基维库溴铵具有维库溴铵 50～80% 的效力。如果不进行剂量调整，患有器官功能障碍和连续输注维库溴铵的患者可能会长期阻滞。

儿科 ICU 的耐受导致产生相同的镇静或镇痛作用的药物需求增加。耐受通常发生在患者接受镇静超过 72 小时后。突然停用苯二氮䓬药物和阿片类药物可导致戒断，尤其是可能需要长时间插管和镇静的术后喉气管重建患者。苯二氮䓬药物和阿片类药物戒断可表现为激动、幻觉、癫痫发作、呼吸窘迫、心动过速和高血压[13]。戒断的风险取决于暴露于镇静剂的时间。许多儿科 ICU 用戒断评估量表 -1（Withdrawal Assessment Tool-1，WAT-1）评估患者的戒断风险。它由 11 个项目组成，共 12 个分，包括松散或水样大便、呕吐或干呕、发烧、精神状态、震颤、出汗、不协调或重复动作、打呵欠或打喷嚏、刺激惊跳、肌张力以及刺激后恢复平静时间[16]。WAT-1 评分 > 3 时预测戒断具有 87% 的敏感性和 88% 的特异性。为降低戒断风险，应实施苯二氮䓬药物和阿片类药物的逐渐停药，通常每日剂量减少 10%～20%[17]。治疗和剂量的标准化书面停药方案（written weaning protocol）使患者从 PICU 到普通病房转换更顺畅，镇静时间减少近 50%，并减少出院后需要持续镇静的患者数量[18]。有几种药物可与阿片类药物和 / 或苯二氮䓬药物联合使用，以降低戒断风险。一项研究检测了 10 名接受阿片类药物和苯二氮䓬药物治疗的一期喉气管重建术后预防性透皮可乐定（prophylactic transdermal clonidine）的效果[19]。在停止输注和拔管之前应用透皮贴剂，没有观察到严重的戒断症状，并且在任何患者中发生嗜睡和呼吸急促的轻微戒断症状不超过两次。在另一项 16 名患者的研究中的示例方案提出所有术后喉气管重建患者输注吗啡和劳拉西泮起始量为 0.03mg/（kg•h），必要时额外推注[20]。此外，如果吗啡和劳拉西泮输注需要滴定上调（up-titration）并且维库溴铵以 0.1mg/（kg•h）维持神经肌肉阻滞，调至 4 个成串刺激 1 个有反应并在拔管前 4～6 小时停止，则开始右美托咪定输注。维库溴铵停药后，患者暂时维持 30μg/（kg•min）的异丙酚输注，直至残余神经肌肉阻滞消失并在拔管前停药。所有患者拔管后继续使用右美托咪定。如果患者插管超过 5 天，则按每日减少 20% 实施吗啡和劳拉西泮停药。如果需要额外的药物预防戒断，则加入美沙酮、地西泮或透皮可乐定（图 10.1）[20]。

总之，由于插管时间延长、气道困难和镇静需求，接受喉气管重建患者的术后护理很复杂。对于这些患者，没有普遍接受的术后镇静方案，但有从无镇静到药物镇静、有或没有神经肌肉阻滞等选择。常用的镇静剂包括苯二氮䓬、右美托咪定、异丙酚、阿片类药物和氯胺酮。必须结合患者个体权衡镇静的风险和益处。长期使用镇静剂会增加耐受和戒断的风险。建议使用书面停药方案的慢速停药来降低戒断风险，并确保顺利过渡到转出 PICU。

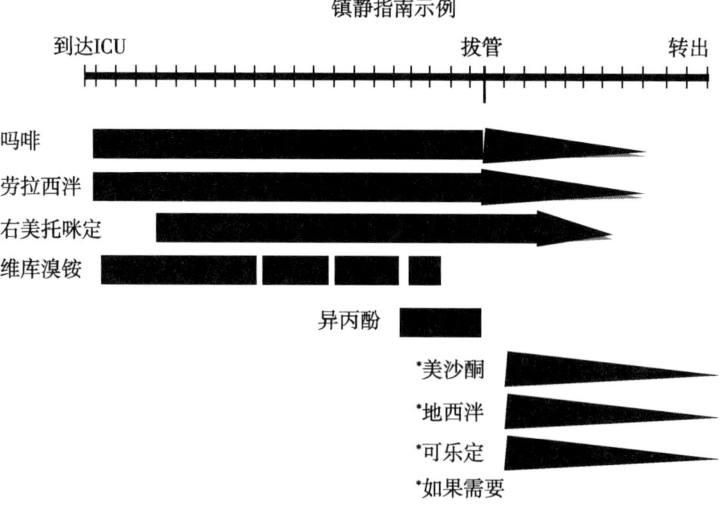

图 10.1 本协议中使用的镇静剂时间线的示意图。ICU，重症监护病房。（改编自 Fauman 等[20]）

（彭佳丽 译）

参考文献

1. Boardman SJ, Albert DM. Single-stage and multistage pediatric laryngotracheal reconstruction. Otolaryngol Clin N Am. 2008;41(5):947–58. https://doi.org/10.1016/j.otc.2008.04.002.
2. Myer CM, O'Connor DM, Cotton RT. Proposed grading system for subglottic stenosis based on endotracheal tube sizes. Ann Otol Rhinol Laryngol. 1994;103(4):319–23. https://doi.org/10.1177/000348949410300410.
3. Gustafson LM, Hartley BEJ, Liu JH, et al. Single-stage laryngotracheal reconstruction in children: a review of 200 cases. Otolaryngol Head Neck Surg. 2000;123(4):430–4. https://doi.org/10.1067/mhn.2000.109007.
4. Smith LP, Zur KB, Jacobs IN. Single- vs double-stage laryngotracheal reconstruction. Arch Otolaryngol Head Neck Surg. 2010;136(1):60–5. https://doi.org/10.1001/archoto.2009.201.
5. Powers MA, Mudd P, Gralla J, McNair B, Kelley PE. Sedation-related outcomes in postoperative management of pediatric laryngotracheal reconstruction. Int J Pediatr Otorhinolaryngol. 2013;77(9):1567–74. https://doi.org/10.1016/j.ijporl.2013.07.011.
6. Jacobs BR. Postoperative management of children after single-stage laryngotracheal reconstruction. Crit Care Med. 2001;29(1):164–8.
7. Hammer GB. Sedation and analgesia in the pediatric intensive care unit following laryngotracheal reconstruction. Pediatr Anesth. 2009;19:166–79. https://doi.org/10.1111/j.1460-9592.2009.03000.x.
8. Griffin CE, Kaye AM, Bueno FR, Kaye AD. Benzodiazepine pharmacology and central nervous system–mediated effects. Ochsner J. 2013;13(2):214–23.
9. Cornfield DN, Tegtmeyer K, Nelson MD, Milla CE, Sweeney M. Continuous propofol infusion in 142 critically ill children. Pediatrics. 2002;110(6):1177. https://doi.org/10.1542/peds.110.6.1177.
10. Koriyama H. Is propofol a friend or a foe of the pediatric intensivist? Description of propofol use in a PICU*. Pediatr Crit Care Med. 2014;15(2):e66–71. https://doi.org/10.1097/PCC.0000000000000021.
11. Silver AL, Yager P, Purohit P, Noviski N, Hartnick CJ. Dexmedetomidine use in pediatric airway reconstruction. Otolaryngol Head Neck Surg. 2011;144(2):262–7. https://doi.org/10.1177/0194599810391397.
12. McCormick ME, Johnson YJ, Pena M, et al. Dexmedetomidine as a primary sedative agent after single-stage airway reconstruction. Otolaryngol Head Neck Surg. 2013;148(3):503–8. https://doi.org/10.1177/0194599812471784.
13. Dervan LA. The use of methadone to facilitate opioid weaning in pediatric critical care patients: a systematic review of the literature and meta-analysis. Pediatr Anesth. 2017;27(3):228–39. https://doi.org/10.1111/pan.13056.
14. Bauman NM. Postoperative care following single-stage laryngotracheoplasty. Ann Otol Rhinol Laryngol. 1996;105(4):317–22. https://doi.org/10.1177/000348949610500415.
15. Zuppa AF. Sedation analgesia and neuromuscular blockade in pediatric critical care: overview and current landscape. Pediatr Clin North Am. 2017;64(5):1103–16. https://doi.org/10.1016/j.pcl.2017.06.013.
16. Franck LS. The Withdrawal Assessment Tool-1 (WAT-1): an assessment instrument for monitoring opioid and benzodiazepine withdrawal symptoms in pediatric patients. Pediatr Crit Care Med. 2008;9(6):573–80. https://doi.org/10.1097/PCC.0b013e31818c8328.
17. Fenn NE. Opioid and benzodiazepine weaning in pediatric patients: review of current literature. Pharmacotherapy. 2017;37:1458. https://doi.org/10.1002/phar.2026.
18. Kozin ED, Cummings BM, Rogers DJ, et al. Systemwide change of sedation wean protocol following pediatric laryngotracheal reconstruction. JAMA Otolaryngol Head Neck Surg. 2015;141(1):27–33. https://doi.org/10.1001/jamaoto.2014.2694.
19. Deutsch ES. Clonidine prophylaxis for narcotic and sedative withdrawal syndrome following laryngotracheal reconstruction. Arch Otolaryngol Head Neck Surg. 1996;122(11):1234–8.
20. Fauman KR, Durgham R, Duran CI, Vecchiotti MA, Scott AR. Sedation after airway reconstruction in children: a protocol to reduce withdrawal and length of stay. Laryngoscope. 2015;125(9):2216–9. https://doi.org/10.1002/lary.25176.

第 11 章 小儿急诊异物的麻醉处理

11

Suresh Thomas and Nikhil Patel

引言

气道异物（foreign body aspiration，FBA）是儿科最具挑战和最紧急的情况之一，有极高的发生率及病死率。2013 年美国有 4 800 例儿童死于气道异物，平均每 10 万名 0～4 岁儿童中就有 1 人死于气道异物[21]。

在小儿生长发育的过程中，他们会把异物放入嘴巴、鼻子或耳朵里。食管及气道异物在 1～3 岁的儿童中相对常见，原因有：儿童通过嘴巴探索周围环境；缺少磨牙进而导致咀嚼食物的能力降低；缺乏辨别食物的能力；以及容易分心，喜欢边吃边玩[21]。

大多数气道异物可以自行排出，但有部分会阻塞上呼吸道。多数研究表明，低于 15% 的异物吸入发生在 5 岁以上的儿童中，男孩占所有异物吸入病例的 50% 以上。吸入的异物多为食物，在北美，花生是最常见的气道异物[24]。

大约 80% 的儿童窒息情况是由儿科医生评估的。食管及气道异物与哮喘、肺炎等肺部疾病的症状相似，易延误诊断。

食管及气道异物的取出是小儿专科麻醉医师的常见问题。在本章中，我们将从食管及气道异物的性质、大小、形状、梗阻程度以及移动和取出进行介绍。此外，我们将介绍麻醉诱导和麻醉维持的方法。

临床表现和病理生理学

按支气管异物的临床表现，其产生的症状可分为 4 期：急性期、亚急性期、慢性期及晚期并发症期。急性期异物经声门误呛入气管，患儿会出现呕吐、咳嗽甚至窒息，导致部分气道完全阻塞。亚急性期随着气道反应性降低，出现呼吸喘鸣，流涎和吞咽困难等症状。慢性或晚期并发症的发生取决于异物的性质、大小、形状、梗阻程度，并发症期有支气管炎和肺炎、肺脓肿时，表现为发热、咳嗽、咳脓痰及呼吸困难等。此外，可引起肺不张、肺气肿（气道异物时）等情况，或吞咽困难、纵隔脓肿、穿孔或食管糜烂（食管异物时）的发生。接诊时患儿可能已处于并发症期。

患儿周围的任何物品都有可能被吸入。通常包括硬币、磁铁、电池、小玩具、食物和腐蚀性物质。因为电池及尖锐的食管异物可造成消化道腐蚀甚至穿孔，所以需紧急取出。气道异物也需紧急取出，以防止情况恶化，出现咳嗽、喘息、呼吸困难、发绀或呼吸衰竭等紧急情况。

食管异物

异物类型

异物可以进入耳朵、鼻子、鼻咽、口咽、声门、气管、支气管及食管中，其中食管异物是最常见的情况。食管是异物嵌顿最常见的部位。光滑的食物块（如牛排和热狗）极易咀嚼不充分而吞下。骨头，尤其是鱼骨，是食管异物中最常见的类型，坚果类食管异物则易致相关并发症[3]。

婴儿和年龄较小的儿童口咽部发育不成熟，经常吞下小而圆的食物，如葡萄、花生和糖果。并且，患儿经常吞下各种不能食用的物体（如硬币和电池）[30]。其中电池可能导致食管烧伤、穿孔甚至气管食管瘘。

并非所有食管异物都需要取出。大多数食管异物在消化道中损伤很小或没有损害。食管异物多在生理性或病理性管腔狭窄的区域。食管有 3 个生理性狭窄：由环咽肌组成的上食管括约肌（upper esophageal sphincter，UES）、主动脉交叉和下食管括约肌（lower esophageal sphincter，LES）[29]。食管的异常结构，包括狭窄、憩室和恶性肿瘤，以及运动障碍，如硬皮病、弥漫性食管痉挛和贲门失弛缓症[1，30]，可增加异物嵌顿的风险。

超过 90% 的食管异物可通过胃部，而吞入胃的硬币一般进入小肠。直径大于 2cm 的异物一般无法通过幽门，通常在幽门或十二指肠中可以扫描到直径大于 6cm 的异物。到达小肠的异物偶尔会在回盲瓣受到阻力。极少数情况下，异物可能会陷入 Meckel 憩室[13]。

玩具和家居用品中的磁铁会对患儿造成严重伤害。Bucky 球形磁铁是一种轴承形状的圆形磁铁，用于制造各种玩具。如果这些小磁铁被吞入，它们可以在肠道中相互吸附并导致压力性坏死、瘘管、扭转、穿孔、感染或阻塞[12]。仅摄取一块磁铁，风险较低，但也应考虑内窥镜下取出。吞入两个及以上的磁铁，则磁铁可能位于不同的肠道中并相互吸附。如果食管或胃中不止一块磁铁，则应紧急内窥镜下取出防止进入肠道。如果 X 光片显示磁铁经过幽门，它们可能已经相互吸附粘连，导致肠坏死、肠穿孔甚至腹膜炎。

近年来，越来越多的患儿吞入纽扣电池，其平均年龄在 4 岁左右[25]，吞入后可在 2 小时内发生食管壁坏死。纽扣电池由两个金属板通过密封件连接而成，电池内部含有电解质溶液（通常是浓缩钠或氢氧化钾）和重金属，如氧化汞、氧化银、锌或锂。吞入后电池可停留在食管，并造成电流损伤，电解质泄漏或压力性坏死。如果在消化道破裂，将导致重金属中毒。这些电池大小 7～25mm 不等，具有不透光性。由于以上原因纽扣电池必须迅速取出，所以区分硬币和电池至关重要。

食管异物的处理

临床上，通常根据临床表现和进展对症处理[4，13，14]。吞食多个磁铁的患儿如无症状，应密切监测并入院治疗，每隔 4～6 个小时进行体格检查和 X 线检查，必要时洗胃或通过肠镜取出。有症状的患儿 X 线显影不清时，应考虑手术取出。

嵌顿在食管中的纽扣电池必须立即取出。可以通过内窥镜、Foley 导管、食管探条或 Magill 钳移除电池。

当确诊食管异物时，首先应评估病情的紧急性。紧急干预的适应证包括：气道损伤，食管阻塞导致流涎，吞入纽扣电池或磁铁，患儿有腹膜炎症状，或长时间异物嵌顿（>24 小时）[6，30]。

麻醉医生的初步评估包括病史和身体状况，包括过敏史、治疗史和现有的医疗条件。在紧急情况下，所有患儿都应被视为饱腹有误吸风险。术前镇静药物应谨慎使用，过量的镇静药物增加误吸的风险。

麻醉开始时做好基础监测(心电图、脉搏氧饱和度和无创血压)。急诊食管胃肠镜检查时,快速序列诱导是安全、理想的诱导方式。第一,降低误吸的可能性,第二,为患儿提供快速安全的通气方式。然而,许多患儿情况非常危急。麻醉医师需要在持续恶化的患儿没有静脉输液通路的情况下平衡取出食管异物的风险和收益。这可能会带来重大挑战,但在任何情况下患儿的安全都是最重要的。

气道异物

病理生理学和临床表现

气道异物是潜在的危及生命的紧急情况。这些涉及耳鼻喉专科的干预措施对临床麻醉医师来说是一个重大挑战,因为气道异物往往情况紧急,如果不及时处理,可能会产生可怕的并发症。全麻时达到自主呼吸和麻醉深度的平衡是极具挑战性的目标。在高度紧张的过程中,麻醉医师和外科医师之间的沟通对于安全、有效的结果至关重要。

大多数气道异物的患儿年龄不到 3 岁,常见原因为牙齿不完整、不成熟的吞咽反射和不专心的饮食习惯 [20]。吸入的异物种类繁多。临床表现与异物崁顿的位置有关,比如急性呼吸窘迫,喘息,声音嘶哑甚至窒息。

临床表现轻微的患儿仍需取出异物,因为可能出现肺不张、支气管扩张、肺炎或肉芽组织增生等并发症。局部炎症、水肿、细胞浸润和溃疡可能导致气道阻塞,同时造成支气管镜下识别和取出异物更加困难 [22]。严重时甚至导致纵隔炎或气管食管瘘。在梗阻远端,肺部气体无法排出,局部肺气肿、肺不张、缺氧性肺血管收缩、阻塞性肺炎后,可能造成肺部体积减小、坏死性肺炎或肺脓肿、化脓性肺炎或支气管扩张。

对症治疗时需要首先确定异物的类型:有机物可以吸收水分并肿胀,坚果中的油脂会导致局部炎症,尖锐的物体会刺穿气道。临床医师应确认患儿吸入异物的时间,气道水肿、肉芽组织和感染等并发症使异物取出变得更加困难。新吸入的气道异物会随着不停地呛咳而改变位置。随后发生咳嗽、喘息、呼吸困难、发绀,甚至窒息。建议 24～48 小时之内取出异物,因为之后并发症的发生率增加。

气道异物取出术的麻醉时机

异物吸入的临床表现从无到严重气道阻塞,通常是悄无声息的。在没有窒息或异物吸入事件发生的情况下,诊断可能延迟数周至数月,导致肺部疾病恶化 [32]。在健康的儿童中,有突发哽咽、窒息或咳嗽的情况时,患儿的异物吸入史能帮助诊断。

1995 版美国心脏协会(American Heart Association, AHA)的儿科基本生命支持包括气道异物的管理 [2]。当气道阻塞轻微时(患儿咳嗽并发出声音),不推荐积极治疗。应鼓励患儿通过咳嗽来清除异物,密切观察患儿气道阻塞情况。如果气道阻塞严重(患儿无法发出声音),外界应冲击膈膜下腹部(Heimlich 手法),直到物体被排出或患儿无应答。婴幼儿应拍打背部 5 次后拍打胸部 5 次并循环,直到物体被排出或患儿无应答。不推荐拍打腹部婴幼儿,会造成肝脏损伤。

根据气道阻塞程度,异物类型及其阻塞位置决定了外科治疗手段的紧迫性。如果窒息和喉部梗阻症状不断恶化,应由训练过的专业医生通过 18 号针头或导管行紧急环甲膜穿刺术,给氧并正压通气,再送往手术室进一步治疗。

咳嗽或正压通气可造成异物移位,进一步导致肺部损伤。如果异物位于气管,患儿有完全气道阻塞的危险,应立即送往手术室。相反，如果异物阻塞在隆突远端，则完全气道阻塞的风险较小。

明确患儿最后一次进食的时间，评估误吸的风险。最新的综述中有关于气道阻塞致死的报道，但并没有关于误吸胃内容物的报道[16]。因此，延迟取出异物的风险大于饱胃患儿全麻诱导时误吸的风险。在紧急情况下，可以在诱导后插管前通过胃管排空胃液，将误吸的风险降到最低。当情况稳定的患儿行非紧急情况下气管镜时，应适当的禁食。

气道异物的位置与处理

紧急情况下，确定异物的位置非常重要。异物阻塞的位置取决于异物种类及患儿吸入时的体位。左右两侧主支气管与气管的夹角在 15 岁之前是相同的，所以两侧发生气管异物的概率相同[7]。随着生长发育，成人左右主支气管以不同的角度与气管分叉，右主支气管更为锐利，从喉部到支气管是一条更为直的通道，所以进入支气管的异物更多出现在右支气管中[11]。

1 岁以上患儿，喉部和气管的患病率最低，如气道阻塞与破裂。80%～90% 的气道异物发生于支气管。

气道异物的患儿必须及时评估。与食管异物类似，麻醉医师询问病史和体格检查，关注临床表现，评估是否需要紧急气管镜检查。如前所述，麻醉医师应使用 Heimlich 急救法和 PALS 指南对气道阻塞患儿初步治疗。对患者进行基础监测，开放静脉通道。手术室应准备紧急直接显微喉镜 / 支气管镜检查，当患儿无应答时准备环甲膜切开术。

虽然气道异物的评估必须及时，但有时会适当延迟支气管镜检查术的时间。一项研究发现在稳定患儿中，适当的将疑似气道异物的支气管镜检查推迟到择期进行，不会增加发病率，因为择期行支气管镜检查时，富有经验的支气管镜医师和麻醉医师可进行更充分的准备[5, 20, 21]。

麻醉医师的术前准备包括开放静脉通道，尤其是紧急危重情况下。服用抗胆碱能药物，如格隆溴铵或阿托品，可减少分泌物，减缓迷走神经引起的心动过缓，并减少在手术过程中可能出现的支气管痉挛。抗焦虑药，如咪达唑仑，可以缓慢静滴；但是有上呼吸道阻塞和低氧血症的风险[33]。全身麻醉诱导时可以通过吸入七氟醚或静脉麻醉药，根据麻醉和手术计划，确定是否保持自主呼吸。

气道异物取出没有固定的麻醉方式。根据患儿的临床表现和异物阻塞的具体位置决定麻醉药物。一般而言，理想的全身麻醉方式是保留患儿自主呼吸。然而，Chai 等的一项回顾性研究表明，七氟醚和异丙酚静吸复合的麻醉方式的副作用少于静脉输注异丙酚和瑞芬太尼全凭静脉的麻醉方式[8]。然而，另一项患者较少的研究表明，输注异丙酚和瑞芬太尼的全凭静脉是理想的麻醉方式，但屏气和低氧血症等副作用增加[26]。两项研究还发现，局部麻醉的应用降低了喉痉挛、支气管痉挛和气道刺激导致的咳嗽或呕吐。最近，一项对 94 例小儿气道异物的回顾研究表明，异物取出时自主呼吸或控制呼吸对副作用的发生率无影响，但仍需要进一步研究来明确每种通气支持模式与副作用的关系[18]。

关于患儿应该自主呼吸或控制呼吸是一直存在争论的。患儿自主呼吸的优点包括 V/Q 正常、肺泡通气良好并且无气压伤。缺点包括难以达到足够的麻醉深度、难以抑制气道反射和难以在手术时控制患儿体动[32]。控制呼吸的患儿会使用肌肉松弛药，并在呼吸暂停时开始正压通气。优点包括理想的麻醉深度、充分的氧合和通气及控制患儿的呛咳和体动[19]。正压通气的缺点包括异物向远端移位，呼吸暂停时出现氧合血红蛋白分离及气压伤的风险，特别是在使用高频喷射通气的情况下[17, 26, 33]。

每个麻醉医师在麻醉方式、麻醉用药和通气模式的选择各不相同。每个方面应与耳鼻喉科医师进行讨论，包括手术过程中可能发生的变化。急诊气道异物取出术时，患儿应有足够的麻醉深度、暂时制动以及抑制气道反射[15]，这需要外科医师、麻醉医师和护理团队之间的相互协调。

其他部位的异物

儿科麻醉医师遇到的其他异物取出包括鼻腔和耳内异物。这类异物阻塞发生率少于食管或气道异物，但它们可以在几周、几个月甚至几年内无临床表现[4]。麻醉关注点与食管和气道异物类似：禁食禁饮时间、临床表现和事件紧急性。

鼻腔异物时，如果异物移位到气道，导致难以控制的鼻出血，过度的黏膜损伤甚至导致全身感染等严重症状，如鼻窦炎或脑膜炎，需要异物紧急取出[31]。麻醉医师应与外科医师充分沟通，给予适当的镇静或全身麻醉。症状较轻且充分禁饮禁食的患儿可以通过吸入或静脉镇静麻醉，保持自主呼吸。除此之外，在未禁食禁饮、不断呕吐、容易误吸的患儿中，全身麻醉下行气管插管是必须的。

耳内异物的患儿可以行类似的麻醉方式。大多数患者耳朵不适或疼痛的症状很少。镇静或使用吸入或静脉药物的全身麻醉通常满足耳内异物取出术的麻醉深度。

预期结果

手术结束后，患儿的表现与是否插管、麻醉方式、患儿的自身因素有关。有些患儿情况紧急，甚至出现喉痉挛；因此，应经常吸引分泌物。某些情况复杂的患儿，如气道损伤和水肿，可能需要选择性插管和术后辅助通气。

无并发症的支气管镜检查可以尽早出院。一项研究表明，187 名（65%）患儿在硬性支气管镜检查后 4 小时内出院回家[28]。另一项研究中，82 名（60.7%）儿童的住院天数 < 1 天[27]。肺部病变恢复缓慢会导致延迟出院。术前 X 线片上显示炎症，术后肺部病变加重以及长时间的支气管检查术都预示恢复期延长[9, 23]。Ciftci 等发现有术后并发症的儿童支气管镜检查时间（57 ± 2.9 分钟 vs 23 ± 1.2 分钟）比无并发症儿童延长[10]。Chen 等发现术后苏醒时间延迟的患儿及异物类型为种子的患儿术后低氧血症发生率增加[7]。

（朱昊臻　译）

参考文献

1. Altkorn R, Chen X, Milkovich S, et al. Fatal and non-fatal food injuries among children (aged 0–14 years). Int J Pediatr Otorhinolaryngol. 2008;72:1041–6.
2. American Heart Association. 2005 American Heart Association (AHA) guidelines for cardiopulmonary resuscitation (CPR) and emergency cardiovascular care (ECC) of pediatric and neonatal patients: pediatric basic life support. Pediatrics. 2006;117:e989–e1004.
3. Arjan B.(Sebastian) van As, et al. Food foreign body injuries. Int J Pediatr Otorhinolaryngol. 2012;76:S20–5.
4. Baliga SK, Hussain D, Sarfraz SL, Hartung RU. Magnetic attraction: dual complications in a single case. J Coll Physicians Surg Pak. 2008;18(7):440–1.
5. Berger PE, Kuhn JP, Kuhns LR. Computed tomography and the occult tracheobronchial foreign body. Radiology. 1980;134(1):133–5.
6. Cai Y, Li W, Chen K. Efficacy and safety of Spontaneous ventilation technique using dexedetoidine for rigid Bronchoscopic airway foreign body removal in children. Pediatr Anesth. 2013;23:1048–53.
7. Chen LH, Zhang X, Li SQ, Liu YQ, Zhang TY, Wu JZ. The risk factors for hypoxemia in children younger than 5 years old undergoing rigid bronchoscopy for foreign body removal. Anesth Analg. 2009;109:1079–84.

8. Chai J, Wu X, Han N, Wang L, Chen W. A retrospective study of anesthesia during rigid bronchoscopy for airway foreign body removal in children: propofol and sevoflurane with spontaneous ventilation. Pediatr Anesth. 2014;24:1031–6.
9. Chung MK, Jeong HS, Ahn KM, Park SH, Cho JK, Son YI, Baek CH. Pulmonary recovery after rigid bronchoscopic retrieval of airway foreign body. Laryngoscope. 2007;117:303–7.
10. Ciftci AO, Bingol-Kologlu M, Senocak ME, Tanyel FC, Buyukpamukcu N. Bronchoscopy for evaluation of foreign body aspiration in children. J Pediatr Surg. 2003;38:1170–6.
11. Cleveland RH. Symmetry of bronchial angles in children. Radiology. 1979;133(1):89–93.
12. Cortes C, Silva C. Accidental ingestion of magnets in children. Report of three cases. Rev Med Chil. 2006;134(10):1315–9.
13. Derek S, Koca T, Serdaroglu F, Akcam M. Foreign body ingestion in children. Turk Pediatri Ars. 2015;50:234–40.
14. Durko A, Czkwianianc E, Bak-Romaniszyn L, Malecka-Panas E. Accidental ingestion of two magnets–aggressive or prolonged approach? Pol Merkur Lekarski. 2007;22(131):416–8.
15. Farrell PT. Rigid bronchoscopy for foreign body removal: anaesthesia and ventilation. Pediatr Anesth. 2004;14:84–9.
16. Fidkowski CW, Zheng H, Firth PG. The anesthetic considerations of tracheobronchial foreign bodies in children: a literature review of 12,979 cases. Anesth Analg. 2010;111:1016–25.
17. Hu S, Dong H, Sun Y, Xiong D, Zhang H, Chen S, Xiong L. Anesthesia with sevoflurane and remifentanil under spontaneous respiration assisted with high-frequency jet ventilation for tracheobronchial foreign body removal in 586 children. Pediatr Anesth. 2012;22:1100–4.
18. Litman RS, Ponnuri J, Trogan I. Anesthesia for tracheal or bronchial foreign body removal in children: an analysis of ninety-four cases. Anesth Analg. 2000;91:1389–91.
19. Liu J, Xiao K, Lv X. Anesthesia and ventilation for removal of airway foreign bodies in 35 infants. Int J Clin Exp Med. 2014;7:5852–6.
20. Mani N, Soma M, Massey S, Albert D, Bailey CM. Removal of inhaled foreign bodies—middle of the night or the next morning? Int J Pediatr Otorhinolaryngol. 2009;73:1085–9.
21. National Safety Council, Injury Facts 2015. Available at: http://www.nsc.org/learn/safety-knowledge/Pages/injury-facts.aspx. Accessed on 24 Nov 2015.
22. Oke V, Vadde R, Munigikar P, Bhattarai B, Agu C, Basunia R, et al. Use of flexible bronchoscopy in an adult for removal of an aspirated foreign body at a community hospital. J Community Hosp Intern Med Perspect. 2015;5(5):28589.
23. Roh JL, Hong SJ. Lung recovery after rigid bronchoscopic removal of tracheobronchial foreign bodies in children. Int J Pediatr Otorhinolaryngol. 2008;72:635–41.
24. Salih AM, Alkaki M, Alam-Elhuda DM. Airway foreign bodies: a critical review for a common pediatric emergency. World J Emerg Med. 2016;7:5–12.
25. Sharpe SJ, Rochette LM, Smith GA. Pediatric battery-related emergency department visits in the United States, 1999–2009. Pediatrics. 2012;129(6):1111–7. https://doi.org/10.1542/peds.2011-0012.
26. Shen X, Hu C, Ye M, Che Y. Propofol–remifentanil intravenous anesthesia and spontaneous ventilation for airway foreign body removal in children with preoperative respiratory impairment. Pediatr Anesth. 2012;22:1166–70.
27. Tan HK, Brown K, McGill T, Kenna MA, Lund DP, Healy GB. Airway foreign bodies (FB): a 10-year review. Int J Pediatr Otorhinolaryngol. 2000;56:91–9.
28. Tomaske M, Gerber AC, Weiss M. Anesthesia and peri-interventional morbidity of rigid bronchoscopy for tracheobronchial foreign body diagnosis and removal. Paediatr Anaesth. 2006;16:123–9.
29. Tseng HJ, Hanna TN, Shuaib W, Aized M, Khosa F, Linnau KF. Imaging foreign bodies: ingested, aspirated, and inserted. Ann Emerg Med. 2015;66:570.
30. Wright CC, Closson FT. Updates in pediatric gastrointestinal foreign bodies. Pediatr Clin N Am. 2013;60:1221–39.
31. Yasny JS. Nasal foreign bodies in children: considerations for the anesthesiologist. Pediatr Anesth. 2011;21:1100–2.
32. Zain ZN, O'Conner TZ, Berde CB. Management of tracheobronchial and esophageal foreign bodies in children: a survey study. J Clin Anesth. 1994;6:28–32.
33. Zur KB, Litman RS. Pediatric airway foreign body retrieval: surgical and anesthetic perspectives. Pediatr Anesth. 2009;19(Suppl. 1):109–17.

第12章
头颈部创伤修复手术的麻醉

12

Sean W. Gallagher and Andrew R. Scott

引言

各年龄段儿童均会发生头颈部创伤；然而，损伤机制可能因地理位置、人口密度和文化影响各有差异[1]。与成人相比，儿童骨骼柔韧性和生理特征的差异造成了颌面部和气管损伤的特定类型。患儿的初步评估受许多因素的影响。患儿由于疼痛、血液、分泌物、生理结构改变、恐惧和不配合医师而影响体格检查顺利进行。明确面部损伤类型有利于治疗期间气道的管理[2]。受伤的位置涉及头颈部区域时，生命体征稳定的患者行影像学检查，而危重患者需要立即干预以确保气道和血流动力学的稳定[3]。

本章将重点介绍潜在的困难气道，并关注儿童头颈部创伤手术麻醉过程中遇到的问题。深入了解头颈部解剖学及外科修复的目标，指导儿科麻醉医师选择适当的气道管理方式，预测在颌面部创伤患儿中诱导、维持和苏醒期可能遇见的潜在问题。

解剖结构

明确中面部、下颌骨和颈部的解剖边界有助于头颈部创伤外科修复期间的气道管理。

面部水平三等分可分为上面部或前额区、中面部和下面部或下颌区（图12.1a）。上面部由包括上眶缘的额骨组成。中面部上界为颧额缝/眶下缘，下界为上前列，后缘为蝶筛骨交界处和翼板。中面部包括上颌骨、鼻甲、颧骨、腭骨、鼻骨、泪骨和筛骨，对称存在。下面部由下颌骨组成，下颌颏部隆起向前投影于软组织。侧面看，下颌支位于咬肌下方，通过髁突与颅骨相接。

颈部由颈椎、肌肉和软组织组成。颈部的脏器包括血运丰富的结构（甲状腺）和中线上围绕喉和气管等软组织结构的大血管。甲状腺、会厌、杓状软骨和环状软骨构成了喉部骨架，也是口咽和肺部胸腔之间空气交换的重要通道。儿童颈部水平分为3个区域，与成人颈部创伤分类所使用的分区相同（图12.1b）。

婴幼儿和儿童的头颈比例不同于成人[4, 5]。新生儿的喉部位置较高，位于椎体 C_3 水平，通常位于舌骨背面而不是其下方[6]。从婴幼儿期开始持续到青春期，喉部大约下降到椎体 C_6 水平。因此，颈部的长度变得更长，改变了头身比。

上面部创伤

前额和上面部的创伤不会带来紧急气道梗阻；然而，颅内损伤带来的精神状态变化会导致误吸和气道损伤。颅内损伤相关

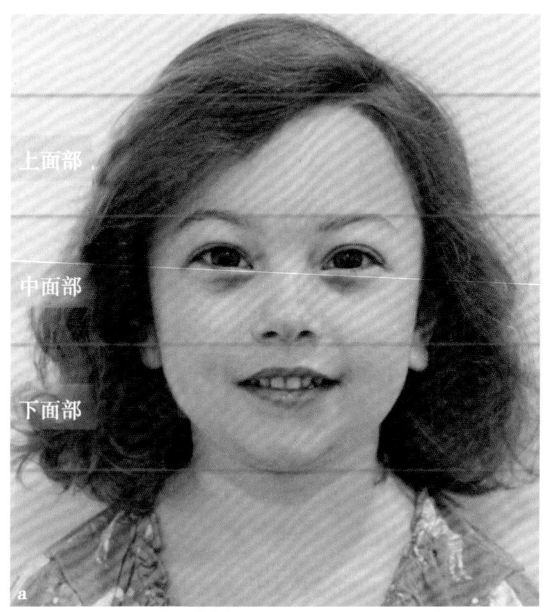

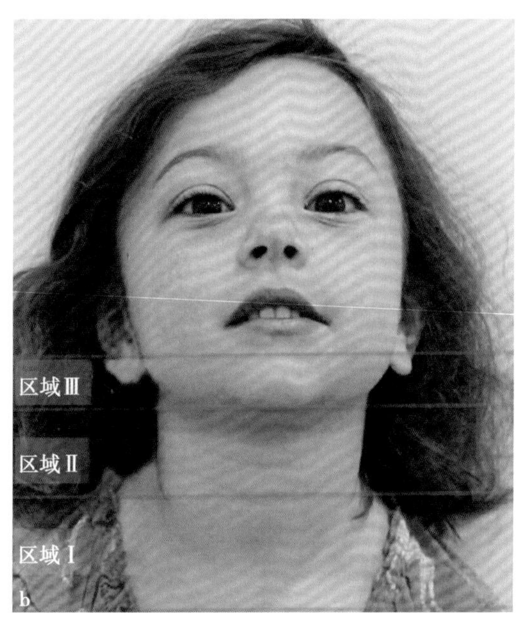

图 12.1　(a)面部水平三等分可分为上面部或前额区、中面部和下面部或下颌区。(b)颈部创伤分类：锁骨下方和环状软骨上方为Ⅰ级；环状软骨和下颌角之间为Ⅱ级；下颌角延伸到颅底为Ⅲ级。当头部处于直立或屈曲位时，关注保护患儿颈部免受暴露的颈罩大小选择

的具体麻醉管理涉及许多方面，本章不再赘述。额部骨折及软组织损伤而无颅内病变的患儿，依照一般手术常规进行。如果在手术过程中需要解剖面神经，应避免使用长效肌松药。如果在眉部区域使用大量含有肾上腺素的局麻药，则向下扩散导致瞳孔变化(同侧瞳孔扩大)。这种情况下，建议术前检查瞳孔大小及对光反射等，这样可以避免在苏醒过程中引起不必要的恐慌。

中面部创伤

中面部创伤的骨骼表现为中面部与颅底的部分或完全分离。Le Fort 创伤分类通常用于描述常见的中面部创伤类型[7-9]。

Le Fort Ⅰ型骨折范围

又称为上颌骨水平骨折或 Guérin 骨折，上颌骨水平骨折导致上牙列与上面部分离。骨折线累及翼板，穿过牙槽嵴、鼻腔下侧壁和上颌窦下外侧壁(图 12.2)。

Le Fort Ⅱ型骨折范围

又称为上颌骨中位骨折或锥形骨折，其形似三角形，骨折线从鼻额缝向两侧横过牙槽嵴、上颌骨侧壁、眶下缘和鼻骨至翼突(见图 12.2)。

Le Fort Ⅲ型骨折范围

Le Fort Ⅲ型骨折线自鼻额缝横过颧额缝、横跨眶壁和颧弓向后下至翼突，形成颅面分离(见图 12.2)。

特殊考虑因素

由于上颌的牙槽突与颅底水平分离，上颌弓在口腔内游离不稳定。软组织的收缩力可使腭部向后回缩，鼻咽部受损。上颌骨及附着的软腭组织脱垂会导致上呼吸道梗阻，当患者处于仰卧位时，梗阻会加重。同

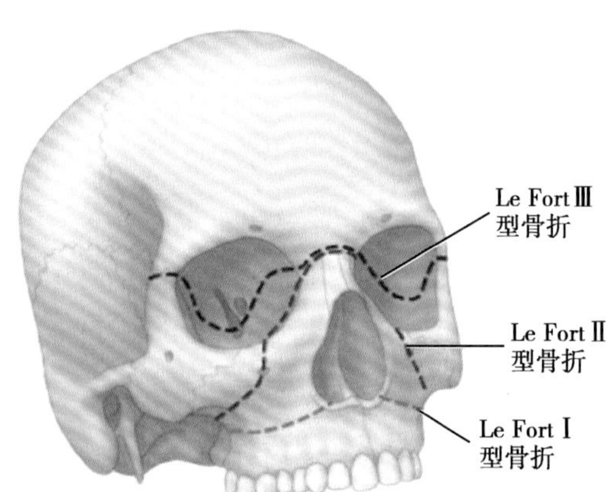

图 12.2 Le Fort 创伤分类：(a)Le Fort Ⅰ型骨折为腭部与颅骨的分开；(b)Le Fort Ⅱ型骨折在鼻额交界处中点从鼻根部向两侧延伸，中面部可游离；(c)Le Fort Ⅲ型骨折为颅面分离，骨折线通过颧额缝向后下至翼突，使面部与颅骨其余部分不稳定

时由于新生儿、婴幼儿和学步儿童等主要通过鼻腔呼吸，在诱导时存在很大的气道梗阻风险。麻醉诱导前尝试各种体位可能有助于插管前预测气道梗阻。

Le Fort Ⅰ型骨折的修复需要颌间固定(mandibulomaxillary fixation，MMF)恢复咬合。因此，传统的经口插管方式是禁忌的，需要麻醉医师经鼻插管，但由于上述原因，经鼻插管会有一定的难度。气管导管放置磨牙后和下颌骨下方作为替代方法将在后面讨论。

眼眶骨折

眼眶骨折时可能涉及眼球受损及眼外肌移位牵拉或嵌顿。在儿童和青少年中，眼球受到压力或刺激导致迷走神经张力增加，表现为眼心反射[10]。眼眶外伤时顽固性低血压、心律失常或心动过缓是紧急干预的指征。眶底骨折修复手术需拉紧眼球和眶周组织，可导致在修复过程中持续的血流动力学变化(图 12.3)。术前眼压显著升高，麻醉诱导和维持药物的选择应慎重[11, 12]。局部和全身药物的使用，如利尿剂，可能会影响患者的麻醉方案。最后，眼眶骨折修复手术可以使用角膜胶原膜保护眼睛。建议大量使用泪液润滑和冲洗，防止角膜擦伤。除此之外，术中所用角膜胶原膜是黑色的，应在术中计数，因为未取出该异物，被误认为“瞳孔散大”或患者瞳孔对光反射缺失，会在苏醒室引起恐慌。

软组织损伤

累及中面部软组织的损伤相对常见。涉及面部的撕裂和撕脱伤可能会因面神经分支的损伤而复杂化，需要紧急手术探查和移植神经。涉及面部的深层软组织损伤可能涉及腮腺的唾液管，眼睑的损伤可能需要修复泪道。神经损伤时，必须在 48～72 小时内行手术探查，此时损伤部位远端的受累神经轴突还未发生沃勒变性或脱髓鞘。此时，麻醉诱导及维持期间应使用短效肌松药或根本不使用(图 12.4)。在唾液或泪道损伤的情况下，应避免使用抗胆碱药如格隆溴铵，因为一定程度的基础唾液和泪液流动有助于外科医生发现和修复创伤组织中的微小结构。

鼻部的软组织损伤需要手术清创或立即植皮或皮瓣移植，以减少瘢痕挛缩。使用口腔直角气管导管(right angle endotracheal，RAE)经口插管固定在下颌，不改变鼻部及上颌周围的软组织结构，也不影响手术。或者可以将 RAE 管固定在颏唇沟处。

麻醉诱导

中面部损伤患者的最佳麻醉诱导方案包括开放静脉输液通路、预防饱胃误吸的有效措施等细节。这些骨折修复手术大部分遵循禁食禁饮指导方针。有并发症的患者应在禁食前置入静脉针适量补液。患者单纯 Le Fort 骨折、眼眶骨折或软组织损伤时普通诱导方式是安全的。吸入诱导是新生儿、婴

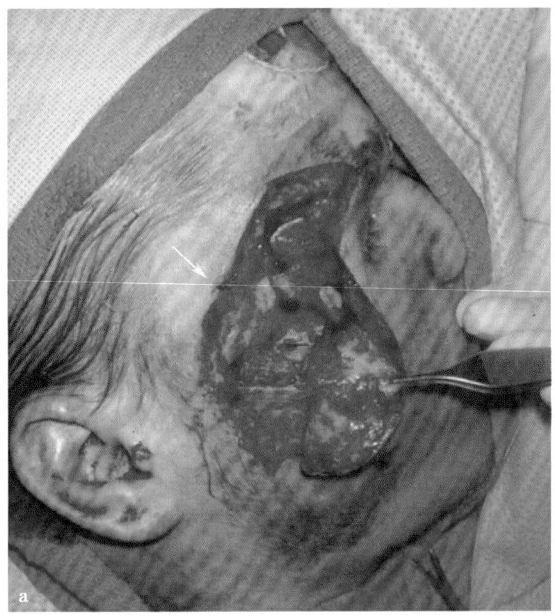

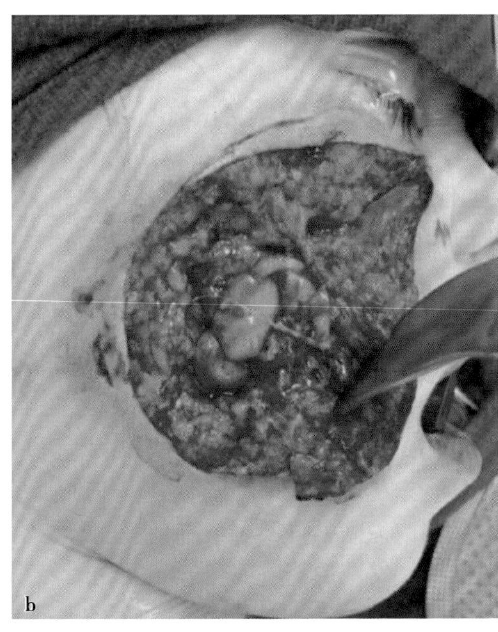

图 12.3　两个术中面神经监测的即时伤口探查的病例：(a)患儿的颞部撕脱伤。箭头指示急诊室内创伤的缝合止血。在随后的伤口探查中发现损伤了面神经的颞支。剪开血管缝合线后，前额的运动恢复。(b)一名8岁女孩被狗咬伤，面神经颊支损伤，导致中面部瘫痪。6个月后行神经端侧吻合移植修复术，恢复面部病情，但出现持续的鼻肌无力

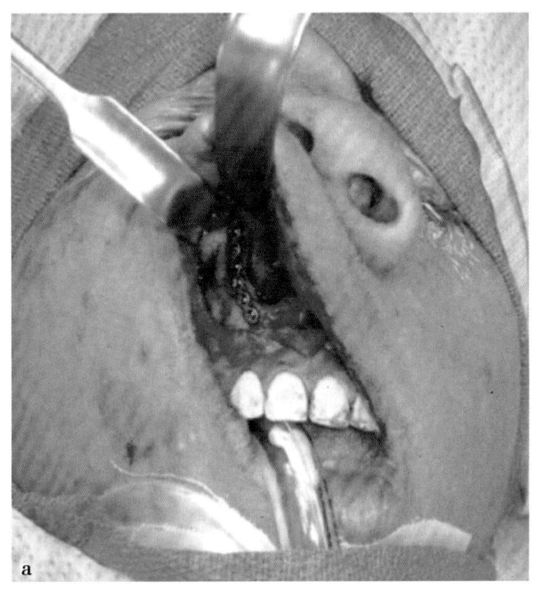

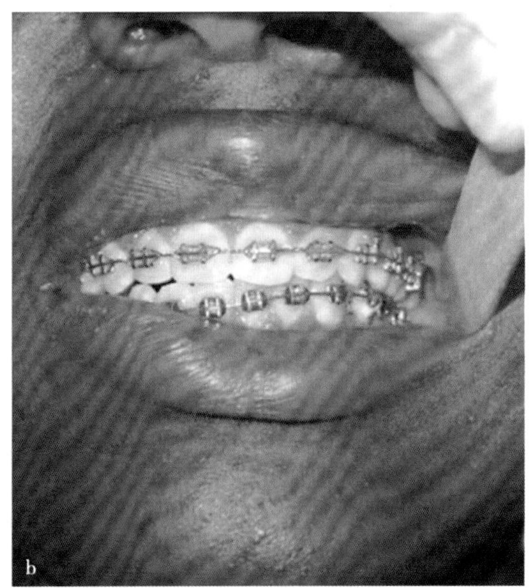

图 12.4　在中面部骨折不影响咬合的情况下，可以经口插管。如果修复上牙龈或鼻腔，可以使用口腔直角气管导管(RAE)固定在下唇上(a)。术中需要固定上下颌恢复咬合情况时(b)，气管导管必须固定在咬合路径之外。一般是经鼻气管插管，如果患者颅底、鼻腔或鼻咽部创伤，可以考虑其他方法(下颌下或颏下径路气管插管或气管切开术)

幼儿的理想选择，因为保留自主呼吸。大龄患儿可安全使用静脉药物诱导。诱导期间上呼吸道梗阻时可以使用口咽通气道。在没有颅底骨折的情况下，可以使用鼻咽通气道，但可能会导致鼻腔出血。当计划经鼻插管时，配合良好的大龄患儿应在麻醉诱导前使用羟甲唑啉减少鼻腔出血[13]。对于年龄较小的患儿，可以在麻醉诱导后给予羟甲唑啉[注：作者建议在所有年龄的患儿中使用羟甲唑啉，而不是去氧肾上腺素（"儿童阿氟啉"），因为后者可能通过静脉吸收引起血流动力学变化，引起心动过速或心律失常[14,15]；相反，"成人阿氟啉"或羟甲唑啉在婴幼儿中是一种更安全的药物]。当患儿需要紧急干预时（气道损伤，同时伴随神经损伤和/或骨折），诱导方案会发生变化。如果患者已禁食禁饮，诱导可以如上所述进行。然而，当患儿饱胃时，应使用快速静脉序贯诱导。在麻醉诱导前，麻醉医师应该考虑好是否在插管时按压环状软骨，因为这种做法在减少误吸和加剧头颈部损伤方面仍有争议性。怀疑颈椎或气管损伤时，建议减小颈部运动度。

气道管理

面部损伤患儿诱导时，由于疼痛和水肿，面罩通气时密封性差。较大的面罩可以解决面罩密封性问题。面罩正压通气时，有将鼻腔或鼻咽中的血栓排入口腔的可能性，导致出血或误吸，增加了气管内导管放置的难度，甚至支气管痉挛或喉痉挛[16]。在这些患者中，难以排除上呼吸道梗阻。经典的辅助手段，如抬下颌、增大张口度和屈颈（安全时屈颈），可辅助通气[17]。口咽通气道可用于缓解气道梗阻，在鼻腔或颅底骨折时鼻咽通气道禁忌使用，因为有鼻出血和气管导管错位误入颅内的风险[18]。

Le Fort骨折手术目的是纠正咬合（图12.5），术中需要颌间固定的。重建咬合面时，所有牙齿相互对齐，因此不能经口插管，需使用其他方案来固定气管导管[19]。鼻咽部结构完整时，可以经鼻插管。如果有颅底骨折，鼻部损伤，或上颌脱垂等情况，应避免经鼻

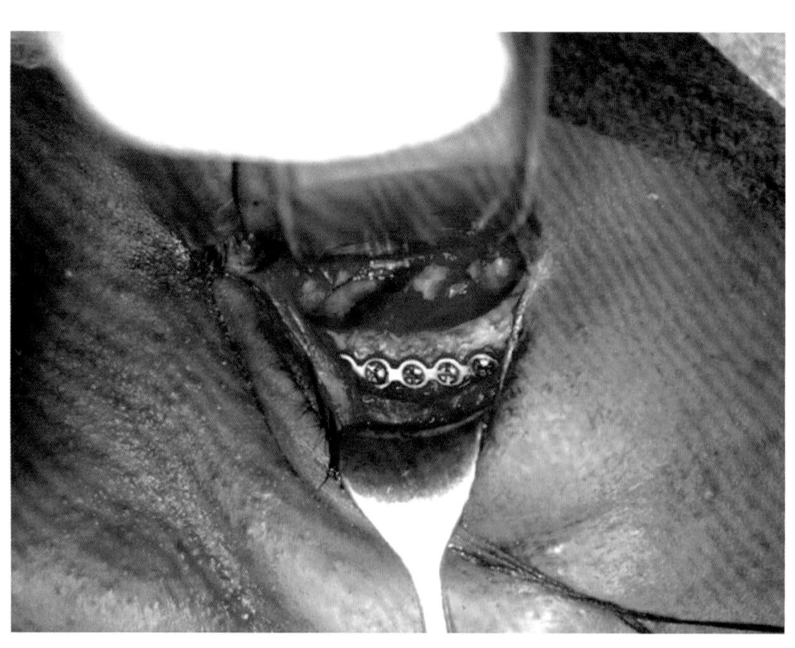

图12.5 青少年眶下缘骨折向后上延伸至眶底的微型钢板

插管。传统的气管导管可以经口插管，随后固定在下颌或颏下位置。

Hernández 在 1986 年首次报道过颏下径路气管内插管的病例，可以减少颌面外科手术患者气管切开[20]。首先，使用钢丝加强型气管导管经口插管。然后在患者面部骨折对侧下颌下或颏下三角区，下颌缘下一个指宽处皮肤切开一个切口，沿下颌骨内侧面向口底钝性分离，形成口底舌下通道。因气管导管后端的连接管较粗，气管导管穿出下颌前需将后端的连接管去掉，依次把气管导管套囊的充气管和气管导管的远端从口底向颏下切口引出口腔外，再重新接上连接管，固定在颏下三角区。将气管导管与周围组织缝合，防止导管向后移位缩至下颌下通道，在拔管前充分吸引时，很容易发生这种情况[21,22]。

如果患儿牙齿缺失，或者他们的第三磨牙还未长出，可行磨牙入路气管插管。普通气管导管经口置入，固定在磨牙后或缺失的牙齿缝隙处。左侧磨牙入路气管插管用于患儿有很大的优势。Arora 等报道，80 名患儿中有 79 名（99%）可行磨牙入路气管插管，同时保持咬合[23]。

当使用标准 RAE 管或上述插管方式之一时，气管内导管固定必须对面部组织影响小，特别是面部切口用于修复多发骨折时。气管导管固定到下唇中线是最常用的固定方法（见图 12.5）；如果经鼻插管、正中入路气管内插管、磨牙入路气管内插管、下颌下或颏下径路气管内插管均不适用，患者应行气管切开术。

麻醉维持

患儿中绝大多数行标准麻醉维持策略。吸入性麻醉药、阿片类药物和肌肉松弛药可提供足够的麻醉深度，同时保持血流动力学的稳定性。在整个麻醉过程中应保持正常血压，目标是平均动脉压下降不超过基础血压的 20%。末端循环灌注的问题，尤其是合并一些慢性神经认知功能缺陷的疾病，应慎重考虑控制性降压的策略。可以使用周围神经监测，避免过度使用肌肉松弛药。可以采用无肌松药的气管插管，也可以用短效肌松药（琥珀酰胆碱）或中效肌松药（罗库溴铵）的最低有效剂量。地塞米松帮助减少术后恶心和呕吐的发生率，辅助镇痛并减少气道水肿，剂量为 0.5mg/kg 静脉推注，最大剂量 10mg。面部骨折的患儿气道水肿的风险极小，可减少地塞米松剂量至 0.1mg/kg，最大剂量 4mg[24,25]。使用神经监测的病例中，瑞芬太尼持续输注可以维持肌肉松弛，还可降低拔管期间咳嗽的风险[26]。对乙酰氨基酚、右旋美托咪啶和酮咯酸有镇痛作用，可降低阿片类药物的使用剂量[27]。使用胃管来清除胃液有刺激性，会加重术后的呕吐。可以在手术结束时应用 5-HT_3 受体拮抗剂，如昂丹司琼 0.1mg/kg，最大剂量 4mg。

急诊手术

中面部创伤的患儿常规在手术室拔管。由于上颌骨稳定，诱导时没有上颌脱垂的风险。但是，由于黏膜水肿和鼻腔血块，鼻腔通畅性仍受影响。急诊手术时需降低患儿呛咳风险或面罩通气。中面部创伤时呛咳引起的颅内压升高影响不大，因为患儿血压升高具有止血效果。同样，面罩正压通气会增加术后出血的风险。在麻醉维持期间适当的镇静和镇痛药物可以减少这些情况。静脉输注瑞芬太尼或异丙酚降低拔管时呛咳的发生率。压力支持通气或术后自主呼吸有助于拔管，因为过度通气的患者对长效镇痛药和镇静药有耐受性。患儿应满足拔管标准后拔管。除非术后仍需颌间固定保持咬合关系，使用颏下或下颌下径路气管插管的患儿应在上颌或下颌骨修复手术结束时转换为经口固定气管导管。任何颏下或下颌下径路气管导管移除后应缝合皮肤创面。

重述要点

- 腭部脱垂导致鼻咽部的气道梗阻
- 吸入诱导更佳
- 面罩通气密封性不佳时推荐使用更大的面罩
- 上呼吸道梗阻时置入口咽通气道
- 避免使用鼻咽气道
- 鼻出血可导致喉痉挛，使麻醉诱导与急诊手术复杂化
- 用直的或预定型的 RAE 气管导管经口插管
- 标准化麻醉维持策略
- 术中压迫眼眶导致眼心反射
- 必要时神经监测
- 标准化急诊方案

下面部创伤

下颌骨折

儿童下颌骨折不一定需要手术治疗。稳定的或“有利型”骨折可以进流食并保守治疗。根据骨折稳定与否，骨折分为有利型或不利型。稳定性骨折是指通过咀嚼肌的拉力保持骨骼边缘稳定的骨折。需要复位和固定的移动性骨折，如错𬌗畸形的骨折，如果不行 MMF 或颌间结扎，无法有效地固定[28]。接受下颌骨折修复手术的患儿需要在术中进行 MMF，并在术后维持 2～3 周。部分患儿通过可吸收线或钛板网内固定咬合关系。但在青少年儿童中，钛板网需要拆除，以免限制生长或咬合畸形。

儿童下颌骨折与成人骨折略有不同。儿童的牙齿钙化发育程度不同，下颌骨折在结构上略有不同，尤其是症状、形态结构及包含牙囊或未萌恒牙的下颌支等方面（图 12.6a）。蕾状期的牙胚从舌侧延伸到颊部舌面，是下颌骨骨质薄弱区域。这些牙囊经常牵涉到髁突和下颌角的骨折（图 12.6b）。患儿骨折分类与外力的大小及方向有关，下颌骨突然受到外力冲击，比如儿童跌落下巴着地或下面部钝性撞击等。外力作用于下颌骨体部时，薄弱区域的髁突颈将发生骨折。一般髁突中低位骨折保守治疗，2～3 周进流食，错𬌗畸形和开𬌗畸形相关的骨折需要颌间固定手术，排列校准骨折碎片并恢复下颌高度。成人或青少年下颌骨折患者中，通过颌间固定以恒牙作为锚将上下颌骨固定，对齐咬合关系。在有乳牙或混合牙列的儿童中，乳牙的根部不足以承受颌间固定时维持咬合关系的外力。在年轻的患者中，可能需要颌间结扎。一般学龄儿童可以使用带钩牙弓夹板颌间固定（图 12.6a 和 c）。制作和放置夹板时需要将气管内导管放置在咬合平面之外，一般选择经鼻插管。然而，在需要颌间固定的患者中，中面部的创伤限制了经鼻气管插管的使用，可以考虑其他插管方法，如磨牙入路气管内插管、下颌下或颏下径路气管内插管。

当患者合并神经损伤、肢体创伤或腹部损伤时，考虑到后续复杂手术步骤，可以选择气管切开术。

其他考虑因素

在需要建立人工气道的急诊创伤中，牙齿碎片或松动的牙列可能会影响插管或拔管。虽然咽部和气道内的牙齿碎片可以在影像学上被识别；但在插管或拔管前，外科医生和麻醉医师应确认所有碎片均已从呼吸道中移除，以防误吸。

麻醉诱导

下颌骨折患者的诱导与中面部骨折的诱导方式大致相同。对于较大年龄的患儿，麻醉医师和外科医生应在诱导给予镇静药之前对牙齿及骨折碎片进行评估。遵守指南控制禁食禁饮时间，但在近期口腔出血或疼痛管理不佳的患者中，按饱胃处理。

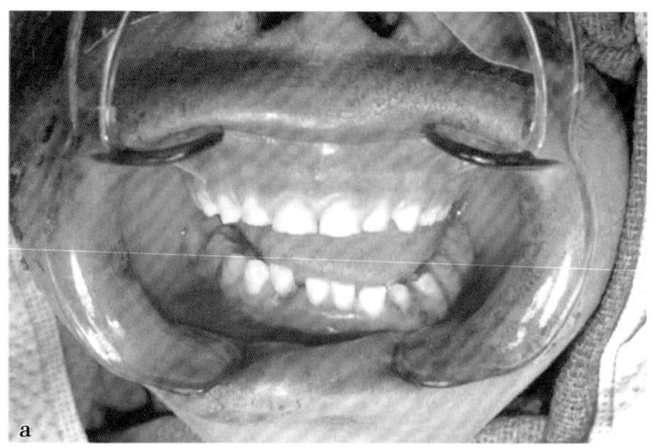

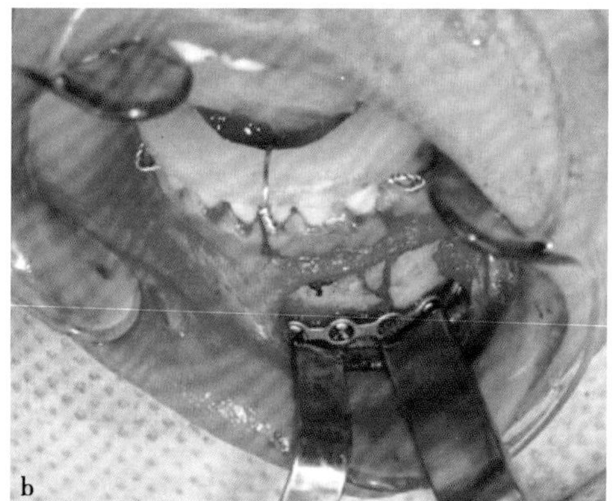

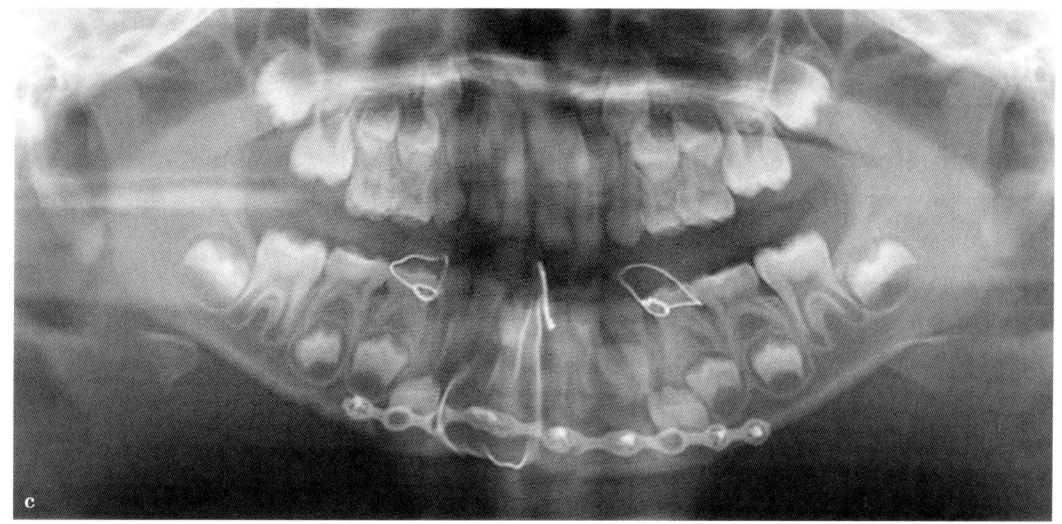

图 12.6　(a)1 例 6 岁患儿双侧髁突囊内骨折，牙齿排列不规则，骨折处有间隙形成。(b)用微型钛板和牙弓夹板进行内固定。下颌骨周围的钢丝用于固定夹板。(c)钛板固定后下颌骨的 Panorex 片。请注意下颌弓内的牙囊；两条髁突骨折线都通过一个牙囊

气道管理

下颌骨折患者的气道管理与中面部骨折大致相同，但有几个注意点。在双侧骨折的情况下，上抬下颌不能抬高舌体。如果不能缓解上气道阻塞，应尽早使用鼻咽通气道。经鼻插管是保证气道安全的主要途径。向前牵拉下颌或舌体也可以改善呼吸道阻塞。经鼻插管是这些患者首选的气道管理途径。如果经鼻插管是禁忌证，麻醉医师可以考虑磨牙入路气管内插管、下颌下或颏下路径气管内插管。

麻醉维持

标准化的麻醉维持方案，如在中面部创伤部分所述。

急诊手术

与中面部创伤患者相似，这些患者可在手术室拔管。需与手术医生重点讨论颌间固定的保留。这些患者应在完全符合拔管标准后拔管。在拔管失败的情况下，外科医

生应立即取出颌间固定。如果病人拔管失败，应重新插管。在这种情况下，建议经口气管插管快速重建气道保证通气和氧合。

舌/口底/口咽部

特殊考虑因素

口腔及口咽部的软组织损伤在儿童中很常见，其中大部分为穿透伤，是最常见的损伤类型。大多数口咽部创伤的患儿不需要麻醉或插管建立人工气道，但也有一些特殊情况值得注意。

舌部和口底的损伤很少需要手术修复，但在感染时会恢复延迟。在这种情况下，儿童表现出口腔水肿的症状和体征，与 Ludwig 心绞痛症状相似，伴有流涎、伸舌、口底抬高和强迫性鼻呼吸[29]。在这种情况下，使用鼻咽通气道可以有效通气。放置喉罩或经口插管通常是禁忌证；在这种情况下，经鼻纤支镜插管是建立人工气道的推荐方式。在舌部撕裂或部分撕脱的时，经鼻插管也是有利的。在舌部和口底前部损伤修复手术后，拔管时因软组织水肿而复杂化。在一些感染的患者中，根据外科医生的倾向，皮质醇激素的使用可能是禁忌的。在这种情况下，建议用鼻咽通气道替换鼻腔内气管导管，以防突发呼吸道阻塞。一旦患儿足够清醒可以自主呼吸时，移除鼻咽通气道（患儿也可自行拔出）。

极少数情况下，口咽部的穿透伤需要神经影像学来评估大血管的损伤，如颈动脉夹层或假性动脉瘤。这些案例通常涉及年幼的儿童，他们在跑步时摔倒，嘴里含有尖锐物体。由于这些患儿年龄较小，成像过程中需要静脉注射造影剂和制动，检查通常需要镇静。当咽部有穿透伤时，颈部有喘鸣声；涉及下咽较深的损伤导致纵隔气肿。在这种情况下，诱导和急救期间限制使用正压通气。

麻醉诱导

这些患者的诱导参照标准的儿科患者诱导。术前评估包括患者仰卧位时气道通畅性，保证良好的通气。如果患者呼吸困难，应高度怀疑诱导后上呼吸道完全塌陷。此时，鼻咽通气道可解除梗阻。其余抢救措施包括快速经鼻插管或经口插管。

气道管理

在口腔内手术操作时，首选经鼻插管。如果经鼻插管是禁忌，与术者充分沟通，行经口或磨牙入路气管内插管，气管切开是最后的选择。

麻醉维持

这些患者的麻醉维持参照标准麻醉用药。很少使用神经监测，可以使用肌肉松弛药。如果术野有感染，避免使用地塞米松。

急诊手术

一般急诊患者情况较为稳定。应注意评估口咽部情况，以防拔管后气道阻塞。可以使用鼻咽通气道保证气道通畅性。

软组织损伤

面部下三分之一的软组织撕脱和穿透伤可能累及脑神经，需要修复或移植手术。当需要术中神经监测时，肌肉松弛药物可能需要调整。

复杂的口周软组织创伤，通常是狗咬伤后的情况，需要全身麻醉下进行修复。使用经鼻插管将鼻导管 RAE 管用胶带固定到眉间区域或下眼睑区域，不会牵拉口周软组织，促进软组织修复（图 12.7）。

特殊考虑因素

麻醉诱导

面罩密封不良导致面罩通气困难时，患者的麻醉诱导变得复杂。可以诱导前使用镇痛药，增加面罩耐受性。

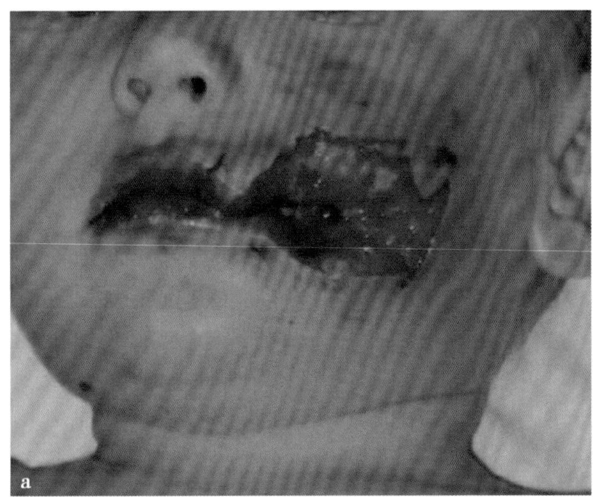

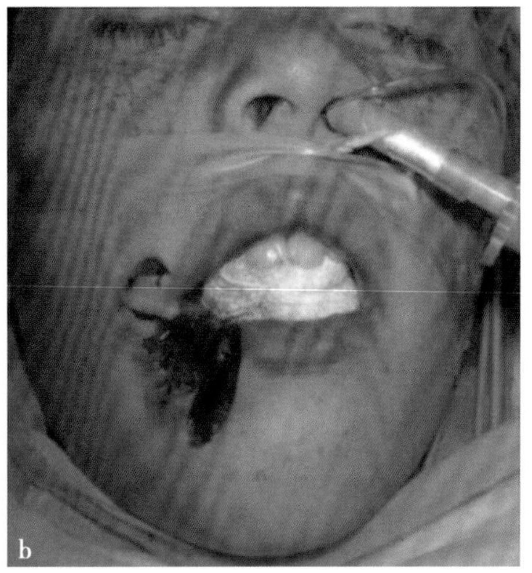

图 12.7　累及口角的损伤（a 和 b）需要参考上唇和下唇进行修复。（照片由 Robert J Tibesar，MD 提供）

气道管理

损伤的位置和修复方法将影响气管导管路径。术野远离口腔可以经口插管。如果经口插管牵拉软组织，应经鼻插管。

麻醉维持

麻醉维持方案参照标准化维持方案。也可以额外使用神经监测。

颈部创伤

由于上述解剖学差异，因幼童的颈部重要结构受下颌骨的投影保护，所以咽喉部及颈部软组织相对较少发生钝性创伤。然而，患儿喉部受到钝性外力时仍有可能损伤气管[29]，常见于骑自行车摔伤和跌落伤[30]。软组织损伤，如血肿和水肿，较成人更为常见，因为儿童黏膜和软骨膜之间的连接相对松散。此外，儿童气管软骨的较大弹性和顺应性在一定程度上保护了喉气管结构，较窄且短的环甲膜和环状气管膜对喉部气管有保护作用[31]。

在儿科创伤领域，颈部穿透伤的处理仍具有争论。损伤即刻手术探查或放射检查仍存在争议，这些问题的讨论超出了本章的范围。

喉部气管分离伤 / 穿透伤

儿童颈椎损伤与喉气管损伤高度相关[31]。在成人中，局部麻醉下清醒气管切开术是建立人工气道最安全的方法。然而，在儿科患者中，因为大多数患儿不够配合，不能在局部麻醉下安全快速地建立人工气道，所以处理方法更具争议性。在这种情况下，建议在气管切开之前快速序列诱导，然后通过支气管镜或可视硬镜插管[32]。

应限制面罩或喉罩正压通气，以避免加剧纵隔气肿或气胸（图 12.8）。喉气管损伤大概率伴随喉返神经损伤[33, 34]。因此，颈部探查时应直接对其修复或移植。术中需神经监测时，慎用肌肉松弛药物。

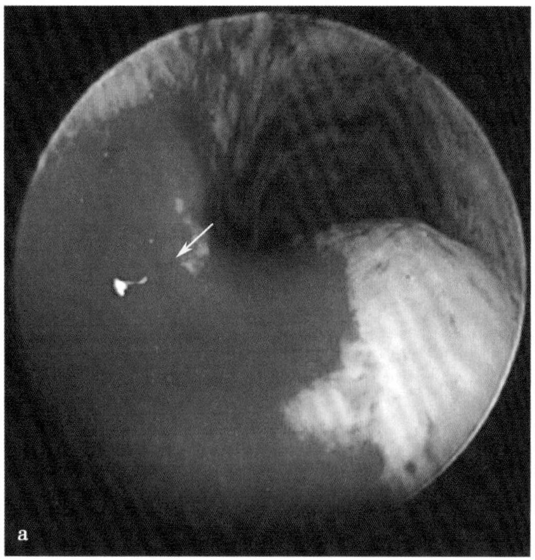

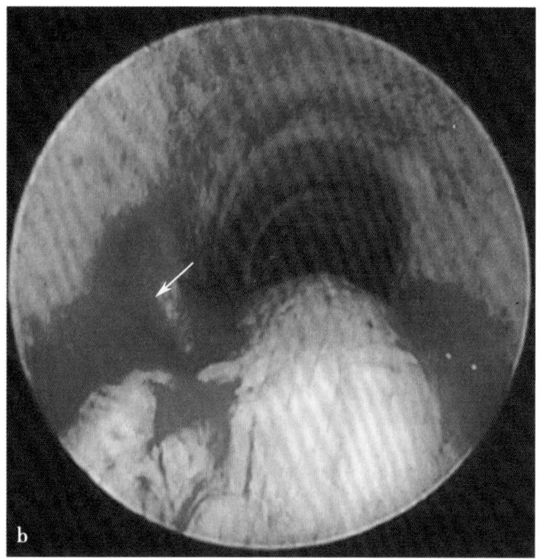

图 12.8 一名青少年男孩刺伤左前颈，急救人员经口插管时出现痉挛。随后颈部血管探查时甲状腺下部出血。更深入的伤口探查显示左侧气管旁撕裂延伸至食管。颈部支气管镜检查确认了气管撕裂的位置(a 和 b)。这种情况下插管过深或盲插会加剧损伤，并且长时间的正压通气将导致张力性纵隔气肿。值得庆幸的是，该患者没有损伤喉返神经，恢复顺利

(朱昊臻 译)

参考文献

1. Quesnel. A contemporary review of voice and airway after laryngeal trauma in children. Laryngoscope. 2009;119(11):2226–30.
2. Haddock. Maintaining the airway during the treatment of severe facial injuries. Br Dent J. 1993;174:56–7.
3. Losek. Blunt laryngeal trauma in children: case report and review of initial airway management. Pediatr Emerg Care. 2008;24(6):370–4.
4. Heinrich. Incidence and predictors of difficult laryngoscopy in 11,219 pediatric anesthesia procedures. Paediatr Anaesth. 2012;22(8):729–36.
5. Abramson Z. Age-related changes of the upper airway assessed by 3-dimensional computed tomography. J Craniofac Surg. 2009;20(0):657–63.
6. Castilla. Pediatric airway management in craniofacial trauma. J Craniofac Surg. 2011;22(4):1175–8.
7. Fort L. Étude expérimentale sur les fractures de la machoire supérieure (Part I). Rev Chir. 1901;23:208–27.
8. Fort L. Étude expérimentale sur les fractures de la machoire supérieure (Part 2). Rev Chir. 1901;23:360–79.
9. Fort L. Étude expérimentale sur les fractures de la machoire supérieure (Part III). Rev Chir. 1901;23:479–507.
10. Talebnejad. The effect of sub-Tenon's bupivacaine on oculocardiac reflex during strabismus surgery and postoperative pain: a randomized clinical trial. J Ophthalmic Vis Res. 2017;12(3):296–300.
11. Kelly. Succinylcholine increases intraocular pressure in the human eye with the extraocular muscles detached. Anesthesiology. 1993;79(5):948–52.
12. Murgatroyd. Intraocular pressure. Br J Anaesth. 2008;8(3):100–3.
13. Katz. A comparison of cocaine, lidocaine with epinephrine, and oxymetazoline for prevention of epistaxis on nasotracheal intubation. J Clin Anesth. 1990;2(1):16–20.
14. Christensen LK, Armstead VE, Bilyeu DP, Johnson KE, Friesen RH. Hemodynamic responses and plasma phenylephrine concentrations associated with intranasal phenylephrine in children. Paediatr Anaesth. 2017;27(7):768–73.
15. Sbaraglia F, Mores N, Garra R, Giuratrabocchetta G, Lepore D, Molle F, Savino G, Piastra M, Pulitano' S, Sammartino M. Phenylephrine eye drops in pediatric patients undergoing ophthalmic surgery: incidence, presentation, and management of complications during general anesthesia. Paediatr Anaesth. 2014;24(4):400–5.
16. Gavel. Laryngospasm in anaesthesia. Contin Educ Anaesth Critic Care Pain. 2014;4(2):47–51.
17. Cote. "Airway management: the normal airway," in a practice of anesthesia for infants and children. Philadelphia, PA: Elsevier; 2013. p. 247–8.
18. Ellis. Intracranial placement of nasopharyngeal airways: is it all that rare? Emerg Med J. 2006;23(8):661.
19. Kellman. Comprehensive airway management of patients with maxillofacial trauma. Craniomaxillofac

Trauma Reconstr. 2008;1(1):39–47.
20. Hernandez. The submental route for endotracheal intubation: a new technique. J Maxillofac Surg. 1986;14:64–5.
21. Ali. A randomized control trial of awake oral to submental conversion versus asleep technique in maxillofacial trauma. Ann Maxillofac Surg. 2017;7(2): 202–6.
22. Hassanein. Can submandibular tracheal intubation be an alternative to tracheotomy during surgery for major maxillofacial fractures? J Oral Maxillofac Surg. 2017;75(3):508e1–7.
23. Arora. An evaluation of the retromolar space for oral tracheal tube placement for maxillofacial surgery in children. Anesth Analg. 2006;103(5):1122–6.
24. Hermans. Effect of dexamethasone on nausea, vomiting, and pain in paediatric tonsillectomy. Br J Anaesth. 2012;109(3):427–31.
25. Malhtra. Randomized comparative efficacy of dexamethasone to prevent Postextubation upper airway complications in children and adults in ICU. Indian J Anaesth. 2009;53(4):442–9.
26. Sammartino. Remifentanil in children. Pediatr Anaesth. 2010;20(3):246–55.
27. Verghese. Acute pain management in children. J Pain Res. 2010;3:105–23.
28. Nezam. Management of mandibular fracture in pediatric patient. Natl J Maxillofac Surg. 2018;9(1):106–9.
29. Losek JD, Tecklenburg FW, White DR. Blunt laryngeal trauma in children: case report and review of initial airway management. Pediatr Emerg Care. 2008;24(6):370–3.
30. Gold SM, Gerber ME, Shott SR, Myer CM. Blunt laryngotracheal trauma in children. Arch Otolaryngol Head Neck Surg. 1997;123:8327.
31. Oosthuizen JC. Paediatric blunt laryngeal trauma: a review. Int J Otolaryngol. 2011;2011:3.
32. Merritt RM, Bent JP, Porubsky ES. Acute laryngeal trauma in the pediatric patient. Ann Otol Rhinol Laryngol. 1998;107:10426.
33. Couraud L, Velly JF, Martigne C, N'Diaye M. Post traumatic disruption of the laryngo-tracheal junction. Eur J Cardiothorac Surg. 1989;3(5):441–4.
34. Ford HR, Gardner MJ, Lynch JM. Laryngotracheal disruption from blunt pediatric neck injuries: impact of early recognition and intervention on outcome. J Pediatr Surg. 1995;30(2):331–4; discussion 334–5.

第 13 章 病态肥胖儿童在气道手术中的麻醉管理

13

Songyos Valairucha and Raafat S. Hannallah

引言

肥胖已经成为美国和世界上许多其他国家最重要的公共卫生问题之一[1]。在美国，儿童肥胖的患病率在过去 30 年中增加了 3 倍[2, 3]。现在它影响了六分之一的儿童和青少年，尤其在黑人和墨西哥裔的美国青年中，肥胖的患病率明显上升[4]。根据美国疾病预防控制中心（Center for Disease Control and Prevention，CDC）在 2011—2014 年的报告中，肥胖患病率在 6～11 岁儿童中占 17.5%，在 12～19 岁儿童中占 20.5%[5]。在大型医疗中心中，超过 30% 的儿科患者在接收手术前被诊断为超重或肥胖[6]。

随着体重的增加，人体会出现许多潜在的健康问题，如阻塞性睡眠呼吸暂停、代谢综合征和心脏病，这些并发症已经被证实了在肥胖儿童群体中更为常见。这些疾病也会导致麻醉和外科手术相关的不良事件风险的增加[7]。另外，肥胖已经被确定为扁桃体切除术后死亡或永久性神经损伤的主要危险因素之一[8]。

病态肥胖儿童是围术期需要特别注意的一组特殊患者，特别是在气道相关手术期间。了解并熟悉解剖学、生理学、代谢和药理学变化对于麻醉医生定制麻醉技术以获得最佳结局是至关重要的。

儿童肥胖症的定义

由于青春期生长的脂肪，肌肉和骨密度分布的增长和差异，儿童 BMI 的规范因年龄和性别而异。因此，显示年龄和性别特异性 BMI 百分位数的特定生长曲线被用于定义 2～18 岁儿童和青少年的肥胖。2000 年，美国国家卫生保健统计中心和 CDC 公布了 2～20 岁儿童的 BMI 参考标准（图 13.1a 和 b）。BMI 百分位数也可以使用 CDC 网站上提供的更简单的替代“儿童和青少年 BMI 百分位计算器”（2～19 岁）来确定（https://nccd.cdc.gov/dnpabmi/Calculator.aspx）。

该计算器在 CDC 的年龄相关 BMI 增长图表的基础上，提供 BMI 和相应的年龄相关 BMI 的百分位数。用于对儿童体重状况进行分类的定义可见表 13.1。Nafiu 等提出了一个更简化的定义如下：任何 BMI≥20kg/m^2 的学龄前儿童（2～5 岁）可归类为肥胖，任何学龄儿童（6～12 岁），BMI≥25kg/m^2 可归类

表 13.1　儿童和青少年肥胖的定义

体重状态类别	百分位数
正常	第 5～85 百分位
超重	第 85～95 百分位
肥胖	第 95～7 百分位
病态肥胖	>97 百分位

2~20岁的男性
年龄相关的体重指数（BMI）百分位

姓名 ____________________

记录 ____________

日期	年龄	体重	身高	BMI*	评论

计算BMI：体重（kg）÷身高（m）^{2}

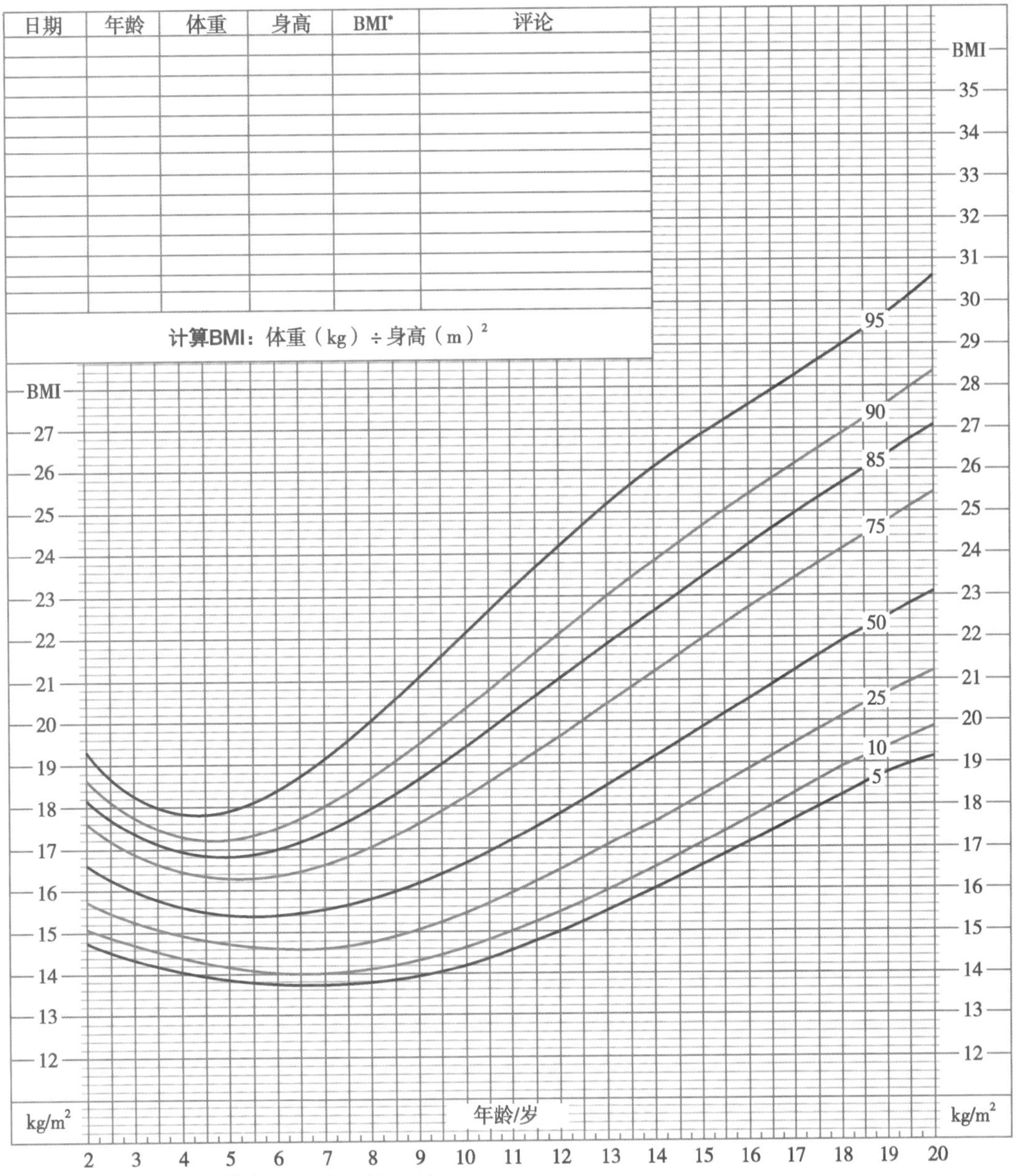

发布于2000年5月30日（修改于2000年10月16日）
信息来源：由美国国家卫生统计中心与国家慢性病预防和健康促进中心合作开发（2000年）
http://www.cdc.gov/growthcharts

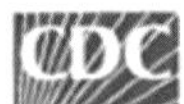

SAFER · HEALTHIER · PEOPLE

a

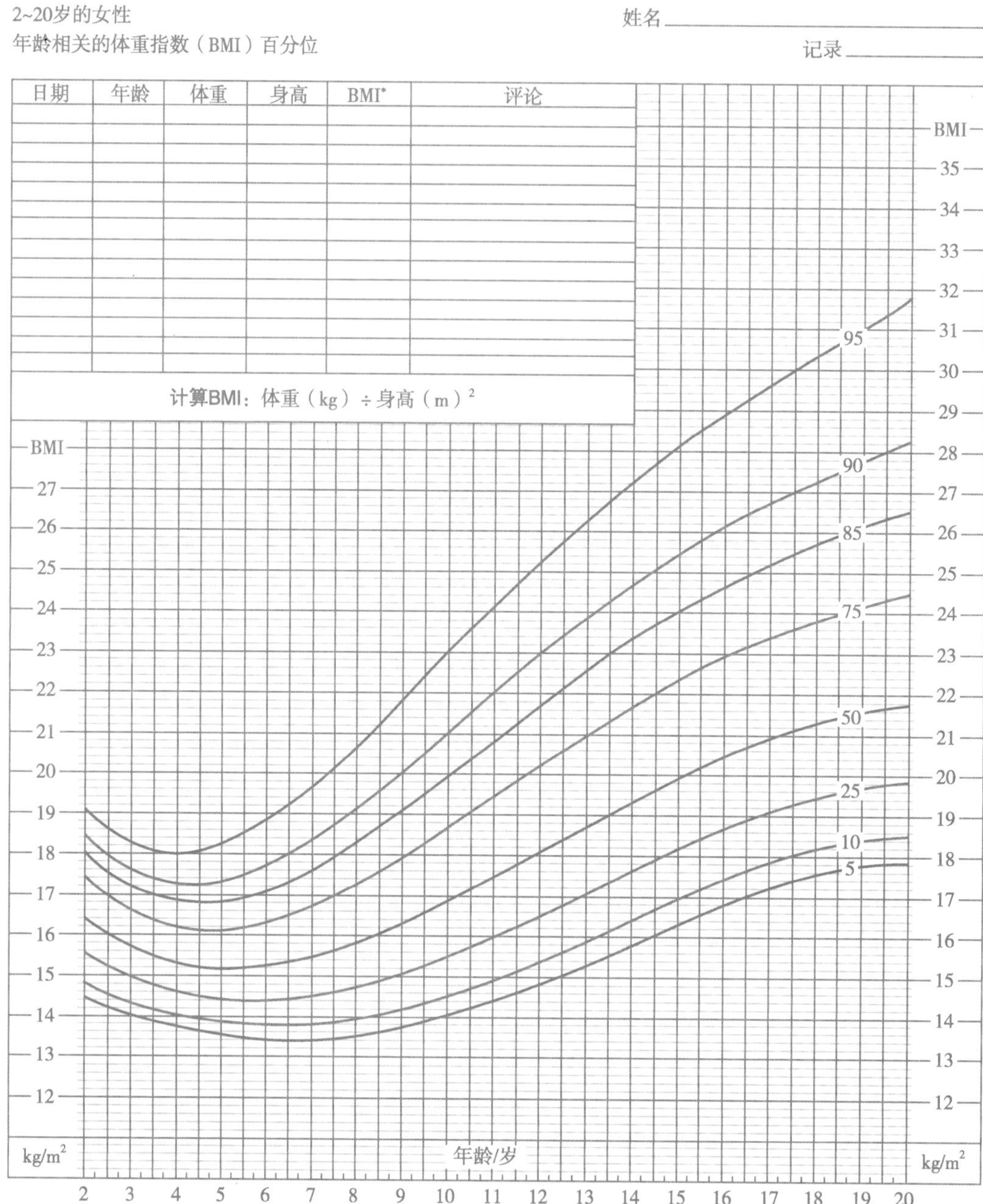

b

图 13.1 （a）年龄相关的体重指数百分位，男性，2～20 岁，CDC 增长图：美国。（b）年龄相关的体重指数百分位，女性，2～20 岁，CDC 增长图：美国

为肥胖，任何 BMI≥25kg/m^2 的青少年（年龄 13～18 岁）可归类为超重或肥胖[9]。这些肥胖患儿围术期并发症的风险会显著增加[7, 10]，围术期需要特别关注。

病态肥胖儿童的特殊风险因素

阻塞性睡眠呼吸暂停

阻塞性睡眠呼吸暂停（obstructive sleep apnea，OSA）是一种常见的健康问题，它通常与肥胖有关[11]。一般儿科人群中 OSA 的患病率大约为 1%～6%。然而，在肥胖儿童和青少年中，有证据表明 OSA 的患病率和严重程度增加，据报道目前患病率为 19%～61%[12]。在 Mathew 等最近的研究中，24% 的病态肥胖（> 150% IBW）儿童和年轻人（3～20 岁）被诊断为 OSA（AHI 指数 > 5 次 /h）。此外，在这些儿童的 20% 中，SaO_2 < 90% 的时间占总睡眠时间 3% 以上[13]。

有 4 种与儿童阻塞性睡眠呼吸暂停综合征（OSA syndrome，OSAS）相关的临床表型：①肥胖型；②淋巴肥厚型；③颅面型；④神经肌肉型。肥胖儿童 OSAS 的患病率似乎超过了其他任何一个表型。一项涉及 2～18 岁儿童人群的研究发现，肥胖是 OSAS 最重要的危险因素[14]。然而对他们 OSAS 产生影响的可能不止一个因素。已有研究表明，约有 45% 的 OSAS 肥胖儿童有腺样体肥大的证据[11]。

解剖学和功能因素都会影响肥胖儿童 OSAS 的病理生理。解剖阻塞是由腺样体扁桃体肥大和咽旁脂肪垫引起的。与没有 OSA 的 BMI 匹配的受试者相比，咽旁脂肪垫在患有 OSA 的肥胖受试者中显著增大[13]。通过神经运动张力和组织特性的变化改变了气道的功能机制，从而导致气道塌陷和阻力增加。患有扁桃体和腺样体肥大的 OSAS 的肥胖儿童，由于舌体活动性高而在清醒时不会出现阻塞，而且许多儿童通过腺样体和扁桃体切除术并不能根治 OSAS[11]。

当病态肥胖儿童中诊断患有 OSA 的时候，这会对麻醉方式和计划产生影响。2014 年，美国麻醉医师协会针对 OSA 患者围术期管理工作组发布了 OSA 患者围术期管理实践指南的最新报告，其中包括确定和评估儿童 OSA 的临床标准（表 13.2）[15]。建议如果在术前评估期间注意到任何特征表明患者患有 OSA，则麻醉师和外科医生应共同进行以下选择：①仅根据临床标准围术期管理进行术前准备；②进行睡眠研究，进行更广泛的气道检查，并在手术前启动相应的 OSA 治疗。如果决定在没有睡眠研究的情况下进行手术，这些患者应该被视为具有中度睡眠呼吸暂停，除非上述一个或多个体征或症状严重异常（例如 BMI 显著增加，呼吸暂停，这对于观察者来说是可怕的，患者经常在没有受到刺激的情况下在几分钟内入睡而没有其他原因来解释），在这种情况下，他们应该被视为有严重的睡眠呼吸暂停[15]。然而，儿童腺样体和扁桃体切除术的临床随机对照研究试验（Childhood Adenotonsillectomy Study Randomized Clinical Trial）表明，仅通过传统临床参数无法准确预测 OSA 严重程度[16]。美国耳鼻喉科 - 头颈外科学会（American Academy of Otolaryngology-Head and Neck Surgery，AAO-HNS）倡导在进行扁桃体切除术之前对肥胖儿童进行术前多导睡眠图（polysomnography，PSG），以帮助规划围术期管理，为术后 PSG 奠定基础，并确定睡眠障碍的严重程度[17]。

困难气道和困难通气

在肥胖儿童中，由于与肥胖会导致以下生理和解剖学变化，这会导致在麻醉诱导期、急诊手术期和术后护理中的缺氧风险与正常体重儿童相比更大（图 13.2）[18]。

表 13.2 儿童 OSA 的鉴定和评估（根据阻塞性睡眠呼吸暂停患者围术期处理的实践指南修改：美国麻醉医师协会的阻塞性睡眠呼吸暂停患者围术期管理专题组的最新报告）[15]

A. 临床症状和症状提示 OSA 的可能性

1. 易感物理特性
   - BMI：年龄和性别的第 95 百分位数
   - 颅面畸形导致气道受累
   - 解剖性鼻塞
   - 扁桃体接近甚至接触中线

2. 睡眠期间明显气道阻塞的历史：存在以下两种或更多种
   - 睡眠期间间歇性打鼾
   - 父母报告睡眠不安，呼吸困难或呼吸困难
   - 夜惊症
   - 孩子以特殊的体位睡眠
   - 新发遗尿

3. 嗜睡（存在以下一种或多种情况）
   - 家长或老师评论说孩子在白天看上去很困，很容易分心，易激怒，烦躁或难以集中注意力
   - 在正常的觉醒时间通常难以引起孩子注意

如果患儿存在上述两个或多个类别中体征或症状，则他 / 她患有 OSA 的可能性很大。OSA 的严重程度可以通过睡眠研究确定（见下文）。如果没有睡眠研究，这些患者应该被视为具有中度睡眠呼吸暂停，除非上述一个或多个体征或症状严重异常（例如：BMI 明显增加；呼吸暂停，这种情况是对观察者而言是非常可怕的；患者在没有受到刺激或其他解释的情况下经常在几分钟内入睡）。在这些情况下，他们应该被视为有严重的睡眠呼吸暂停

B. 睡眠研究

如果已进行睡眠研究，则应使用结果来确定患者的围术期麻醉管理方案。然而，由于睡眠实验室在检测呼吸暂停和呼吸不足发作的标准方面存在差异，因此睡眠实验室的评估（无、轻度、中度或严重）应优先于实际 AHI。如果未指出总体严重性，可以使用下表来确定：

OSA 的严重程度	小儿 AHI
无	0
轻度 OSA	1～5
中度 OSA	6～10
重度 OSA	>10

AHI，呼吸暂停 - 低通气指数：每小时睡眠呼吸紊乱发作的次数

1. 上呼吸道阻塞和困难气道的发生率较高

肥胖儿童的面罩通气和插管可能更加困难。为了实现足够的面罩通气，通常需要使用双手托颌法予以面罩通气或使用口咽或鼻咽气道。肥胖相关的困难气道的原因可以解释如下：

- 肥胖成人患者的 MRI 显示脂肪组织会沉积进入悬雍垂、扁桃体、扁桃体柱、舌、杓状褶皱和咽侧壁，导致咽部空间体积减小。患有 OSA 的肥胖儿童扁桃体体积比正常体重儿童高，这可能导致麻醉诱导后上呼吸道阻塞的发生率更高，这是因为目前常用的麻醉药物均被证实会导致咽部塌陷。
- 咽部是可折叠的，这是因为咽部的前壁和侧壁缺乏骨支撑。它的通畅性是动态变化的，并且由其壁上的透壁压力和壁的顺应性决定。在肥胖的成年人中，浅表脂肪增加了腔外压力，这可能会进一步压迫上呼吸道。
- 短而粗的颈部可能在喉镜检查期间限制颈部伸展，并且较大的舌头可能产生插管困难。

2. 对通气不足 / 呼吸暂停的耐受性降低

在呼吸暂停期间，病态肥胖儿童的氧饱和下降的时间较短，如果遇到气道困难，会大大增加缺氧性损伤的风险。缩短的氧饱和度下降时间可以通过以下方式解释：

- 呼吸生理学被改变：呼吸顺应性降低及肺活量和功能残余容量降低；由于仰卧位肺不张导致的缺氧会引起麻醉诱导后 V/Q 比失衡加剧；在麻醉诱导和维持期间应施加呼气末正压（positive end-expiratory pressure，PEEP）以增加功能残余容量（functional residual capacity，FRC）并防止肺不张的产生。
- 增多的脂肪和肌肉组织会增加呼吸工作和氧气消耗。

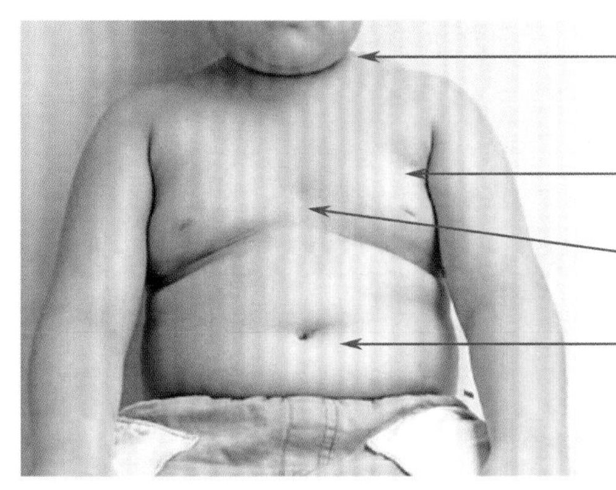

图 13.2　与肥胖造成的困难气道和困难通气相关的生理和解剖变化

合并症

儿童肥胖与多种系统的病理生理变化有关，这些变化会导致许多合并症（表 13.3）[18, 19]。有趣的是，肥胖和未治疗的 OSAS 都与类似的心血管、肺和代谢性疾病独立相关。然而当肥胖和 OSA 共存，它们的相互作用的程度尚不清楚，但其作用至少是累加的。大多数的异常是通过交感神经系统、氧化应激和炎症介导的。其后果主要表现在心血管系统上，如系统性高血压、心室肥大，甚至是由肺动脉高压导致的右心衰。在大多数合并症中，发病率随着 BMI 和肥胖持续时间的增加而升高[18]。

药物剂量

病态肥胖患者的药物剂量仍然存在问题，因为目前我们对如何安全有效地为他们用药是相对缺乏证据和理解的。与肥胖成人患者麻醉相关的药代动力学研究非常有限，关于儿童和青少年的数据则更加稀少。因此，必须从肥胖成人的研究进行推演，从而得到肥胖儿童的结论。研究发现，肥胖儿童使用超出其推荐范围的药物的概率更大。这些研究结果表明，他们可能面临药物无效（用药不足）或不良事件（用药过量）的风险更大[20]。对于某些药物，可以测量目标效果，并且它们的剂量可以基于该终点给药，例如周围神经刺激用于测量肌肉松弛剂，BIS 用于测量镇静剂。但是，对镇痛药尤其是阿片类药物没有具体可靠的监测；因此建议参考呼吸频率和二氧化碳，谨慎地小剂量滴定给药以增加药物剂量。

用于诱导和维持麻醉的最佳药物剂量的计算基于总体重（total body weight，TBW）、理想体重（ideal body weight，IBW）或净体重（lean body weight，LBW）[19]（表 13.4）。

IBM =（患儿第 50 百分位 BMI）×［身高（m）］^{2}

可以参考 CDC 的 BMI 的年龄和性别特异性曲线来识别第 50 百分位的 BMI：

LBW = IBW + 0.3 ×（TBW − IBW）

肥胖儿童的 LBW 会出现增加，因为体重过重的 20%～40% 是由增加的肌肉、骨骼和其他瘦体组织造成的[21]。药代动力学和药效学中涉及的大多数代谢过程发生在净体重中。净体重随性别、身高和 TBW 而变化。一些重要的药代动力学变量，如分布和清除量，可能与 LBM 有关。心输出量是早期药物分布的一个重要因素，与 BMI 相关，但呈非线性[22]。

大多数镇静剂和麻醉剂是亲脂性的。随着肥胖患者脂肪量的增加，这些药物的分布量会更高。理论上，麻醉诱导剂量需求直接受分布量的影响。因此，对于大多数亲脂性药物，应根据 TBW 计算负荷剂量。药物的

表 13.3 肥胖儿童的合并症和病理生理变化 [18, 19]

系统	合并症	病理生理变化
呼吸	OSAS 慢性缺氧 支气管哮喘 多动症 肺不张	减少： ● 肺活量：FRC，VC，吸气量 ● 弥散功能 ● FEV_1 ● 胸壁和肺顺应性 增加： ● 呼吸的工作量 ● 低位气道阻塞 ● 闭合量 ● 30% 的超重和肥胖儿童易出现运动性哮喘 ● 大约 17% 的 OSA 肥胖儿童患有慢性夜间低氧血症，这会导致肺动脉高压且压力逐渐增加
心血管	高血压 左心室肥大 肺心病	增加： ● 脂肪组织的血管化：心输出量增加，血容量相对过剩以及颈动脉壁厚度增加，这些都是学龄儿童动脉硬化过程的早期征兆 ● 早期发展的动脉性高血压，比非肥胖儿童高出约 3 倍 ● 交感神经系统的活动：更高的静息心率和血压 ● 左心室扩大和肥厚 ● 左心室功能障碍
内分泌	糖尿病 葡萄糖不耐受 血脂异常	50% 严重肥胖青少年出现代谢综合征和胰岛素抵抗
胃肠道	胃食管反流？ 脂肪肝病	有关反流的数据较为模棱两可：肥胖儿童的反流发生率较高 / 正常体重儿与肥胖儿童之间无差异 肥胖儿童和体重正常儿童相比，禁食 6 小时及 2 小时禁饮后的残胃量无显著性差异 脂肪性肝病：从肝脏脂肪变性到纤维化的进展（组织学上）
神经 / 心理学	大脑假瘤 自尊心低 学校表现差	过度嗜睡，但更常见的是他们表现出多动或攻击性，注意力不集中，以及学校表现较差

维持剂量通常基于其清除率。然而，这种药代动力学数据通常不适用于肥胖儿童。此外，肥胖患者的药效学改变，镇静剂和麻醉剂的敏感性增加程度是不可预测的，用药之前需要慎重考虑。因此，仅单独基于总体重和清除率的维持剂量可能导致药物过量。建议根据临床研究证据重新给予亲脂性药物。但是，如果没有可用的数据，可以使用基于 LBW 的维持剂量，但用药需要谨慎[23]。

对于亲水性药物，分布体积不会与增加的 BMI 成比例增加。因此，应根据净体重而不是实际体重来计算这些药物的负荷剂量。计算这些药物维持剂量的方式比较复杂。大多数抗生素和神经肌肉阻滞剂被归类为亲水性药物。抗生素在肥胖组织中的渗透可能较低，导致较低的最小抑制浓度（minimum inhibitory concentration，MIC），因此可能需要更高剂量的抗生素。相反，肥胖者更容易受到神经肌肉阻滞剂的残留影响，因此可能需要较低的靶浓度[23]。

表 13.4 肥胖儿童常用静脉麻醉药的剂量[19, 22]

药物	诱导剂量	维持剂量
镇静剂		
异丙酚	LBW	TBW
硫喷妥纳	LBW	
咪达唑仑	?	
右美托咪定	LBW	LBW
阿片类药物		
吗啡	IBW	IBW
芬太尼和舒芬太尼	TBW	LBW
瑞芬太尼	LBW	LBW
肌肉松弛剂和拮抗剂		
琥珀酰胆碱	TBW	
非去极化肌肉松弛剂	IBW	IBW
舒更葡糖	TBW	
新斯的明	TBW	

Olutoye 等最近的一项研究表明，肥胖儿童的丙泊酚意识丧失的 ED95 显著低于正常体重的同龄人，并且对于体重指数 > 第 95 百分位的肥胖儿童，推荐异丙酚诱导剂量为 2.0mg/kg，体重指数 < 第 85 百分位的儿童为 3.2mg/kg，其余为 2.5～3.2mg/kg[24]。目前有研究也认为异丙酚的诱导剂量应该基于 LBW 计算[25]。然而，在病态肥胖的儿童和青少年中，TBW 是异丙酚清除的主要决定因素。因此，其维持剂量应该基于 TBW[26]。

非去极化肌肉松弛剂应基于 LBW，而琥珀胆碱和新斯的明应则建议基于 TBW。舒更葡糖是罗库溴铵和维库溴铵的拮抗剂，其最安全的逆转剂量也是根据 TBW 计算的。瑞芬太尼和芬太尼的剂量应在 LBM 上计算。舒芬太尼的药代动力学模型则包含 TBW。与正常体重的青少年相比，在全身清除率不变但分布容积显著增加的情况下，低浓度的咪达唑仑对肥胖青少年的镇静作用可能较差。研究结果表明，这一人群可能需要较高的咪达唑仑诱导剂量[22, 27]。

阿片类药物的敏感性

在动物模型中，由于严重 OSAS，血氧饱和度降低反复发作以致慢性缺氧，这导致在脑干区域的呼吸中枢处相关的 μ 阿片受体密度上调。因此与未经历反复发生血氧饱和度下降的患者或动物模型相比，此类患儿在较低浓度的阿片类物质的作用下，就会发生呼吸抑制作用和镇痛作用。在患有严重 OSA 的儿童中，夜间氧饱和度降低（nocturnal oxygen desaturation，nSAT）的严重程度与对外源性阿片类药物的敏感性相关。术前 nSAT 低于 85% 的 OSA 患儿达到均匀镇痛终点所需的吗啡剂量低于术前 nSAT > 85% 患者（图 13.3）[28-30]。接受扁桃体切除术的 OSAS 患儿需要较低剂量的阿片类药物（标准剂量的 1/3～1/2），就能达到接受相同手术但有复发性扁桃体炎的儿童的相同的镇痛水平[30, 31]。严重 OSA 患儿围术期阿片类药物使用过程中，无法预料的风险是与年龄匹配的阿片类药物剂量可能会导致过度呼吸抑制。如果在小剂量阿片类药物后即出现

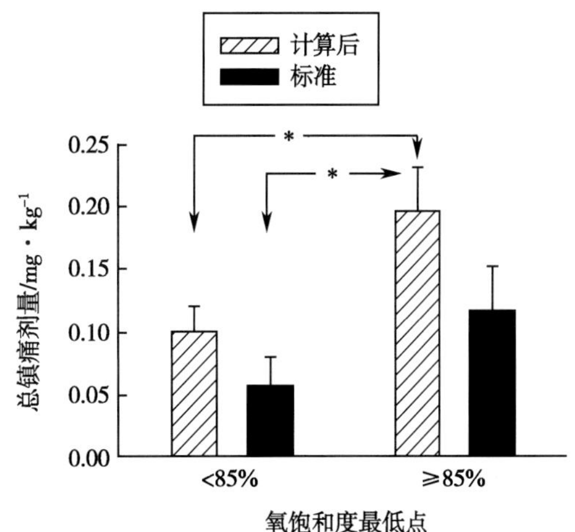

图 13.3 腺样体和扁桃体切除术后阻塞性睡眠呼吸暂停患儿的平均总镇痛吗啡剂量。用阴影线标出的是接受计算后的镇痛剂量的儿童{[0.000 7 × 年龄（月）]的 50% +[0.002 1 × 氧饱和最低点（%）]- 0.113 8mg/（kg•剂）}；用实心栏标出的是标准的儿科吗啡剂量[0.05mg/（kg•剂）]

呼吸暂停，则应将儿童视为严重的 OSA，并应完全避免使用阿片类药物剂量或将使用最小剂量，然后密切监测患儿呼吸情况。患有夜间低氧血症的严重 OSAS 患儿需要与 OSA 相适应的阿片类药物治疗方案。

在病态肥胖儿童中提供安全有效的术后镇痛的关键策略是尽可能通过使用多模式镇痛，从而避免强效阿片类药物。应考虑以下几个方面[22]：

1. 使用这些方法以减少术中使用阿片类药物的需要，这将有助于减少术后阿片类药物的使用。
2. 使用核心镇痛药，并符合 WHO 疼痛阶梯中的步骤。

- 步骤 1：非阿片类药物 - 对乙酰氨基酚 + NSAIDS
- 步骤 2：弱阿片类药物 - 曲马多
- 步骤 3：强效阿片类药物 - 麻醉剂，滴定效果，同时监测呼吸频率和呼气末 CO_2 浓度

3. 加入节阿片佐剂：如地塞米松、右美托咪定、氯胺酮和利多卡因。
4. 在可行的情况下使用局部或区域麻醉。

通过结合上述非阿片类药物和佐剂，可以较容易地实现气道手术的去阿片化麻醉和术后镇痛，因为这些药物中的每一种都被证明可以减少术前和术后的阿片类药物需求。右美托咪定不仅具有镇痛作用，还具有镇静和自主神经阻滞作用。它的自主神经阻滞作用在无阿片类药物麻醉期间特别有益。但大多数麻醉药物会降低咽部张力，减弱二氧化碳的通气反应，并削弱患者从呼吸睡眠暂停阻塞中的自救能力。与上述这类麻醉药不同，右美托咪定不会产生明显的呼吸抑制，并保持气道张力和易于唤醒的镇静状态。这些影响对患有严重 OSAS 的儿童可能特别有用[14, 32]。在病态肥胖的青少年和成年患者的减肥手术围术期，右美托咪定作为佐剂给药导致显著的节阿片作用，这种方法总体上更好地控制了疼痛并且没有任何大型不良事件的报告[33, 34]。

误吸风险

Cook-Sather 等研究了接受日间手术的儿科患者的胃液特征，发现与非肥胖儿童相比，肥胖儿童的胃液量（每 IBW）和 pH 相似[35]。然而，由于来自大大增厚的腹壁的腹内压增加，它们可能略微增加误吸入肺的风险。在已经禁食的肥胖儿童中，应始终对快速诱导程序抱有怀疑态度，因为在快速诱导程序期间缺氧的风险是高于误吸的潜在风险的。通常不推荐在肥胖儿童的择期手术病例中应用快速诱导程序。

门诊手术

对于病态肥胖儿童，手术适应证和其他合并症是权衡患儿是否可以在门诊手术中心进行手术的指标。没有明显合并症的患儿可以根据具体情况接受外周手术。接受气道手术的病态肥胖患儿不适合进行门诊手术，因为他们几乎都患有严重的 OSAS 和其他合并症。尽管去除了肥大的扁桃体和腺样体，但在腺样体和扁桃体切除术后的第一天晚上，很多患有严重 OSAS 的患儿继续表现出阻塞性呼吸暂停和睡眠中血氧饱和度下降，这表明需要让这些孩子在医院再次接受术后连续监测。由于严重 OSAS 患儿呼吸系统并发症的发作可能会延迟，因此 AAO-NHS、AAP 和 ASA 的实践指南均建议，出院标准应包含睡眠期间氧饱和度监测的观察[15, 36]。

使用该指南的一个主要问题是图表百分位数并不直接表示体脂。由于额外的肌肉质量，一些喜欢运动的青少年可以有较高 BMI，但不一定是体内脂肪过多[36]。

静脉通路

在病态肥胖儿童中，建议在诱导前保护

外周静脉通路。对于这些患儿，在处理困难气道的同时，尝试开放静脉通路是不安全的。这可以通过局部麻醉乳剂（EMLA- 利多卡因 / 丙胺卡因）或局部麻醉贴剂（Synera- 利多卡因 / 丁卡因）和 50% 一氧化二氮的组合来实现，即使在儿童中也是如此（作者的经验）。在 35 分钟的敷贴时间后，Synera 贴片在儿童静脉穿刺期间带来优于 EMLA 贴片的镇痛体验。对于静脉的可见度和穿刺的成功率，未观察到两种贴剂之间的差异[37]。

通常外周静脉通路的开放可能非常困难，在病态肥胖患儿群体种可能压力更为严重，置管时间也可能特别长。很有可能首次尝试置管就产生失败，而在手背静脉失败后最有可能成功置管的部位是手腕的掌侧表面[38]。因此，应在手背和手腕掌侧应用局部麻醉膏以减轻静脉穿刺时的疼痛。在有静脉通路困难史的儿童中，超声引导的外周静脉通路穿刺时间更快，穿刺次数的中位数更低及首次成功率更高[39]。气道手术期间很少应用深静脉通路。

病态的肥胖患儿的常见气道手术

扁桃体切除术

无论是否包含腺样体切除术，扁桃体切除术占美国每年对儿童进行的所有外科手术的约 15%，其中约三分之一的儿童为超重或肥胖[40]。研究表明，尽管与正常体重儿童相比，肥胖的 OSA 患儿从腺样体和扁桃体切除术中获益较少[11]（表明肥胖本身在肥胖儿童 OSA 的发病机制中起着重要作用），但是腺样体和扁桃体切除术仍被认为是治疗肥胖儿童腺样体肥大的 OSA 的首选治疗方法[12]。在罗彻斯特的梅奥诊所进行的一项研究中，即使在调整了严重全身性疾病或综合征以及治疗了术前呼吸系统疾病后，接受扁桃体切除术儿童的病态肥胖（BMI > 第 98 百分位）已被证明可独立增加围术期呼吸系统并发症的风险，这些风险与意外增加的住院率有关[41]。最近的一项研究证实，与非肥胖儿童相比，肥胖可导致重大或轻微呼吸系统并发症发病率增加 67%[42]。

在病态肥胖儿童中进行腺样体、扁桃体切除术的麻醉目标是：①提供平稳及无创的诱导过程，并避免气道阻塞和缺氧状态的发生；②在整个手术过程中实现并维持安全气道；③如前所述，建立扩容及给药的静脉通路；④为外科医生提供最佳的手术条件；⑤快速苏醒，以使儿童清醒并能够自主保护改善后的气道；⑥提供足够的围术期镇痛，避免气道阻塞和呼吸抑制的产生[28]。

麻醉评估和术前准备

术前评估应侧重于气道问题（OSAS，之前困难气道的病史）、心肺疾病（尤其是肺动脉高压）和其他常见的合并症。所有拟行腺样体和扁桃体切除术的病态肥胖儿童均应假定患有 OSAS。

术前访视应重点包括与打鼾、呼吸暂停病史、睡眠时频繁唤醒和白天嗜睡有关的问题。ASA 已发布的阻塞性睡眠呼吸暂停患者围术期处理的实践指南中，包括临床症状、体征及睡眠研究标准，以诊断和评估儿童 OSA（见表 13.2）[15]。

在北美，77% 的儿童接受腺样体和扁桃体切除术的指征是阻塞性呼吸。现实情况是在手术前通过睡眠测试评估不到 10%。因此，仅根据临床标准评估 SDB 的严重程度是十分困难的。

ASA 为睡眠呼吸暂停患者建立了风险评估评分系统（表 13.5）[15]。评分有 3 个方面：睡眠呼吸暂停的严重程度、手术的侵袭性及对阿片类药物的需求。每个区域的评分为 0～3。总分评分是 OSA 评分的严重程度与手术和麻醉类型、阿片类药物需求两部分评分中的得分较高者的总和（6分是最高分）。评分为4的患者可能因OSA而增加围术期风险，而评分为5或6的患者可能因OSA而显著增加围术期风险。根据这种评分系统，患有严重OSAS的病态肥胖儿童接受腺样体和扁桃体切除术的评分最高，其分数为6分。

术前PSG仍然是诊断和评估OSA严重程度的金标准。如果AAO-HNS表现出某些复杂的疾病，包括肥胖、唐氏综合征、颅面异常和神经肌肉疾病，则在扁桃体摘除术前应针对患有睡眠呼吸障碍的高危儿童进行PSG治疗[17]。睡眠研究对于制定安全的麻醉方案至关重要。在严重OSA患儿的腺样体和扁桃体切除术后，PSG的AHI≥15和氧饱和度最低值＜80%已被证明是腺样体和扁桃体切除术后氧饱和度＜90%和住院时间＞24小时的独立预测因子[43]。最近的一项研究发现，AHI≥40是OSA扁桃体切除术患儿术后呼吸系统并发症的强预测因子[44]。表13.6总结了PSG在评估SDB扁桃体切除术前高危人群中的作用[17]。

夜间血氧测定法可能是帮助鉴别年幼儿童严重OSA的首选测试，因为这些儿童可能无法配合实行PSG。然而，这些儿童有一部分表现出高中枢性呼吸暂停指数和低阻塞性AHI却并没有发生血氧饱和度降低，因此夜间血氧测定的阴性结果并不能排除严重的OSA。

表13.5 OSA围术期风险评分系统[15]

A. 基于睡眠研究的睡眠呼吸暂停的严重程度（如果没有睡眠研究，则为临床指标）	
OSA严重程度分数	分数
无	0
轻度	1
中度	2
重度	3
B. 手术和麻醉的侵入性	
手术和麻醉类型得分	
局部或周围神经阻滞麻醉下的浅表手术，无需镇静	0
中度镇静或全身麻醉的浅表手术	1
脊柱或硬膜外麻醉的外周手术（不超过中度镇静）	1
全身麻醉周围手术	2
中度镇静的气道手术	2
大手术，全身麻醉	3
气道手术，全身麻醉	3
C. 术后阿片类药物的需求	
阿片类药物需求得分	
无	0
低剂量口服阿片类药物	1
大剂量口服阿片类药物，肠外或神经浸润方式予以阿片类药物	3
D. 围术期风险预估	
总得分＝A＋得分为B或C的得分中的较高者	0～6

表13.6 在肥胖儿童中，PSG在SDB扁桃体切除的术前评估中的作用

PSG的作用	原因
避免对主要是非阻塞性事件的儿童进行不必要或无效的手术	确定主要是阻塞性呼吸暂停还是中枢性呼吸暂停，这可能在检查之前未被怀疑，但这可能造成患儿无法从手术中获益
确认是否存在可从手术中获益的阻塞性事件	肥胖儿童手术发病率明显增加，需要在进行之前确诊
定义SDB的严重程度以协助完成术前计划	患有严重SDB异常的肥胖儿童需要进行术前心脏评估，肺功能评估，麻醉评估，或者术后在重症监护室中住院监测
提供基础PSG用于手术后的比较	尽管有手术干预，但持续性SDB或OSA在肥胖患者中比在其他健康儿童中更常见
记录SDB的基础严重程度	高风险患者更容易发生手术或麻醉并发症

OSA 患儿伴有肥胖的心脏疾病的情况下，围术期心脏及肺部并发症的风险会显著增加。对于有右心功能不全，系统性高血压或 PSG 低于 70% 的多发性抑制性发作的任何儿童，建议使用超声心动图进行心脏评估。心电图和胸片不是敏感的评估工具，常规血气分析不是必需的，但基本代谢情况检查可以甄别对慢性高碳酸血症有代偿的代谢性碱中毒患者，血红蛋白水平可以甄别出患有严重慢性低氧血症的患者 [45]。表 13.7 总结建议对接受腺样体和扁桃体切除术的病态肥胖儿童进行的术前实验室检查。

在手术前使用持续气道正压通气（continuous positive airway pressure，CPAP）装置已被证明对患有严重 OSA 的成年患者有益 [46]。有效的 CPAP/BiPAP 治疗可以改善肺动脉高压 [45]，并且根据 ASA 指南，应考虑早期使用该方案以降低 OSA 的围术期风险，特别是在严重 OSA 的情况下 [15]。如果患者在手术前接受过 CPAP，并且术后将持续使用其矫治器，则可从 OSA 总风险评分中减去 1 分。但是，目前尚无关于这种措施对儿童有好处的研究报道 [47]。

表 13.7　接受腺样体和扁桃体切除术的病态肥胖儿童的术前实验室检查

实验室检查	
验血	血红蛋白水平：手术前的基础水平和严重慢性低氧血症患者的红细胞增多症 基本代谢：慢性高碳酸血症的代谢性碱中毒 空腹血糖水平：糖尿病发病率较高
心电图	应为患有严重 OSAS 的病态肥胖儿童予以心电图检查，以寻找或排除肺动脉高压和右心衰竭的证据
超声心动图	目前没有文献显示在病态肥胖儿童中常规进行术前超声心动图的阳性预测值。 然而，对于心电图上有肺动脉高压和/或右心衰竭或有功能不良史的阳性证据的患者，应进行超声心动图检查
多导睡眠图	睡眠研究是诊断和评估 OSA 严重程度的金标准
肺功能测定	没有证据表明肥胖儿童常规进行肺功能测定 目前的证据支持在 OSA 患者或其他呼吸系统发现患者中使用肺功能测定

术前用药

术前用药的目的是让孩子平静下来，同时尽可能地避免抗焦虑药物所产生的过度镇静和呼吸抑制作用。术前抗焦虑和镇静可增加术后过度镇静的风险，因为其残留效应可能持续存在，尤其对于扁桃体切除术这些时间相对较短的外科手术，这可能会促进术后呼吸系统并发症的发生，并延长患儿在麻醉苏醒室的滞留时间。在患有严重 OSA 的儿童中，分心技术和诱导过程中父母的出现要比抗焦虑药的前药治疗更可取。据报道，有 1.5% 的 OSA 儿童接受 0.5mg/kg 口服咪达唑仑后，其瞬时氧饱和度出现降低 [48]。因此，在给予术前用药后，所有患有严重 OSA 并伴有睡眠呼吸紊乱症状的儿童应使用连续脉搏血氧仪密切监测 [49, 50]，术前用药建议使用短效药物和/或可以拮抗的药物，比如咪达唑仑。然而，口服咪达唑仑很少应用于肥胖儿童，因为 20mg 的最大剂量对于非常大体重的儿童是无效的。

监护

对于肥胖儿童的腺样体和扁桃体切除术，标准监测即可。一般需要偏大的血压袖带才能进行患儿血压的精确测量。对于伴有严重心脏疾病的患者，应考虑使用动脉导管进行有创血压监测和血气分析。使用双光谱指数（bispectral index，BIS）装置监测麻醉深度可能有助于指导催眠药的正确剂量 [18]。

插管/气道管理

患有严重OSA的病态肥胖儿童可能会在诱发过程中出现气道阻塞，继而发生迅速的氧饱和度下降。麻醉临床医生应准备好应对这些患儿潜在的困难，备好呼吸机或气管插管工具以及其他困难气道的相关设备。在麻醉之前，应采取反Trendelenburg位预供氧。正确的体位可以通过降低腹内压来显著改善呼吸力学和氧合作用，并可以改善气道操作的成功率。“斜坡”是成人肥胖患者在气道操作时的被推荐的良好体位。它的基本定位是在外耳道和胸骨切迹之间获得一个水平面。目的是使上半身和头部/颈部抬高以及颈部得以延伸，使患儿的面部与天花板平行。该“斜坡”位通过各种方式改善了患儿气道的通畅，并具有以下几个优点：①改善了视线和喉镜视野；②增强了呼吸作用并改善了肺力学；③重力作用导致躯干/胸部移位；④下颌/颏和胸骨之间的“开放”的颏下空间；⑤放松张口度（使下颌关节具有更多操作空间）；⑥放松环状软骨-喉软骨的操作；⑦提供改善的侵入通路/手术选择；⑧提供更多的空间以放入传统/先进的喉镜装置；⑨改善面罩通气[51]。

在预氧合过程中，使用面罩施加5cmH_2O的持续气道正压，可以预防成人肥胖患者快速诱导过程中的氧饱和度下降[52]。使用10cmH_2O的压力支持和10cmH_2O的PEEP预加氧5分钟，可以使PaO_2达到140mmHg，从而将呼吸暂停耐受时间再提高一分钟[53]。然而，这种操作可能会令人不舒服，并且对于年幼的孩子来说可能是不切实际的。

在麻醉诱导期间，早期咽部气道阻塞可能需要进行手提下颌，并置入口腔或鼻咽通气道，以及应用CPAP。当进行吸入诱导时，必须小心避免放置通气道，患儿可能对该刺激作出反应，从而可能发生喉痉挛。对喉部痉挛或咽部气道阻塞造成的气道持续呼吸困难，可能导致负压性肺水肿[14]。研究表明，接受耳鼻喉科和非耳鼻喉手术的高BMI和睡眠呼吸紊乱的儿童围术期喉痉挛的风险明显增加，这些风险增加的机制尚不清楚。可能的临床解释是因为在浅麻醉下，在BMI和SDB高的儿童中较容易出现面罩通气困难。其他解释包括增加气道敏感性和可能存在的亚临床气道炎症[10]。在患有严重OSA的病态肥胖儿童中，谨慎考虑在麻醉诱导前通过静脉通路快速给予肌松药，或者在诱导期间发生咽部阻塞或喉痉挛而使用静脉输液药物以利于快速气道化。应用CPAP可以逆转异丙酚相关的气道直径变化。CPAP充当气动夹板以增加咽部气道的口径。同样重要的是，CPAP增加了咽部气道的纵向张力，从而降低了上呼吸道的可折叠性，并增加了肺容量。CPAP在5～10cmH_2O之间的小幅增加会显著增加咽部气道的容积[28]。

1990年文献报道了在腺样体和扁桃体切除术中喉罩（laryngeal mask airway，LMA）的使用，但是直到具有轴性螺旋形金属增强轴的模型的广泛普及，才使它在腺样体和扁桃体切除术中实用化并普及化[28]。它在一些医疗中心可用于扁桃体切除术，因为它对呼吸道的刺激较小，通常拔管也更顺畅，咳嗽和咽部紧张也更少。与ETT相比，LMA的其他优势包括减少了术后喘鸣和喉痉挛的发生率[54]，尽管最近的证据对这些优势产生了一些争议[55]。事实上，最近的一项综述表明，LMA的使用至少在北美还没有被广泛接受。法国门诊手术协会（French Association for Ambulatory Surgery，AFCA）和法国麻醉、重症监护协会（French Society for Anesthesia，Intensive Care，SFAR）发布了临床实践指南，推荐在扁桃体切除术中使用带套囊的气管导管[56]。我们建议对肥胖儿童的腺样体和扁桃体切除术中使用带套囊的气管插管（ETT），并应保留声门上气道装置，以挽救这些患者的气道阻塞，特别是在“无法插管，不能通气”的情况下[57]，或作为困难气道管理的辅助手段[14]。套囊 ETT 在这一人群中的特殊优势包括：

- 提供对手术部位的开放视野，可能导致更有效的切除效果[58]。另一方面，在肥胖患儿中，LMA 占据了更多的口咽空间，该空间可能已经由于过多的上呼吸道组织，相对较大的舌头和更多的脂肪组织而变得狭窄。
- 提供可靠的气道管理，仅在少数情况下才需要换管。一些研究报告了腺样体和扁桃体切除术中从 LMA 转换为 ETT 的失败率，范围大约是 4%～17%[54, 55, 59]。在非肥胖儿童中，气道解剖正常且无 OSA 的换管率较低（<1%）[59, 60]。此外，LMA 难以甚至不能正确放置在扁桃体极度肥大的患儿口中。
- 术中和术后要给患儿充分的正压通气。由于肥胖儿童的肺顺应性下降，因此在进行正压通气时，应确保较高的峰值吸气压力，而 LMA 可能无法做到。肥胖儿童可能还需要在 ICU 中进行术后通气，在这种情况下，因为 LMA 位于声门上区域，它并不是安全的气道设备。
- 防止空气泄漏以及随之而来的分泌物和血液中的气泡，这些气体可能会干扰手术。这样做的情况下，可以最大限度地减少麻醉气体的污染和泄漏，并降低使用电刀时发生气道起火的风险[28]。

目前虽然将清醒的纤支镜视为疑似困难气道患者的金标准方法，但是这种方法在儿科患者中可能并不总是行之有效。与成人相比，儿科患者与清醒纤支镜配合的可能性较小，因此该方法通常仅限成人青少年使用，而大多数困难气道的患儿会在全身麻醉或深度镇静诱导后再进行气道管理。在吸入诱导之前在咽部中滴注利多卡因凝胶（2%），这将有助于早期植入声门上气道装置（如口腔通气道或 LMA），而不会引起不良气道反应或可能的喉痉挛。研究表明对于成年肥胖患者，可以使用视频喉镜，这与常规喉镜相比，可以提供更好的插管条件[61]。最近的荟萃分析表明，视频喉镜改善了正常气道或困难气管患儿的声门可视化情况，但插管时间较长[62]。肥胖儿童没有具体的研究。需要进一步的研究来阐明视频喉镜在这类患者中的有效性和安全性。

Baraka 等报道了在择期手术的气管插管（全身麻醉和肌肉松弛）期间，为病态肥胖的成年患者提供通过鼻咽给氧的吸氧方式，在鼻咽给氧的呼吸暂停组中，氧饱和度（SpO_2）小于 95% 的时间明显增长（240 秒 vs 145 秒）[63]。Ramachandran 等也发现了类似的结果，呼吸暂停组的最低 SpO_2 水平高于对照组，并且氧饱和度降低的开始时间被延迟[64]。另一项研究表明在麻醉诱导过程中，通过放置在颊区域的 RAE 管对成人肥胖患者而言，可延长安全呼吸暂停时间（750 秒 vs 296 秒）[65]。而另一项新技术，鼻腔加湿快速通气换气（transnasal humidified rapid-insufflation ventilatory exchange，THRIVE），鼻腔高流量氧气流速已经被证明可以延长健康儿童的安全呼吸暂停时间，但对改善 CO_2 清除没有影响[66]。目前，没有明确的数据可以支持或反对该技术其在儿科人群中的使用。然而，它易于启用，易于管理，价格低廉（通过高流量鼻导管），易于获取，并且似乎没有报道的并发症；因此，它应被视为一种潜在有用的技术。

麻醉维持

对病态肥胖儿童进行麻醉管理的主要目标是早期且完全恢复意识和保护反应。为实现这一目标，多模式镇痛和多模式麻醉是关键，应从诱导时刻开始践行。短效麻醉剂的应用也有助于促进这一过程[22]。

在目前可用的吸入剂中，七氟醚和地氟

醚均具有低血气分配系数和低油气溶解度，导致其具有快速起效和失效的特性，并且通过测量呼吸末气体浓度，麻醉医师对麻醉深度也具有高度可控性。拟行腺样体和扁桃体切除术的儿童气道反应性和喉痉挛的发生率较高，而七氟醚可以提供平稳的麻醉诱导过程。地氟醚用于插管患儿的麻醉维持，可以产生快速的麻醉苏醒和恢复[67,68]，如最近的一项荟萃分析所示，七氟醚和地氟醚的麻醉苏醒之间的出现差异，分析显示地氟醚的拔管时间出现了明显缩短。N_2O 是具有最低血气溶解度和脂溶性的吸入麻醉药，并且作为节俭挥发类麻醉药的佐剂，它越来越多地应用于病态肥胖患者的麻醉中，在诱导和苏醒过程中，由于第二气体效应，它可以加速挥发物的洗涤和冲洗[22]。但是，由于其可燃性，不应在气道手术期间使用。

瑞芬太尼可维持强效的阿片类药物作用，而不会出现长效阿片类药物引起的长时间呼吸暂停，这对于患有严重睡眠呼吸暂停的儿童尤其重要。瑞芬太尼可能会增加术后疼痛，因为其中枢致敏作用导致阿片类药物需求增加，并可能增加术后呼吸抑制的风险[32]。

为肥胖儿童确定扁桃体切除术的最佳镇痛方案可能更加复杂，因为高 BMI 的儿童似乎增加了早期扁桃体切除术的疼痛，这一现象目前尚无明确的解释[69]。

如果使用肌肉松弛剂，则必须完全逆转神经肌肉阻滞。在成年病态肥胖成年患者中，舒更葡糖已被证明比新斯的明能更安全，更快速地从罗库溴铵所引起的神经肌肉阻滞中恢复(更快达到 TOF 比值≥0.9)。到达 PACU 后，术后予以舒更葡糖的患者，其 SpO_2 的水平更高，吞咽能力和独立上床的能力更好($P=0.0027$)[70]。

围术期镇痛

在过去的十年中，围术期镇痛方案逐渐从阿片类药物的主要方式转变为非阿片类药物治疗方案，包括右美托咪定、对乙酰氨基酚、非甾体抗炎药、地塞米松和氯胺酮。多模式方法是主要是避免了阿片类药物引起的呼吸抑制。

对乙酰氨基酚 它通常被用作儿童多模式镇痛方法的一个组成部分[71]。许多国家都有对乙酰氨基酚静脉注射制剂，这种制剂具有比口服和直肠途径更具可预测性的理论优势。

非甾体抗炎药(NSAIDs) 尽管人们担心进行腺样体和扁桃体切除术时，常规使用 NSAIDs 可能会增加腺样体和扁桃体切除术后出血的风险[72,73]，但 AAO-HNS 现在建议将其用于术后镇痛。对常规使用 NSAIDs 双氯芬酸和布洛芬的 4 800 多个儿科扁桃体切除术进行了统计，结果显示原发性出血率为 0.9%[74]。酮咯酸对血小板功能的影响是可逆的，其效果取决于体内酮咯酸的存在[75]。因此，与阿司匹林的作用不同，这种效果是短暂的。但是，我们建议在手术期间避免使用 NSAIDs，特别是酮咯酸。当用于术后镇痛时，应在止血后进行[76]，并且只能在与外科医生协商后进行。NSAIDs 和对乙酰氨基酚已被证明是扁桃体切除术后疼痛治疗的有效镇痛药[77]，特别是当它们以交替使用时[78]。

类固醇 术中使用单次剂量的地塞米松可减轻腺样体和扁桃体切除术后的疼痛和水肿。据报道，地塞米松发挥节约吗啡的最低剂量为 0.5mg/kg[79]。地塞米松的使用一直存在争议，因为它可能与扁桃体切除术后出血有关。其中在 2008 年 Czarnetzki 等报告称，接受地塞米松的儿童出血量增加至 0.5mg/kg(最高为 20mg)[80]。然而，很多人则反驳了这些发现[81-85]。Yee 等在 2013 年的社论中总结了共识意见：术中单次剂量的地塞米松不会导致临床上出现扁桃体切除术后大出血。单剂量的地塞米松与髋部无菌性坏死或感染无明显关联，但可导致急性肿瘤溶解综合征[86-88]。然而单剂量的地塞米松给药后血糖水平可能会升高。因此，在有糖尿病史或糖耐量异常的患者中应谨慎使用。

局部麻醉浸润 据报道，在扁桃体切除术中局部麻醉药渗入扁桃体窝可减轻术后疼痛，但疼痛缓解是短暂的[89]。此外在扁桃体窝局部麻醉浸润后，有报道危及生命的并发症，其中包括颅内出血、延髓麻痹、颈深部脓肿、颈椎骨髓炎、髓质脑梗死和心脏骤停。扁桃体窝内注射局部麻醉剂的风险可能超过其潜在的益处，尤其是在没有经验的医生手中[90,91]。OSA患儿中，上呼吸道扩张器扩张后肌肉组织的神经出现局麻药输入受阻也是一个问题。在局部麻醉剂渗入扁桃体窝用以预防腺样体和扁桃体切除术后疼痛，可能会有严重危及生命的并发症，这包括严重的上呼吸道阻塞（upper airway obstruction，UAO）和肺水肿。与那些没有OSA的儿童相比，OSA患儿的咽部不仅尺寸更小，而且在清醒时也更容易产生折叠。对OSA患儿咽部黏膜进行局部麻醉会降低咽部的口径，从而可能影响气道通畅。

右美托咪定 在5～10分钟内静脉输注右美托咪定1～2μg/kg与吸入性麻醉剂联合使用可为腺样体和扁桃体切除术提供令人满意的术中条件，而不会产生不利的血流动力学效应。对于OSAS患儿，术后阿片类药物需求量明显减少，严重躁动的发生率和严重程度降低，少数患儿饱和度降低[92]。在较大剂量的右美托咪定（2和4μg/kg）给药后，阿片类药物给药间隔增加，术后阿片类药物需求减少。但是，PACU的滞留时间延长[93]。随机对照试验的荟萃分析显示，术中使用右美托咪定与阿片类药物（芬太尼或吗啡）一样有效，可预防接受扁桃体切除术和腺样体切除术的儿童术后疼痛和术后躁动[94]。

氯胺酮 最近的研究发现，在咪达唑仑糖浆中加入氯胺酮口服的术前给药方式可以帮助减少术后前30分钟内的躁动和术后疼痛[95]。与单用对乙酰氨基酚相比，单剂量氯胺酮（0.25mg/kg静脉注射）和对乙酰氨基酚（15mg/kg静脉注射）联合应用可明显改善腺样体和扁桃体切除术后0.5小时和6小时的疼痛[96]。

可待因 一度被认为是一种“低风险”的口服阿片类药物，常用于扁桃体切除术后疼痛，现在不建议使用可待因，因为其缺乏安全性和有效性。在可待因超快代谢的成人和儿童中均有报告使用可待因后出现呼吸停止。超快速代谢基因型存在于3%的白种人中，存在于10%至30%的阿拉伯和非洲东北部人口中。相比之下，几乎10%的儿童缺乏代谢“CYP2D6”酶，使可待因对其无效。美国食品药品管理局最近要求所有含可待因产品的制造商在其产品标签上加框警告，说明在接受扁桃体切除术或腺样体切除术的患儿禁用可待因，且说明此类患者使用可待因后构成的风险[28,97]。

自主与控制通气的选择

与没有OSA的患者相比，OSA患儿对CO_2的通气反应减弱，对阿片类药物更敏感。维持麻醉期间的自主呼吸可以评估患儿对小剂量阿片类镇痛药的反应，通常建议在腺样体和扁桃体切除术中使用[29]。麻醉医师可以通过这种方式评估患有OSAS的儿童对阿片类药物的敏感性，控制呼吸则不包含这种评估。然而在病态肥胖儿童中，呼吸系统存在多种病理生理变化，包括胸壁顺应性降低，腹腔内压力增加导致的FRC降低和氧气消耗增加。这些变化会提高围术期缺氧率的发生，减少氧气储备，氧饱和度下降更快以及增加呼吸功。对于该组患者，在仰卧位麻醉后保持自主呼吸可能是一项挑战。压力支持通气模式保持了患者开始尝试自主呼吸的能力，同时允许正压通气支持。建议进行5～10cmH_2O的PEEP，间歇性予以鼓肺动作和头高位，以防止肺不张发生[52]。

右美托咪定具有镇痛和镇静作用，并且呼吸抑制最小。它与其他非阿片类镇痛药一起使用，可以尽可能使这些肥胖儿童保留自主呼吸且用药更加合理[34]。

苏醒和术后病例

在常规腺样体和扁桃体切除术中很少给予非去极化肌肉松弛剂。然而，在病态肥胖的儿童中，它可以作为“平衡”麻醉的一部分，以防止咳嗽，呛咳或躁动。在麻醉苏醒室中，相对于横膈膜的功能，残留的神经肌肉阻滞将选择性地抑制上呼吸道扩张器，从而促进咽气道的塌陷，因此必须对神经肌肉阻滞进行完全拮抗。与新斯的明相比，无论其阻滞深度如何，舒更葡糖可以更快地逆转罗库溴铵诱导的神经肌肉阻滞[98]。目前已证明，与成年病态肥胖成年患者相比，罗库溴铵所致的神经肌肉阻滞比使用新斯的明可提供更安全、更快的恢复（TOF 比值更快达到≥0.9）。到达 PACU 后，手术后给予舒更葡糖的患者，其 SpO_2 的水平更高，吞咽能力（P=0.002 7）和独立上床的能力更好[70, 99]。

当患儿完全清醒并完全恢复气道反射时，应进行气管拔管。拔管前放置鼻咽或口咽气道有时是有用的。完整的气道和咽反射对于预防误吸、喉痉挛和气道阻塞至关重要。拔管后，患儿应维持术后扁桃体的位置，同时在转运苏醒室的过程中应仔细观察和监视。与仰卧位置相比，侧卧位已被证明可以增加上呼吸道横截面积和上呼吸道总容积[100]。一旦患者可以保持足够的呼吸道通畅度，就应将他们置于平卧位，以增 FRC 并减少基础肺不张的风险。

尽管切除了肥大的扁桃体和腺样体，OSAS 儿童在腺样体和扁桃体切除术后的第一夜仍表现出阻塞性呼吸暂停和氧饱和度下降，在那些患有严重 OSAS 的儿童中阻塞事件的发生频率和氧饱和度下降的严重程度通常更高。这更加表明需要让这些孩子在医院接受术后连续监测。术后第一夜的大多数氧饱和下降事件是阻塞性呼吸暂停造成的。来自美国儿科学会和美国耳鼻喉科学会 - 头颈外科的声明，现在建议腺样体和扁桃体切除术后住院标准，分别为每小时 AHI＞24 和 AHI＞10。最近公布了腺样体和扁桃体切除术后的儿科三级护理入院实践，结果显示 73% 的受访者报告使用某种程度的肥胖作为术后入院的标准[101]。Fung 等研究发现，与正常体重的儿童相比，肥胖儿童患有术后呼吸事件的可能性几乎高出近 9 倍，如氧饱和度降低、气道阻塞、呼吸抑制、咳嗽和支气管痉挛。在肥胖儿童中，术后即刻发生氧饱和度下降事件的儿童中，75% 的患者在术后第一夜仍然出现呼吸事件[102]。因此，由于梗阻严重程度和低氧血症程度的不确定性，应谨慎地观察肥胖的患儿过夜，尤其是在未进行术前 PSG 检查时。

病态肥胖儿童严重依赖上呼吸道肌肉组织功能，因可能患有严重 OSA 和复杂医学疾病，可能会出现延迟拔管。慢性 UAO 的急性缓解有利于血管内液体渗入肺间质和非心源性肺水肿，这可能在术前、术中和术后出现。支持措施包括氧气管理、气管内插管、呼气末正压机械通气和呋塞米给药。使用 CPAP 装置的阻塞性睡眠呼吸暂停患者，在出现呼吸暂停时可通过开放气道来从中受益。过去，人们普遍认为 CPAP 或 BiPAP 在气道手术后是禁忌的，此前 ENT 文献中的病例报告描述了 T & A 后的皮下气肿和纵隔气肿 / 气胸。尽管与正压气道支持无关，但仍假设存在假说风险。然而，一项回顾性研究表明，BiPAP 是在 T & A 后对患儿进行呼吸支持的一种安全有效的方法[103]。Tweedie 及其同事在一项对 1 735 例接受或不接受腺样体切除术的连续扁桃体切除术的儿科患者的研究中，需要意外入院的肥胖患者与非肥胖患者的优势比为 10.6[104]。

诊断性喉镜和支气管镜检查

尽管诊断性喉镜检查和支气管镜检查程序（diagnostic laryngoscopy and bronchoscopy procedures，DLB）通常是短暂的，但由于潜在的困难气道和快速氧饱和度下降，在患有 OSA 的病态肥胖儿童中，麻醉管理可能具有一定挑战性。应在诱导前与内镜医师讨论麻醉计划和目标，强调肥胖相关的合并症，尤其是肺功能和心脏功能及困难气道的可能性。麻醉目标可包括以下内容：①当外科医生在评估声带运动功能障碍时，应保持患儿自主呼吸；②维持呼吸道通畅，保证专用气道，并在必要时确保有效的氧合和通气；③提供足够的麻醉深度；④预防喉痉挛；⑤快速恢复的气道反射和麻醉苏醒。

对于病态肥胖儿童的 DLB 麻醉，可以使用全静脉麻醉（total intravenous anesthesia，TIVA）技术或吸入麻醉技术。通常以吸入麻醉开始诱导，然后在手术期间间歇性中断通气时切换为 TIVA，而仅通过吸入麻醉难以维持适当的麻醉深度。TIVA 技术的优点是可以在手术过程中连续给药，从而产生更稳定的麻醉水平。使用丙泊酚和右美托咪定的 TIVA，联合在声带上方予以局部麻醉是一种常见的麻醉方法。瑞芬太尼和 / 或氯胺酮滴定给药经常用作麻醉佐剂。右美托咪定可以维持自主呼吸、气道通畅和说话语调，使其成为动态上呼吸道评估的理想选择，即使右美托咪定在 OSA 患儿中使用较高的剂量［3μg/（kg•h）］也能有效[105, 106]。最近的研究表明，在患有 OSA 的成人患者中，使用右美托咪定进行睡眠内镜检查与使用异丙酚相比，导致上呼吸道狭窄程度略微降低，血氧饱和度显著提高，氧饱和度＜80% 的患者数量减少[107]。小剂量氯胺酮（0.5～1mg/kg）可用于加强镇痛效果和加深麻醉深度，而不会造成肌肉松弛或抑制呼吸从而进一步损害气道[108]。研究表明，与异丙酚等麻醉剂相比，氯胺酮可能造成较低水平的上气道扩张肌功能障碍，并可以在较大剂量范围内影响通气[109]。氯胺酮和右美托咪定联合推注给药，其中右美托咪定可提供镇静作用，而不会加重唐氏综合征和 OSA 儿童的呼吸系统疾病[109]。但是在这类患儿群体中，尽管进行了手术干预（包括既往的扁桃体切除术和腺样体切除术），与持续进行药物诱导睡眠的内窥镜检查的 OSA 的儿童相比，右美托咪定和氯胺酮的结合提供的氧饱和度更低，低于单独使用异丙酚或七氟醚加异丙酚的氧饱和度[110]。接受瑞芬太尼滴定输注的患者，其呼吸频率有良好的保持能力，同时可提供相对快速的复苏。然而，由于对病态肥胖儿童中阿片类药物的敏感性，它常常引起呼吸暂停，甚至在非常低的剂量就开始出现这种情况。

由于这些生理变化，在 DLB 期间，该患儿群体中预期会出现快速氧饱和度降低；因此需要维持良好的氧合和正确的通气策略。因此，我们可以采用以下策略手段：

1. 自主呼吸下吸氧。可以在手术喉镜的氧气端口上连接氧气，在自主呼吸时，向口咽提供氧气。另外，可以将连接在麻醉机上的 ETT 交给持有喉镜的外科医生，并且将远端开口置于口咽部。此技术可以延迟氧饱和度的下降。
2. 间歇性面罩通气和 / 或呼吸暂停时予以插管。该技术将提供氧合和通气，但外科手术可能会间歇性中断。对于严重 OSA 患者，可能在麻醉深度加深期间出现呼吸暂停或出现明显的通气不足。对于需要长时间手术干预的患者，暂时性插管可能比面罩通气更合适。
3. 通过硬式支气管镜进行通气。可以通过将麻醉回路以灵活的方式连接到硬式支气管镜的侧端口上来完成此技术。由于硬式支气管镜的长度局限和直径较小，在正压通气期间可能会遇到高阻力。此外由于病态肥胖儿童的支气管镜周围漏气和低肺顺应性，可能会造成通气较为困难，甚至难以充分通气。

4. 喷射通气技术。该技术可提供喉气管结构的无损视野和手术器械的通道。但是，在病态肥胖的儿童中有一些与之相关的潜在问题。由于需要较高的充气压力，因此可能发生气压伤，如气胸和肺气肿和严重的 CO_2 滞留，尤其是在阻塞呼气气流的情况下[110]。还存在低氧血症的可能性，因为高压氧气会带走室内空气，从而稀释吸入的氧气消耗量。因此，对于肥胖儿童，喷气通气被认为是较差的选择。然而，最近的证据对这一观念提出了挑战，并报道了喷气通气在肥胖成人患者中的可行性[110, 111]。

（金晨昱 译）

参考文献

1. Afshin A, Forouzanfar MH, Reitsma MB, et al. Health effects of overweight and obesity in 195 countries over 25 years. N Engl J Med. 2017;377(1):13–27.
2. Hedley AA, Ogden CL, Johnson CL, Carroll MD, Curtin LR, Flegal KM. Prevalence of overweight and obesity among US children, adolescents, and adults, 1999–2002. JAMA. 2004;291(23): 2847–50.
3. Ogden CL, Carroll MD, Kit BK, Flegal KM. Prevalence of childhood and adult obesity in the United States, 2011–2012. JAMA. 2014;311(8):806–14.
4. Skelton JA, Cook SR, Auinger P, Klein JD, Barlow SE. Prevalence and trends of severe obesity among US children and adolescents. Acad Pediatr. 2009;9(5):322–9.
5. Ogden CL, Carroll MD, Fryar CD, Flegal KM. Prevalence of Obesity Among Adults and Youth: United States, 2011–2014. NCHS Data Brief. 2015;(219):1–8.
6. Nafiu OO, Ndao-Brumlay KS, Bamgbade OA, Morris M, Kasa-Vubu JZ. Prevalence of overweight and obesity in a U.S. pediatric surgical population. J Natl Med Assoc. 2007;99(1).:46–48, 50–41.
7. El-Metainy S, Ghoneim T, Aridae E, Abdel Wahab M. Incidence of perioperative adverse events in obese children undergoing elective general surgery. Br J Anaesth. 2011;106(3):359–63.
8. Cote CJ, Posner KL, Domino KB. Death or neurologic injury after tonsillectomy in children with a focus on obstructive sleep apnea: Houston, we have a problem! Anesth Analg. 2014;118(6):1276–83.
9. Nafiu OO, Curcio C. Simplified table to identify overweight and obese children undergoing anesthesia. Paediatr Anaesth. 2013;23(10):964–6.
10. Nafiu OO, Prasad Y, Chimbira WT. Association of childhood high body mass index and sleep disordered breathing with perioperative laryngospasm. Int J Pediatr Otorhinolaryngol. 2013;77(12):2044–8.
11. Arens R, Muzumdar H. Childhood obesity and obstructive sleep apnea syndrome. J Appl Physiol (1985). 2010;108(2):436–44.
12. Andersen IG, Holm JC, Homoe P. Obstructive sleep apnea in obese children and adolescents, treatment methods and outcome of treatment – a systematic review. Int J Pediatr Otorhinolaryngol. 2016;87:190–7.
13. Mathew JL, Narang I. Sleeping too close together: obesity and obstructive sleep apnea in childhood and adolescence. Paediatr Respir Rev. 2014;15(3): 211–8.
14. Schwengel DA, Dalesio NM, Stierer TL. Pediatric obstructive sleep apnea. Anesthesiol Clin. 2014;32(1):237–61.
15. American Society of Anesthesiologists Task Force on Perioperative Management of patients with obstructive sleep apnea. Practice guidelines for the perioperative management of patients with obstructive sleep apnea: an updated report by the American Society of Anesthesiologists Task Force on Perioperative Management of patients with obstructive sleep apnea. Anesthesiology. 2014;120(2):268–86.
16. Mitchell RB, Garetz S, Moore RH, et al. The use of clinical parameters to predict obstructive sleep apnea syndrome severity in children: the Childhood Adenotonsillectomy (CHAT) study randomized clinical trial. JAMA Otolaryngol Head Neck Surg. 2015;141(2):130–6.
17. Roland PS, Rosenfeld RM, Brooks LJ, et al. Clinical practice guideline: polysomnography for sleep-disordered breathing prior to tonsillectomy in children. Otolaryngol Head Neck Surg. 2011;145(1 Suppl):S1–15.
18. Philippi-Hohne C. Anaesthesia in the obese child. Best Pract Res Clin Anaesthesiol. 2011;25(1): 53–60.
19. Mortensen A, Lenz K, Abildstrom H, Lauritsen TL. Anesthetizing the obese child. Paediatr Anaesth. 2011;21(6):623–9.
20. Burke CN, Voepel-Lewis T, Wagner D, et al. A retrospective description of anesthetic medication dosing in overweight and obese children. Paediatr Anaesth. 2014;24(8):857–62.
21. Wells JC, Fewtrell MS, Williams JE, Haroun D, Lawson MS, Cole TJ. Body composition in normal weight, overweight and obese children: matched case-control analyses of total and regional tissue masses, and body composition trends in relation to relative weight. Int J Obes. 2006;30(10):1506–13.
22. De Baerdemaeker L, Margarson M. Best anaesthetic

drug strategy for morbidly obese patients. Curr Opin Anaesthesiol. 2016;29(1):119–28.
23. Sinha AC, Singh PM. Optimal drug dosing in the obese–still many years ahead. Obes Surg. 2015;25(11):2159–60.
24. Olutoye OA, Yu X, Govindan K, et al. The effect of obesity on the ED(95) of propofol for loss of consciousness in children and adolescents. Anesth Analg. 2012;115(1):147–53.
25. Ingrande J, Brodsky JB, Lemmens HJ. Lean body weight scalar for the anesthetic induction dose of propofol in morbidly obese subjects. Anesth Analg. 2011;113(1):57–62.
26. Diepstraten J, Chidambaran V, Sadhasivam S, et al. Propofol clearance in morbidly obese children and adolescents: influence of age and body size. Clin Pharmacokinet. 2012;51(8):543–51.
27. Brill MJ, van Rongen A, Houwink AP, et al. Midazolam pharmacokinetics in morbidly obese patients following semi-simultaneous oral and intravenous administration: a comparison with healthy volunteers. Clin Pharmacokinet. 2014;53(10):931–41.
28. Hannallah R, Brown K, Verghese S. Otorhinolaryngologic procedures. In: Coté CJ, Lerman J, Anderson BJ, editors. A practice of anesthesia for infants and children. 6th ed. Philadelphia: Elsevier; 2017: (in press).
29. Lerman J. Unraveling the mysteries of sleep-disordered breathing in children. Anesthesiology. 2006;105(4):645–7.
30. Brown KA, Laferrière A, Lakheeram I, Moss IR. Recurrent hypoxemia in children is associated with increased analgesic sensitivity to opiates. Anesthesiology. 2006;105(4):665–9.
31. Coté CJ. Anesthesiological considerations for children with obstructive sleep apnea. Curr Opin Anaesthesiol. 2015;28(3):327–32.
32. Mulier JP. Perioperative opioids aggravate obstructive breathing in sleep apnea syndrome: mechanisms and alternative anesthesia strategies. Curr Opin Anaesthesiol. 2016;29(1):129–33.
33. Vaughns JD, Martin C, Nelson J, Nadler E, Quezado ZM. Dexmedetomidine as an adjuvant for perioperative pain management in adolescents undergoing bariatric surgery: an observational cohort study. J Pediatr Surg. 2017;52:1787.
34. Singh PM, Panwar R, Borle A, Mulier JP, Sinha A, Goudra B. Perioperative analgesic profile of dexmedetomidine infusions in morbidly obese undergoing bariatric surgery: a meta-analysis and trial sequential analysis. Surg Obes Relat Dis. 2017;13(8):1434–46.
35. Cook-Sather SD, Gallagher PR, Kruge LE, et al. Overweight/obesity and gastric fluid characteristics in pediatric day surgery: implications for fasting guidelines and pulmonary aspiration risk. Anesth Analg. 2009;109(3):727–36.
36. Hannallah RS. Pediatric patient selection for ambulatory surgery centers in. Refresher course lecture summaries at anesthesiology 2016 meeting. Chicago. p. 167–72.
37. Soltesz S, Dittrich K, Teschendorf P, Fuss I, Molter G. Topical anesthesia before vascular access in children. Comparison of a warmth-producing lidocaine-tetracaine patch with a lidocaine-prilocaine patch. Anaesthesist. 2010;59(6):519–23.
38. Nafiu OO, Burke C, Cowan A, Tutuo N, Maclean S, Tremper KK. Comparing peripheral venous access between obese and normal weight children. Paediatr Anaesth. 2010;20(2):172–6.
39. Benkhadra M, Collignon M, Fournel I, et al. Ultrasound guidance allows faster peripheral IV cannulation in children under 3 years of age with difficult venous access: a prospective randomized study. Paediatr Anaesth. 2012;22(5):449–54.
40. Baugh RF, Archer SM, Mitchell RB, et al. Clinical practice guideline: tonsillectomy in children. Otolaryngol Head Neck Surg. 2011;144(1 Suppl):S1–30.
41. Gleich SJ, Olson MD, Sprung J, et al. Perioperative outcomes of severely obese children undergoing tonsillectomy. Paediatr Anaesth. 2012;22(12): 1171–8.
42. Lavin JM, Shah RK. Postoperative complications in obese children undergoing adenotonsillectomy. Int J Pediatr Otorhinolaryngol. 2015;79(10):1732–5.
43. Keamy DG, Chhabra KR, Hartnick CJ. Predictors of complications following adenotonsillectomy in children with severe obstructive sleep apnea. Int J Pediatr Otorhinolaryngol. 2015;79(11):1838–41.
44. Kasle D, Virbalas J, Bent JP, Cheng J. Tonsillectomies and respiratory complications in children: a look at pre-op polysomnography risk factors and post-op admissions. Int J Pediatr Otorhinolaryngol. 2016;88:224–7.
45. Schwengel DA, Sterni LM, Tunkel DE, Heitmiller ES. Perioperative management of children with obstructive sleep apnea. Anesth Analg. 2009;109(1):60–75.
46. Vasu TS, Grewal R, Doghramji K. Obstructive sleep apnea syndrome and perioperative complications: a systematic review of the literature. J Clin Sleep Med. 2012;8(2):199–207.
47. Castorena-Maldonado A, Torre-Bouscoulet L, Meza-Vargas S, Vázquez-García JC, López-Escárcega E, Pérez-Padilla R. Preoperative continuous positive airway pressure compliance in children with obstructive sleep apnea syndrome: assessed by a simplified approach. Int J Pediatr Otorhinolaryngol. 2008;72(12):1795–800.
48. Francis A, Eltaki K, Bash T, Cortes S, Mojdehi K, Goldstein NA. The safety of preoperative sedation in children with sleep-disordered breathing. Int J Pediatr Otorhinolaryngol. 2006;70(9):1517–21.
49. Viitanen H, Annila P, Viitanen M, Tarkkila P. Premedication with midazolam delays recovery after ambulatory sevoflurane anesthesia in children. Anesth Analg. 1999;89(1):75–9.
50. Viitanen H, Annila P, Viitanen M, Yli-Hankala A. Midazolam premedication delays recovery from propofol-induced sevoflurane anesthesia in children 1–3 yr. Can J Anaesth. 1999;46(8):766–71.
51. Mort TC, Tighe D. Emergency non-operating room

airway management of the morbidly obese patient: trends and complications. In: Anesthesiology news airway management; 2017. p. 37–58.
52. Shah U, Wong J, Wong DT, Chung F. Preoxygenation and intraoperative ventilation strategies in obese patients: a comprehensive review. Curr Opin Anaesthesiol. 2016;29(1):109–18.
53. Gander S, Frascarolo P, Suter M, Spahn DR, Magnusson L. Positive end-expiratory pressure during induction of general anesthesia increases duration of nonhypoxic apnea in morbidly obese patients. Anesth Analg. 2005;100(2):580–4.
54. Webster AC, Morley-Forster PK, Dain S, et al. Anaesthesia for adenotonsillectomy: a comparison between tracheal intubation and the armoured laryngeal mask airway. Can J Anaesth (Journal canadien d'anesthesie). 1993;40(12):1171–7.
55. Peng A, Dodson KM, Thacker LR, Kierce J, Shapiro J, Baldassari CM. Use of laryngeal mask airway in pediatric adenotonsillectomy. Arch Otolaryngol Head Neck Surg. 2011;137(1):42–6.
56. Lescanne E, Chiron B, Constant I, et al. Pediatric tonsillectomy: clinical practice guidelines. Eur Ann Otorhinolaryngol Head Neck Dis. 2012;129(5):264–71.
57. Kristensen MS. Airway management and morbid obesity. Eur J Anaesthesiol. 2010;27(11):923–7.
58. Hern JD, Jayaraj SM, Sidhu VS, Almeyda JS, O'Neill G, Tolley NS. The laryngeal mask airway in tonsillectomy: the surgeon's perspective. Clin Otolaryngol Allied Sci. 1999;24(2):122–5.
59. Sierpina DI, Chaudhary H, Walner DL, et al. Laryngeal mask airway versus endotracheal tube in pediatric adenotonsillectomy. Laryngoscope. 2012;122(2):429–35.
60. Gravningsbraten R, Nicklasson B, Raeder J. Safety of laryngeal mask airway and short-stay practice in office-based adenotonsillectomy. Acta Anaesthesiol Scand. 2009;53(2):218–22.
61. Yumul R, Elvir-Lazo OL, White PF, et al. Comparison of three video laryngoscopy devices to direct laryngoscopy for intubating obese patients: a randomized controlled trial. J Clin Anesth. 2016;31:71–7.
62. Sun Y, Lu Y, Huang Y, Jiang H. Pediatric video laryngoscope versus direct laryngoscope: a meta-analysis of randomized controlled trials. Paediatr Anaesth. 2014;24(10):1056–65.
63. Baraka AS, Taha SK, Siddik-Sayyid SM, et al. Supplementation of pre-oxygenation in morbidly obese patients using nasopharyngeal oxygen insufflation. Anaesthesia. 2007;62(8):769–73.
64. Ramachandran SK, Cosnowski A, Shanks A, Turner CR. Apneic oxygenation during prolonged laryngoscopy in obese patients: a randomized, controlled trial of nasal oxygen administration. J Clin Anesth. 2010;22(3):164–8.
65. Heard A, Toner AJ, Evans JR, Aranda Palacios AM, Lauer S. Apneic oxygenation during prolonged laryngoscopy in obese patients: a randomized, controlled trial of buccal RAE tube oxygen administration. Anesth Analg. 2017;124(4):1162–7.
66. Humphreys S, Lee-Archer P, Reyne G, Long D, Williams T, Schibler A. Transnasal humidified rapid-insufflation ventilatory exchange (THRIVE) in children: a randomized controlled trial. Br J Anaesth. 2017;118(2):232–8.
67. Welborn LG, Hannallah RS, Norden JM, Ruttimann UE, Callan CM. Comparison of emergence and recovery characteristics of sevoflurane, desflurane, and halothane in pediatric ambulatory patients. Anesth Analg. 1996;83(5):917–20.
68. Mayer J, Boldt J, Rohm KD, Scheuermann K, Suttner SW. Desflurane anesthesia after sevoflurane inhaled induction reduces severity of emergence agitation in children undergoing minor ear-nose-throat surgery compared with sevoflurane induction and maintenance. Anesth Analg. 2006;102(2):400–4.
69. Nafiu OO, Shanks A, Abdo S, Taylor E, Tremper TT. Association of high body mass index in children with early post-tonsillectomy pain. Int J Pediatr Otorhinolaryngol. 2013;77(2):256–61.
70. Carron M, Veronese S, Foletto M, Ori C. Sugammadex allows fast-track bariatric surgery. Obes Surg. 2013;23(10):1558–63.
71. Anderson BJ, Woollard GA, Holford NH. Acetaminophen analgesia in children: placebo effect and pain resolution after tonsillectomy. Eur J Clin Pharmacol. 2001;57(8):559–69.
72. Marret E, Flahault A, Samama CM, Bonnet F. Effects of postoperative, nonsteroidal, antiinflammatory drugs on bleeding risk after tonsillectomy: meta-analysis of randomized, controlled trials. Anesthesiology. 2003;98(6):1497–502.
73. Cardwell M, Siviter G, Smith A. Non-steroidal anti-inflammatory drugs and perioperative bleeding in paediatric tonsillectomy. Cochrane Database Syst Rev. 2005;2:CD003591.
74. Mills N, Anderson BJ, Barber C, et al. Day stay pediatric tonsillectomy–a safe procedure. Int J Pediatr Otorhinolaryngol. 2004;68(11):1367–73.
75. Dsida RM, Wheeler M, Birmingham PK, et al. Age-stratified pharmacokinetics of ketorolac tromethamine in pediatric surgical patients. Anesth Analg. 2002;94(2):266–70, table of contents.
76. Agrawal A, Gerson CR, Seligman I, Dsida RM. Postoperative hemorrhage after tonsillectomy: use of ketorolac tromethamine. Otolaryngol Head Neck Surg. 1999;120(3):335–9.
77. Mattos JL, Robison JG, Greenberg J, Yellon RF. Acetaminophen plus ibuprofen versus opioids for treatment of post-tonsillectomy pain in children. Int J Pediatr Otorhinolaryngol. 2014;78(10):1671–6.
78. Liu C, Ulualp SO. Outcomes of an alternating ibuprofen and acetaminophen regimen for pain relief after tonsillectomy in children. Ann Otol Rhinol Laryngol. 2015;124(10):777–81.
79. Elhakim M, Ali NM, Rashed I, Riad MK, Refat M. Dexamethasone reduces postoperative vomiting and pain after pediatric tonsillectomy. Can J Anaesth (Journal canadien d'anesthesie). 2003;50(4):392–7.
80. Czarnetzki C, Elia N, Lysakowski C, et al. Dexamethasone and risk of nausea and vomiting and

postoperative bleeding after tonsillectomy in children: a randomized trial. JAMA. 2008;300(22):2621–30.
81. Windfuhr JP, Chen YS, Propst EJ, Guldner C. The effect of dexamethasone on post-tonsillectomy nausea, vomiting and bleeding. Braz J Otorhinolaryngol. 2011;77(3):373–9.
82. Shakeel M, Trinidade A, Al-Adhami A, et al. Intraoperative dexamethasone and the risk of secondary posttonsillectomy hemorrhage. J Otolaryngol Head Neck Surg (Le Journal d'oto-rhino-laryngologie et de chirurgie cervico-faciale). 2010;39(6):732–6.
83. Brigger MT, Cunningham MJ, Hartnick CJ. Dexamethasone administration and postoperative bleeding risk in children undergoing tonsillectomy. Arch Otolaryngol Head Neck Surg. 2010;136(8):766–72.
84. Geva A, Brigger MT. Dexamethasone and tonsillectomy bleeding: a meta-analysis. Otolaryngol Head Neck Surg. 2011;144(6):838–43.
85. Plante J, Turgeon AF, Zarychanski R, et al. Effect of systemic steroids on post-tonsillectomy bleeding and reinterventions: systematic review and meta-analysis of randomised controlled trials. BMJ (Clinical Research ed). 2012;345:e5389.
86. Corcoran TB, Truyens EB, Ng A, Moseley N, Doyle AC, Margetts L. Anti-emetic dexamethasone and postoperative infection risk: a retrospective cohort study. Anaesth Intensive Care. 2010;38(4):654–60.
87. Chanimov M, Koren-Michowitz M, Cohen ML, Pilipodi S, Bahar M. Tumor lysis syndrome induced by dexamethasone. Anesthesiology. 2006;105(3):633–4.
88. McDonnell C, Barlow R, Campisi P, Grant R, Malkin D. Fatal peri-operative acute tumour lysis syndrome precipitated by dexamethasone. Anaesthesia. 2008;63(6):652–5.
89. Wong AK, Bissonnette B, Braude BM, Macdonald RM, St-Louis PJ, Fear DW. Post-tonsillectomy infiltration with bupivacaine reduces immediate postoperative pain in children. Can J Anaesth (Journal canadien d'anesthesie). 1995;42(9):770–4.
90. Bean-Lijewski JD. Glossopharyngeal nerve block for pain relief after pediatric tonsillectomy: retrospective analysis and two cases of life-threatening upper airway obstruction from an interrupted trial. Anesth Analg. 1997;84(6):1232–8.
91. Ohlms LA. Injection of local anesthetic in tonsillectomy. Arch Otolaryngol Head Neck Surg. 2001;127(10):1276–8.
92. Patel A, Davidson M, Tran MC, et al. Dexmedetomidine infusion for analgesia and prevention of emergence agitation in children with obstructive sleep apnea syndrome undergoing tonsillectomy and adenoidectomy. Anesth Analg. 2010;111(4):1004–10.
93. Pestieau SR, Quezado ZM, Johnson YJ, et al. High-dose dexmedetomidine increases the opioid-free interval and decreases opioid requirement after tonsillectomy in children. Can J Anaesth (Journal canadien d'anesthesie). 2011;58(6):540–50.
94. He XY, Cao JP, Shi XY, Zhang H. Dexmedetomidine versus morphine or fentanyl in the management of children after tonsillectomy and adenoidectomy: a meta-analysis of randomized controlled trials. Ann Otol Rhinol Laryngol. 2013;122(2):114–20.
95. Bameshki SA, Salari MR, Bakhshaee M, Razavi M. Effect of ketamine on post-tonsillectomy sedation and pain relief. Iran J Otorhinolaryngol. 2015;27(83):429–34.
96. Kimiaei Asadi H, Nikooseresht M, Noori L, Behnoud F. The effect of administration of ketamine and paracetamol versus paracetamol singly on postoperative pain, nausea and vomiting after pediatric adenotonsillectomy. Anesth Pain Med. 2016;6(1):e31210.
97. Racoosin JA, Roberson DW, Pacanowski MA, Nielsen DR. New evidence about an old drug–risk with codeine after adenotonsillectomy. N Engl J Med. 2013;368(23):2155–7.
98. Hristovska AM, Duch P, Allingstrup M, Afshari A. Efficacy and safety of sugammadex versus neostigmine in reversing neuromuscular blockade in adults. Cochrane Database Syst Rev. 2017;8:CD012763.
99. Gaszynski T, Szewczyk T, Gaszynski W. Randomized comparison of sugammadex and neostigmine for reversal of rocuronium-induced muscle relaxation in morbidly obese undergoing general anaesthesia. Br J Anaesth. 2012;108(2):236–9.
100. Litman RS, Wake N, Chan LM, et al. Effect of lateral positioning on upper airway size and morphology in sedated children. Anesthesiology. 2005;103(3):484–8.
101. Nardone HC, McKee-Cole KM, Friedman NR. Current pediatric tertiary care admission practices following adenotonsillectomy. JAMA Otolaryngol Head Neck Surg. 2016;142(5):452–6.
102. Fung E, Cave D, Witmans M, Gan K, El-Hakim H. Postoperative respiratory complications and recovery in obese children following adenotonsillectomy for sleep-disordered breathing: a case-control study. Otolaryngol Head Neck Surg. 2010;142(6):898–905.
103. Friedman O, Chidekel A, Lawless ST, Cook SP. Postoperative bilevel positive airway pressure ventilation after tonsillectomy and adenoidectomy in children–a preliminary report. Int J Pediatr Otorhinolaryngol. 1999;51(3):177–80.
104. Tweedie DJ, Bajaj Y, Ifeacho SN, et al. Perioperative complications after adenotonsillectomy in a UK pediatric tertiary referral centre. Int J Pediatr Otorhinolaryngol. 2012;76(6):809–15.
105. Mahmoud M, Radhakrishman R, Gunter J, et al. Effect of increasing depth of dexmedetomidine anesthesia on upper airway morphology in children. Paediatr Anaesth. 2010;20(6):506–15.
106. Mahmoud M, Jung D, Salisbury S, et al. Effect of increasing depth of dexmedetomidine and propofol anesthesia on upper airway morphology in children and adolescents with obstructive sleep apnea. J Clin Anesth. 2013;25(7):529–41.
107. Yoon BW, Hong JM, Hong SL, Koo SK, Roh HJ, Cho KS. A comparison of dexmedetomidine versus

propofol during drug-induced sleep endoscopy in sleep apnea patients. Laryngoscope. 2016;126(3): 763–7.

108. Ehsan Z, Mahmoud M, Shott SR, Amin RS, Ishman SL. The effects of anesthesia and opioids on the upper airway: a systematic review. Laryngoscope. 2016;126(1):270–84.

109. Eikermann M, Grosse-Sundrup M, Zaremba S, et al. Ketamine activates breathing and abolishes the coupling between loss of consciousness and upper airway dilator muscle dysfunction. Anesthesiology. 2012;116(1):35–46.

110. Kandil A, Subramanyam R, Hossain MM, et al. Comparison of the combination of dexmedetomidine and ketamine to propofol or propofol/sevoflurane for drug-induced sleep endoscopy in children. Paediatr Anaesth. 2016;26(7):742–51.

111. Barry RA, Fink DS, Pourciau DC, et al. Effect of increased body mass index on complication rates during laryngotracheal surgery utilizing jet ventilation. Otolaryngol Head Neck Surg. 2017;157(3):473–7.

第 14 章 体外膜肺氧合技术在严重气道阻塞时的应用

14

Andrew J. Matisoff and Mark M. Nuszkowski

引言

体外膜肺氧合（extracorporeal membrane oxygenation，ECMO）是儿童使用的最常见的机械心肺支持技术。自从 Baffles 于 1970 年应用于先天性心脏病的儿童以来，已有超过 57 000 名儿童接受 ECMO 支持以应对生命危险[1]。在危及生命的中央气道阻塞的儿科患者中，ECMO 的使用已经成为一种成熟技术手段，它可以缓解气道阻塞并重新建立通气。随着 ECMO 快速反应团队的发展，许多未能对标准复苏措施做出反应的患者，ECMO 可以作为成熟有效的手段。对于预计会发生严重气道阻塞的患者，应提前准备包括 ECMO 插管团队和 ECMO 设备，以备不时之需。虽然 ECMO 在支持濒危儿童生命方面起着至关重要的作用，但大量的严重并发症仍在继续发生。因此，当考虑将 ECMO 用于气道阻塞患者时，临床医生必须权衡 ECMO 的重大风险。

ECMO 设备

ECMO 基本上是用于急性、可逆的心脏或呼吸衰竭的体外心肺循环（cardiopulmonary bypass，CPB）电子回路的长期生命支持技术。在静脉 - 静脉（venovenous，VV）ECMO 中，血液从静脉循环（右颈内静脉或股静脉）排出，并通过颈内或右心房返回静脉循环。当心脏功能充足时，它主要用于呼吸系统疾病。静脉 - 动脉（venoarterial，VA）ECMO 涉及通过静脉循环引流血液并通过股动脉、颈动脉或主动脉将其返回动脉系统。它用于心功能不全患者或 ECPR 患者[2，3]。

标准 ECMO 回路由机械泵、膜式氧合器和热交换器组成，通过管道连接静脉通路和患者的动脉通路（图 14.1）。机械泵（滚轮或离心机）提供心脏支持，而氧合器提供呼吸功能。ECMO 通常分为两种类型的泵，即滚轮泵和离心泵。滚压泵通过挤压一段管子来工作，从而使血液向前推动，并产生连续的血液流动。离心泵由一个叶轮组成，该叶轮直接或通过系绳与电动机磁耦合。该磁体与驱动单元中的另一个磁体一起旋转会产生压力差，从而导致正向血流[4]。虽然离心泵相比滚轮泵成本较高，但离心泵对血液成分的作用更温和，在长期 ECMO 运行过程中红细胞损伤更少。此外，离心泵不能过度加压，如果在泵运行时电路被夹紧或扭结，滚轮泵就会发生过压。相反，如果离心泵在没有夹紧的情况下停止，则可能产生逆行流动，而滚轮泵的闭塞性能阻止它。我们可以通过在线储存器来控制泵上的过大负压，该储存器被添加到 ECMO 回路的静脉系统中。

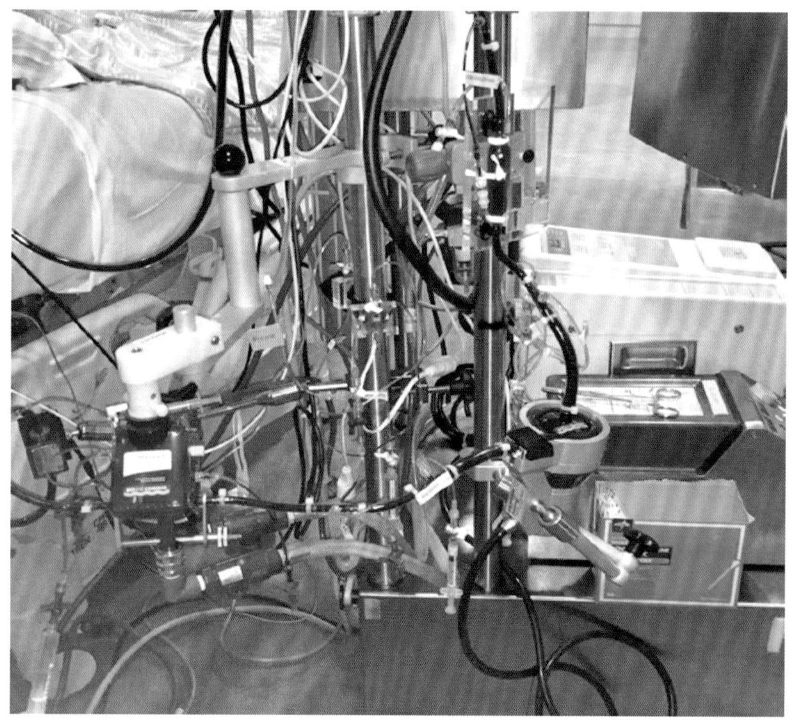

图 14.1 典型的儿科 ECMO 回路设备

所有 ECMO 回路都有一个称为氧合器的气体交换装置，它可以在血液中增加氧气并去除二氧化碳。气体交换装置由新型纤维由压缩聚甲基戊烯（polymethylpentene，PMP）组成，在气体交换方面极为有效，血浆泄漏少，并且血流阻力相对较低，因此易于灌注[4]。许多新型氧合器还具有热交换器，它由金属线圈（主要是不锈钢）组成，内置于氧合器中[5,6]。它通过线圈的水改变血液温度，从而相应地改变患者的核心温度。将热交换器结合到氧合器中允许在 ECMO 期间控制患者温度，同时保持较低的初始体积[3]。例如，在心脏骤停之后，可以在几小时或几天的过程中主动为患者降温，并可以再缓慢地再升温，以提供最佳的恢复。

ECMO 管路

与 ECMO 回路设备的其他组件一样，血管管路已经通过使用计算机动画和模拟进行了重新设计，从而提高血流效率和整体表现。套管有多种型号和尺寸可供选择，选择范围涉及了 6Fr（直径 2mm）到 51Fr（直径 17mm），每种类型的套管都针对特定的置管策略，可以根据个别患者的独特需求定制。为了达到最佳的置管条件，必须将套管的尖端正确地定位在下心房交界处附近。这很重要，因为不正确的放置将导致 ECMO 回路内的血液再循环，这降低了气体交换的整体效率。最终，套管选择基于多种因素，其中包括评估的血流速度，需要提供的生命支持水平，置管部位，以及 VA-ECMO 或 VV-ECMO 涉及的血管的类型和大小[1]。

快速反应团队

ECMO 快速反应团队由执行 ECMO 置管的外科医生、ECMO 专家（灌注师或呼吸治疗师)、外科护士和灌洗技师以及重症监护医师组成。在手术室中，麻醉师可以在 ECMO 部署期间履行重症监护医师的角色。

患者是否予以 ECMO 治疗的决定通常由重症监护医生做出，通常与执行 ECMO 置管的外科医生协商。当 ECMO 快速反应被启用，团队被联系时应及时到达患者旁并在指定的时间内执行置管。一些机构在心脏重症监护室和手术室中执行所有 ECMO 插管，因此如果需要 ECMO，则必须在插管前将患者转移到这些地方。麻醉手术的推车上应备有胸腔手术、颈椎手术或股动脉手术插管所需的所有用品并可随时立即使用，并与 ECMO 回路一起带入手术室插管使用。ECMO 回路由氧合器，静脉储液器和一个中心三叶泵组成 [2]。用晶体填充灌注无菌的二氧化碳抽真空回路，必要时可以将血制品送入并用于回路灌注 [2, 7]。在体外心肺复苏（extracorporeal cardiopulmonary resuscitation，ECPR）期间，以无菌方式继续进行 CPR 和其他复苏措施，同时进行插管直至获得足够的 ECMO 流量 [2]。尽管快速反应团队的使用改善了 ECMO 插管的过程和流程，但仍缺乏提高生存率的证据。Turek 等分析表明，实施儿科 ECMO 快速反应计划后的 8 年内，神经系统并发症减少，但生存率没有改善 [8]。

ECMO 的适应证

ELSO 注册中心记录了 ECMO 在呼吸支持、心脏支持和 ECPR 中的使用。截至 2017 年 7 月，有 87 376 名患者需要 ECMO，其中新生儿占患者总数最大。

VV-ECMO 可以用于支持呼吸功能，尽管有最大的通气支持，但仍然会出现不可避免危及生命的缺氧情况。常见适应证包括急性呼吸窘迫综合征、先天性膈疝和作为肺移植的过渡时期 [9]。在需要 ECMO 进行肺支持的新生儿和儿科患者中，分别有 72% 和 58% 的患者能够存活以出院 [1]。

尽管有足够的血管内容量、正性肌力支持和主动脉内球囊泵（IABP），但由于心输出量低，VA-ECMO 可用于心功能支持。在儿科患者中，VA-ECMO 最常见的适应证是败血症、无法体外循环和慢性心肌病 [1, 2, 9]。但 ECMO 用于心脏支持后出院的存活率在儿科患者中仍然低至 51%[1]。

对于 ECPR，需要 VV-ECMO 或 VA-ECMO 的患者数量在 2017 年 7 月之前仍然很低，数量为 9 223 例，出院时的生存率则低得多，目前生存率低于 40%[1]。

突发气道阻塞事件中 ECMO 的适应证

在儿科患者中，中央气道阻塞最常见于异物的吸入 [10]。通过气管插管，硬性支气管镜检查和喷射通气，临床医生能够在大多数患者中保持足够的通气和氧合。在无法保持通气的严重气管阻塞的情况下，由于缺氧可能导致发生死亡和残疾。使用 VV-ECMO 可确保充分氧合和二氧化碳去除，直至气道阻塞得到缓解。

当怀疑或预期突发气道阻塞时，如果标准气道措施不成功，采用多学科方法规划 ECMO 可能会挽救生命。气道管理应在 ECMO 插管最合适的位置进行，最好是手术室。在任何气道管理之前，团队成员之间应该制定 ECMO 类型（VV 与 VA）、套管尺寸、血制品的需求、ECMO 部位（颈部与胸部）及 ECMO 患者定位这些计划 [11, 12]。术前应准备好 ECMO 回路设备，并且有一组接受过 ECMO 置管培训的外科医生和护士。在非紧急情况下，可以在重新建立气道之前将患者置于 ECMO 上，以避免长时间缺氧 [11, 13]。

在已记录的 VV-ECMO 用于气道阻塞

的实用性的几个案例中，其中大多数是成人患者。Kim 等在回顾性分析中描述了 15 例接受 ECMO 治疗的气道阻塞患者，年龄从 9 岁到 50 岁[12]。7 名患者在择期手术中使用 ECMO，预期他们在麻醉或手术诱导期间发生危及生命的气道阻塞。所有这些患者都成功地脱离了 ECMO。在 3 名患者中，有 2 名死于因麻醉诱导期间气道阻塞，他们启用了紧急 ECMO 治疗。7 名患者中有 5 名幸存者因大咯血需要紧急 ECMO 治疗。作者从中得出结论，ECMO 是气道阻塞的有用辅助手段，但在预期到气道阻塞时，择期使用时效果更好[14]。Hong 等在单中心研究中描述了 19 例 VV-ECMO 用于成人患者的案例，他们因恶性或良性肿瘤引起了气道阻塞[15]。在治疗气道阻塞的根本原因且并发症最少的情况下，这些患者中有 94% 成功从 ECMO 脱离。作者建议将 VV-ECMO 的使用范围扩大，从而涵盖气道阻塞，并且它的使用可以允许对被预期到手术气道阻塞风险过高的患者进行适当治疗。Park 描述了 ECMO 在 3 名异国儿童中的成功使用的案例。在案例中，ECMO 的适应证包括了由于缺氧或可能失去气道支持而无法进行刚性支气管镜检查。ECMO 不会直接导致并发症，而异物去除后，患儿可以迅速脱离 ECMO[13]。

一些出生时患有严重气管狭窄的新生儿如果没有立即干预气道阻塞就无法生存。ECMO 可用于在气道重建手术之前维持这些新生儿生命。Kunisaki 对波士顿儿童医院的 3 名儿童进行了回顾性研究，这些儿童在出生后 24 小时内因气管环[2]和支气管囊肿[1, 16]导致严重气管狭窄而需要 ECMO 支持。所有患儿均接受了后续成功的气道重建手术，并保护了良好的生理功能。然后作者认为，“ECMO 是相对不稳定的孤立气管异常婴儿的首选体外技术”[16]。

ECMO 可能是治疗由于意外埋压而造成小儿沙土误吸的首选方法。情况严重时，这些患儿会出现严重的缺氧和急性呼吸窘迫综合征并需要多次支气管镜灌洗。Issac 和 Baquis 等描述了两个需要 ECMO 维持氧合的案例，而外科医生能够在此期间从呼吸道中清除沙粒[17-19]。最后两名患者均存活，神经系统预后良好。

ECMO 的禁忌证

在导致 ECMO 置管的问题被扭转之后，所有放置 ECMO 的患者必须有合理的生存机会。对有终末器官衰竭的患者，在放置到 ECMO 之前，患者准备好行器官移植术或目标心室辅助设备植入术。对于严重气道阻塞的患者，仅应考虑在阻塞解除后，预期神经功能恢复良好的患者上启用 ECMO 治疗[2]。由于通常在紧急情况下会很快做出将患者予以 ECMO 治疗的决定，因此，在不同机构和从业人员中，患者是否进行 ECMO 治疗可能存在差异。Makdisi 和 Wang 总结了 ECMO 的绝对禁忌证和相对禁忌证（表 14.1）。

表 14.1 ECMO 的禁忌证[2, 9]

1. 无法恢复的心脏功能，非 VAD 支持的移植或目标疗法的患者
2. 已患恶性肿瘤
3. 已知严重的脑损伤
4. 未经证实的心脏骤停
5. 没有充分组织灌注的 CPR 延长
6. 未修复的主动脉夹层
7. 严重的主动脉瓣关闭不全
8. 严重的慢性器官功能障碍（肺气肿、肝硬化、肾功能衰竭）
9. 符合相关规定（经济、认知、精神障碍等原因，或没有社会支持的限制）
10. 外周血管疾病是外周 VA-ECMO 的禁忌证
11. VV-ECMO 禁用心源性衰竭和严重慢性肺动脉高压（平均肺动脉压 > 50mmHg）
12. 相对禁忌证：凝血功能障碍、高龄、肥胖

ECMO 的并发症

尽管 ECMO 具有明显的临床益处，但 ECMO 的并发症很多且频繁。并发症的严重程度和类型通常取决于所用 ECMO 的类型（VV 与 VA）及其形成方式（选择性与紧急性）[2,7,9]。需要 VA-ECMO 治疗 ECPR 的患者可能由于紧急和有限的时间放置到 ECMO 上而具有高概率的并发症[9]。鉴于 ECMO 并发症的发生频率和严重程度，临床医生应事先权衡此类并发症的风险与其可能的益处。

由于需要抗凝，在置管部位或在其他部位如肺、腹腔和颅内发生出血，并通常伴随血小板严重功能障碍，需要外科手术干预。据报道，17% 和 34% 的 ECMO 患者[20]需要治疗，其中包括必要时减少抗凝和输注血液制品。ECMO 回路中由于血凝块形成引起的血栓形成可导致中风，肺栓塞和肢体缺血。由于灌注不足或血栓形成，从而导致截肢并发症，其后果可能是非常严重的。由于血液制品的免疫抑制和暴露风险，ECMO 常并发感染。另外，ECMO 也可能发生神经系统并发症，包括癫痫发作、脑出血和脑梗死，而新生儿的该类风险发生率非常高。其他常见并发症包括肾功能不全、代谢紊乱、高血压和心律失常。

从气道阻塞到 ECMO 脱机

ECMO 脱机涉及的问题包括，在逐渐减少 ECMO 流量的同时，监测心肺功能不全的征兆，并在必要时提供医疗管理以支持患者的血压和通气[2,7,21]。决定从 ECMO 脱机取决于若干因素，而其中最重要的一个因素是解决导致运用 ECMO 的潜在根本问题。对于需要 ECMO 治疗气道阻塞的患者，当气道阻塞源被解除时，可以很快停用 ECMO。如果来源是异物，例如肿瘤或吸入的异物，则患者应在异物被清除后很快耐受 ECMO 停机的过程[12,15,22,23]，前提是它们有足够的容量、电解质和营养状态[2]。很多研究认为只要纠正了潜在的问题，ECMO 用于气道阻塞时与 ECMO 的快速脱机具有相关性[12,15,23]。如果气道阻塞的根本原因是严重的气管狭窄，需要手术干预，如气管成形术，一些外科医生可能会让患者保持 ECMO，以便气管缝合处伤口充分愈合[24]。需要长时间 ECMO 维持的患者可能有其他因素阻碍 ECMO 的脱机，如心功能不全、肺水肿或出血或肾功能不全。

ECMO 患者的麻醉管理

管理 ECMO 患者的麻醉医生应该彻底了解 ECMO 相关的生理和药代动力学作用，以保持终末器官功能并维持足够的镇静和镇痛作用。ECMO 患者需要持续监测容量状态、凝血、心脏功能和器官灌注。在 VA-ECMO 中，对于儿科患者，流量以 100～150ml/（kg•min）开始。用肝素推注开始抗凝，然后输注 10～30U/（kg•h）[7]。加入血管加压剂以维持新生儿平均动脉压大于 45mmHg，儿童和成人大于 60mmHg[2,7]。有创血压和中心静脉压监测对于准确测量血压、中心静脉压和血气分析至关重要[25]。NIRS 监测通常用作脑缺氧的非侵入性测量。如 NIRS 监视器所示，大脑一侧的去饱和可能是套管移位或脑静脉引流不充分的早期指标[7]。外科医生、ECMO 技师和麻醉医生之间的沟通对于监测 ECMO 流速、乳酸和凝血状态以及体积状态的标准测量（如平均动脉压、尿量、中心静脉压和体重）至关重要。

VA-ECMO 会导致非脉动血流和主动脉脉压降低。由于后负荷增加，高血压很常见。由于 ECMO 流量不足，最常发生低血压。这是由静脉引流不足或 ECMO 动脉血流不良引起的。套管尺寸不足、套管错位、血容量不足和全身血管扩张是 ECMO 血流不足的常见原因 [2, 9, 25]。对 ECMO 的低血压和氧输送不足的管理可能需要增加 ECMO 流速、增加体积或血液制品以及使用正性肌力药物和血管收缩剂 [7, 9, 25]。当然应通过超声心动图常规评估心脏功能 [21]。

ECMO 对麻醉药物的影响

由于种种原因 ECMO 患者可能对麻醉药物的需求会增加，如 ECMO 的启动导致分布容积（V_d）增加，ECMO 回路中的药物螯合，蛋白质结合减少以及肾、肝和脑血流的改变 [26]。亲脂性药物如庆大霉素，芬太尼和咪达唑仑受此影响最大并且可显著降低血浆浓度，尤其是在开始治疗时。然而一旦回路上的结合位点饱和，就可以得到相对稳定的药代动力学。诱导剂量的芬太尼应采用大剂量，然后输注并持续监测是否存在镇痛作用不足的迹象，对于确保足够的镇痛作用至关重要 [27]。相反，由于减少了可用于结合的血浆蛋白，与蛋白质高度结合的药物的有效浓度可能会增加。但是，目前缺乏记录 ECMO 对麻醉药物影响的临床试验。由于肝脏灌注减少，Dagan 认为 ECMO 患者吗啡清除率降低 [28]。由于其低亲脂性，在 ECMO 回路中游离的吗啡比芬太尼少 [27]。在一项回顾性队列研究中，伴有严重呼吸衰竭的成年患者（n = 34）或无呼吸衰竭的患者（n = 60）在静脉 ECMO 支持下，需要至少一种镇静剂以维持适当的觉醒水平，以保持患者术中的舒适性和安全性，同时也需要加强氧合和呼吸机支持 [27]。作者发现，与未接受 ECMO 的组相比，ECMO 组的 6 小时镇静暴露量的最大中位几乎是非 ECMO 组的两倍。然而，6 小时镇静剂的使用量却没有显著性差异 [29]。

一些临床试验正在研究 ECMO 对各种麻醉药物的药代动力学和药效学的影响。在获得更多文献之前，临床仍需严密监测其所需的各种麻醉药物的效果。

ECMO 用于严重气道阻塞使得许多以前无法治愈的患者得以安全管理。我们预计未来暴发性气道阻塞患者将更多地使用 ECMO。由于在预期气道阻塞时选择性使用 ECMO 可以改善预后并减少并发症，因此充分的风险评价和团队沟通对其成功是至关重要的。

（金晨昱 译）

参考文献

1. ECLS Registry report: international summary. 2017.
2. Lequier L, Horton SB, McMullan DM, Bartlett RH. Extracorporeal membrane oxygenation circuitry. Pediatr Crit Care Med J Soc Crit Care Med World Fed Pediatr Intensive Crit Care Soc. 2013; 14:S7–12.
3. Ennema JJ, Mook PH, Elstrodt JM, Wildevuur CR. A new hollow fiber membrane oxygenator with an integral heat exchanger: a hematological evaluation in dogs. Thorac Cardiovasc Surg. 1983;31:359–64.
4. Hamilton C, et al. Testing of heat exchangers in membrane oxygenators using air pressure. Perfusion. 2006;21:105–7.
5. Fiser, Richard T. Extracorporeal life support. In: Wheeler D et al. Pediatric critical care medicine: basic science and clinical evidence. Volume 2. London, UK: Springer; 2007:215–36.
6. Laussen P. Pediatric cardiac intensive care. In: Jonas R. Comprehensive surgical management of congenital heart disease. London, New York: Arnold; 2004:78–85.
7. Laussen P. Roth S. Cardiac intensive care. In: Andropoulos, D et al. Anesthesia for Congenital Heart Disease. Malden, MA; 2005:466–7.
8. Turek JW, et al. Outcomes before and after implementation of a pediatric rapid-response extracorporeal membrane oxygenation program. Ann Thorac Surg. 2013;95:2140–6; discussion 2146–2147 (2013).
9. Makdisi G, Wang I-W. Extra corporeal membrane oxygenation (ECMO) review of a lifesaving technology. J Thorac Dis. 2015;7:E166–76.
10. Passàli D, et al. Foreign body inhalation in children: an update. Acta Otorhinolaryngol Ital Organo Uff Della Soc Ital Otorinolaringol E Chir Cerv-facc. 2010;30:27–32.
11. Mackenzie RS, et al. Triple setup airway-simultaneous oropharyngeal, surgical, and ECMO preparation. Am J Emerg Med. 2016;34:2468.e5–7.

12. Kim CW, et al. The feasibility of extracorporeal membrane oxygenation in the variant airway problems. Ann Thorac Cardiovasc Surg. 2015;21:517–22.
13. Park AH, et al. Management of complicated airway foreign body aspiration using extracorporeal membrane oxygenation (ECMO). Int J Pediatr Otorhinolaryngol. 2014;78:2319–21.
14. Kim SH, et al. Outcomes of extracorporeal life support during surgery for the critical airway stenosis. ASAIO J Am Soc Artif Intern Organs. 2017;1992(63):99–103.
15. Hong Y, et al. Use of venovenous extracorporeal membrane oxygenation in central airway obstruction to facilitate interventions leading to definitive airway security. J Crit Care. 2013;28:669–74.
16. Kunisaki SM, Fauza DO, Craig N, Jennings RW. Extracorporeal membrane oxygenation as a bridge to definitive tracheal reconstruction in neonates. J Pediatr Surg. 2008;43:800–4.
17. Baqais KA, Mahoney M, Tobler K, Hui A, Noseworthy M. Pediatric sand aspiration managed using bronchoscopy and extracorporeal membrane oxygenation. Can Respir J. 2015;22:261–2.
18. Isaac A, Kawaguchi A, Garros D, Guerra GG, El-Hakim H. Sand aspiration in a child: extracorporeal membrane oxygenation (ECMO) as a new management tool. J Pediatr Surg Case Rep. 2013;1:273–6.
19. Metcalf KB, Michaels AJ, Edlich RF, Long WB. Extracorporeal membrane oxygenation can provide cardiopulmonary support during bronchoscopic clearance of airways after sand aspiration. J Emerg Med. 2013;45:380–3.
20. Aubron C, et al. Factors associated with outcomes of patients on extracorporeal membrane oxygenation support: a 5-year cohort study. Crit Care Lond Engl. 2013;17:R73.
21. Cavarocchi NC, et al. Weaning of extracorporeal membrane oxygenation using continuous hemodynamic transesophageal echocardiography. J Thorac Cardiovasc Surg. 2013;146:1474–9.
22. Deng L, Wang B, Wang Y, Xiao L, Liu H. Treatment of bronchial foreign body aspiration with extracorporeal life support in a child: a case report and literature review. Int J Pediatr Otorhinolaryngol. 2017;94:82–6.
23. Ko M, et al. Use of single-cannula venous-venous extracorporeal life support in the management of life-threatening airway obstruction. Ann Thorac Surg. 2015;99:e63–5.
24. Butler CR, et al. Outcomes of slide tracheoplasty in 101 children: a 17-year single-center experience. J Thorac Cardiovasc Surg. 2014;147:1783–9.
25. Chauhan S, Subin S. Extracorporeal membrane oxygenation, an anesthesiologist's perspective: physiology and principles. Part 1. Ann Card Anaesth. 2011;14:218–29.
26. Taylor MA, Maldonado Y. Anesthetic Management of Patients on ECMO. In: Firstenberg MS, editor. Extracorporeal membrane oxygenation: advances in therapy. InTech; 2016.
27. Shekar K, et al. Is morphine superior to fentanyl for analgesia during extracorporeal membrane oxygenation in adult patients? Heart Lung Circ. 2012;21:S237–8.
28. Dagan O, Klein J, Bohn D, Koren G. Effects of extracorporeal membrane oxygenation on morphine pharmacokinetics in infants. Crit Care Med. 1994;22:1099–101.
29. Dzierba AL, Abrams D, Brodie D. Medicating patients during extracorporeal membrane oxygenation: the evidence is building. Crit Care Lond Engl. 2017;21:66.

第 15 章 预防呼吸消化道外科手术的气道并发症

15

Nina Rawtani and Yewande Johnson

引言

呼吸消化道外科的患者被诊断患有复杂的呼吸系统和消化系统疾病，包括吞咽困难、进食障碍、胃食管反流、睡眠呼吸暂停、哮喘、先天性气道或食管畸形、食管炎和气管软化症[1]。这些疾病的常规治疗手段有扁桃体切除术、腺样体切除术、喉镜手术、支气管镜手术及胃肠道内窥镜手术。呼吸消化道手术中最常见的气道并发症包括窒息、误吸、喉痉挛、支气管痉挛、喘鸣、水肿继发梗阻和缺氧，还有较少见但潜在伤害更严重的出血和气道火灾。了解这些风险和导致风险的因素，对降低发病率和死亡率有重要意义。

常规手术的麻醉并发症

扁桃体切除术和腺样体切除术是儿科最常见的两种手术。目前已知的术中并发症有出血、烧伤和气道火灾，术后并发症中以出血最广为人知。

术中出血可能是由于残留的腺体组织未能充分止血所致[2]。考虑到扁桃体切除术后出血的风险，应在术前检查患者的血细胞比容，如果该患者发生术后出血，可以据此评估失血情况。由于低血容量可能因术后摄入量减少和急性失血共同导致，血细胞比容也可能低估了失血的程度。应结合血容量不足和贫血的其他迹象，并进行充分的液体复苏。如果失血一直持续，需要将患者带回手术室进行止血。由于患者在此过程中可能吞咽了大量血液，应被视为饱胃患者，需要采取快速顺序插管。此外，出血可能会造成声门暴露困难。

腺样体扁桃体切除术的呼吸系统并发症还有部分原因可以归咎于患者的疾病本身和其他合并症。频繁的上呼吸道感染或扁桃体炎是该手术的适应证，同时也与气道高反应性相关，包括术中发生支气管痉挛或喉痉挛[3]。阻塞性睡眠呼吸暂停也是手术适应证之一，围手术期并发症的发生率可因病情的严重程度而异。睡眠中会发生短暂缺氧和高碳血症的患者，围手术期可能仍然存在这些症状。术中限制阿片类药物的使用能预防严重的呼吸抑制，从而降低发生呼吸系统并发症的风险[4]。此外，慢性气道阻塞可以诱发肺动脉高压和肺心病。术中使用右美托咪定和对乙酰氨基酚能一定程度上减少阿片类药物的剂量。术后可以采用多模式镇痛，如对乙酰氨基酚和布洛芬（如果没有禁忌证）来限制阿片类药物的使用，因为后者可能导致缺氧、通气不足和其他不良反应。

可待因禁止用于腺样体扁桃体切除术后的患者，因为曾有过因此引起呼吸抑制最终导致患者死亡的报道。这或许是因为可待因是吗啡的前体，在体内可以发生转化。对于通过细胞色素 P450（cytochrome P450，CYP450）酶途径进行快速代谢或超快速代谢的患者，可能发生未曾预计的吗啡蓄积。这在阿片类药物敏感的急性和慢性气道阻塞的患者身上将造成严重后果。因此，可待因用于扁桃体切除术后已被纳入 FDA 黑框警告。

扁桃体周围脓肿手术的麻醉并发症包括喉痉挛、支气管痉挛、扁桃体周围脓肿破裂、牙关紧闭以及脱水和发热造成的低血压。脓肿和水肿的位置可能会导致解剖结构难以辨别，给诱导和插管带来困难。插管时必须小心操作以避免脓肿破裂[5]。

诊断性喉镜和支气管镜检查是评估气道或肺部情况的常用方法。对这些患者来说，麻醉管理可能存在很大困难，因为问题需要通过手术来解决，而手术本身就在这些部位进行。这些患者中的很多人可能已经患有喘鸣、气管软化、声门下狭窄、异物和肺炎等气道问题。许多这类手术是气道无保护的情况下进行的，如果患者没有达到适当的麻醉深度，则可能发生窒息、缺氧、误吸、支气管痉挛和喉痉挛[3]。如果在检查中使用喷射通气来供氧，则可能发生振荡高压气压伤、CO_2 潴留和胃破裂等并发症[6]。因为异物吸入而需要进行支气管镜检查则应谨慎使用正压通气。这些患者可能处于饱胃状态，并因为气道受刺激而增加了支气管痉挛和喉痉挛的风险，吸入 β2 激动剂（如沙丁胺醇）可以用来治疗支气管痉挛。对于有反应性气道疾病史的患者，应在术前预防性地使用吸入性支气管扩张剂。

胃肠道内窥镜在小儿患者的应用包括诊断性内窥镜检查、食管扩张、内镜逆行胰道管造影（endoscopic retrograte cholangiopancretography，ERCP）和异物取出[7]。深度镇静同时保证气道安全需要选择合适的麻醉剂。未插管的患者有误吸或反流的风险，未深度麻醉则有喉痉挛、窒息、通气不足和内镜压迫气管的风险[8]。婴儿通常需要进行气管插管的原因是气管可能受压和检查时可能由于腹部胀气而导致通气不足。

接受呼吸消化道手术的患者发生喘鸣的风险也大增。这是由于声门下肿胀使气流出现了湍流。术中可静脉给予类固醇激素来降低喘鸣发生率。但如果已经存在明显的喘鸣，术后则需要雾化吸入外消旋肾上腺素。

喉痉挛的预防和处理

喉痉挛是喉部的非自主闭合，通常是为防止异物坠入气管和肺部而产生的一种条件反射。麻醉中可能由刺激或异常兴奋导致，当喉内肌收缩时仍伴有吸气动作[9]。这种现象主要发生在儿童患者中，总发生率为 0.87%[10]。与 9 岁以下的儿童相比，1～3 个月的婴儿发病率更高。喉痉挛可能导致心搏骤停、阻塞性负压后肺水肿、误吸、心动过缓和氧饱和度下降[11]。

降低喉痉挛的发生率与识别哪些患者面临更高的风险及确保所有患者在刺激前处于合适的麻醉深度有关。导致高风险的因素包括患有非特异性反应性气道疾病、哮喘或近期上呼吸道感染史。

喉痉挛通常发生在诱导、苏醒、术中麻醉深度不足和气管导管不在位的情况下。预防措施包括使用对气道刺激较小的挥发性麻醉药如七氟醚进行吸入诱导（图 15.1）。喉镜检查应在患者进入深度镇静后进行。

如果发生喉痉挛并且患者血流动力学稳定，可尝试双手托下颌法，或在正压通气和吸入纯氧的同时放置口咽或鼻咽通气道。吸入麻醉药和异丙酚也可用于解除喉痉挛。如果上述方法难以纠正、患者出现严重的氧饱和度下降或心动过缓，则必须给予琥珀酰胆碱。没有静脉通路时可以肌注。小于 6 岁的患者应给予阿托品，因为琥珀酰胆碱可能通过刺激窦房结毒蕈碱受体引起心动过缓。为得到更好的治疗，发生喉痉挛时应寻求帮助（图 15.2）。

为避免患者出现喉痉挛，麻醉第二期不应拔管。拔管的时机应当选择在患者气道反射消失后，或者没有呛咳或屏气并恢复自主运动后（图 15.3）。

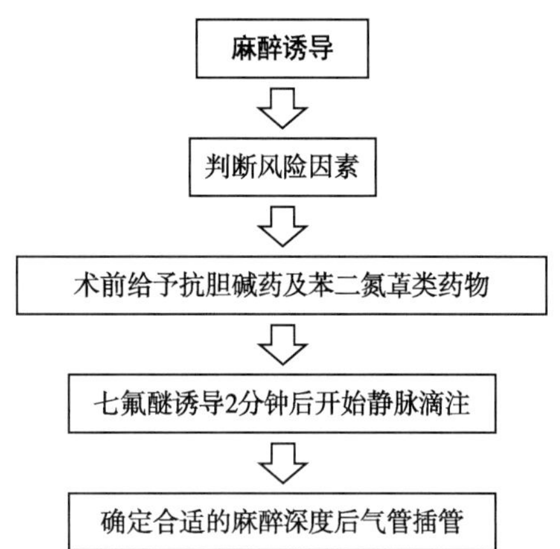

图 15.1 麻醉诱导期预防喉痉挛的步骤

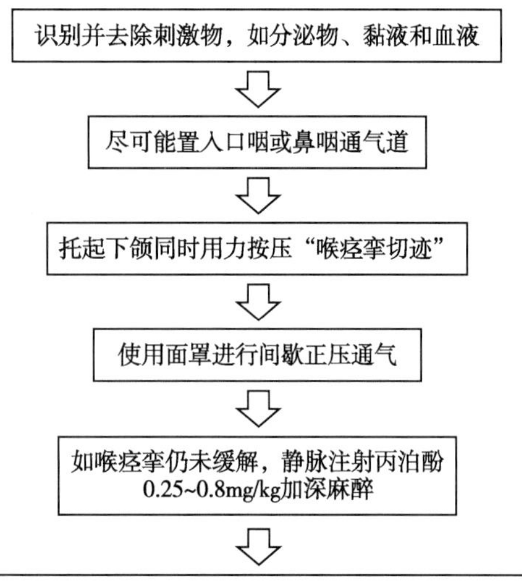

图 15.2 喉痉挛的处理步骤

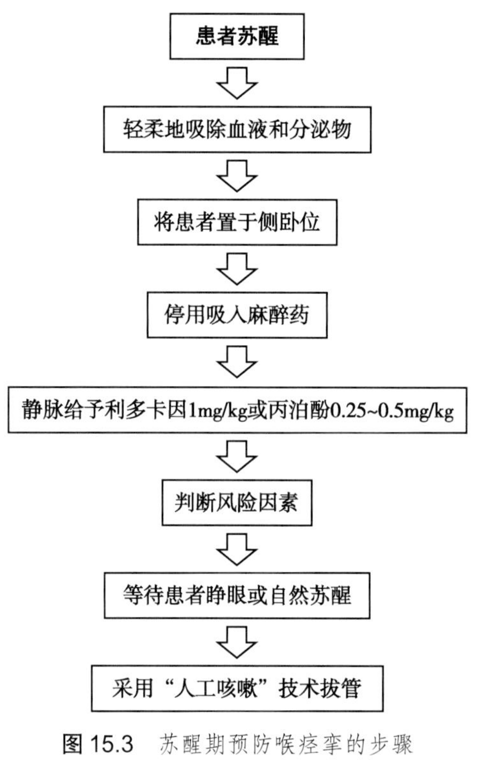

图 15.3 苏醒期预防喉痉挛的步骤

气道火灾的预防和处理

手术室火灾是罕见的，但一旦发生可能造成灾难性的后果。全身麻醉中发生的火灾大都涉及气道手术，其中大部分又都来自气管切开术和扁桃体切除术[12]。

手术核查过程应陈述手术室火灾的风险因素。如果需要在富含氧化剂的气体中使用电凝、激光或其他火源，则该操作属于“高风险”，应采取适当的预防措施。

燃烧所必需的 3 个组成部分是氧化剂、燃料和火源（表 15.1）。在进行气道手术时，手术室人员之间的沟通配合至关重要，尤其是在向手术区域输送氧气的情况下。为了避免气道火灾，建议将其 3 个组成部分的风险最小化，包括将富含氧化剂的气体（氧气和一氧化二氮）浓度保持在最低水平。如果患者能承受，则最好使用室内空气。另外，优先选择无泄漏的带气囊的气管导管或气管切开套管，因为可以防止氧气逆流从而避免为手术部位提供氧化剂。手术室中，燃料的来源很多，包括手术衣和手术巾、海绵、护膝、敷料、胶带、酒精和其他皮肤消毒液。外科医生必须注意不要让火源与燃料接触。在铺手术巾之前，应留出足够的时间使消毒液干燥。需要靠近燃料的毛巾、海绵和其他材料应进行湿润。

表 15.1　呼吸消化道手术中火灾的危险源

氧化剂	火源	燃料
氧气（FiO_2 高于 21%） 一氧化二氮（任何浓度）	电凝 激光 光纤光源 / 电缆	气管导管 气切套管 手术海绵 含酒精的皮肤消毒剂

超过 90% 的手术室火灾火源是电凝[12]。其他呼吸消化道外科手术中常见的火源还有光纤光源 / 电缆和二氧化碳激光器。诸如治疗喉乳头状瘤的气道激光手术就需要采取额外的措施来减轻气道火灾的风险。标准的气管导管由 PVC 材料制成，很容易因为触到激光而损坏。如果患者在激光手术过程中需要气管插管，建议使用耐激光管。这些耐激光管可以是红色橡胶、硅基或不锈钢螺旋增强的，都适用于 CO_2 激光手术。即使使用特制的导管，激光也可能会导致气囊损坏或导管横断，因此外科医生也应小心以避免触及。一旦导管发生损坏，氧化的环境就可能引起气道火灾。理想情况下，耐激光管的套囊应用生理盐水填充，最好是用亚甲蓝染色，以便在套囊破裂时，外科医生可以轻松识别。假如一个套囊被激光意外损坏，不锈钢增强管上的双套囊设计能提供一层额外的保护层（图 15.4）。

对于高危患者，ASA 手术室火灾处理流程（图 15.5）表明，团队中的每个成员都应了解自己在预防和管理手术室火灾方面承担的职责。如前所述，包括使用火源前手术医生应进行告知，麻醉医生置入带套囊的或耐激光的气管导管，降低氧气浓度并停止使用一氧化二氮。此外，开展气道手术的外科医师团队的成员至少每年进行一次手术室消防演习，使每个成员都了解自己的角色，并且演练手术室消防流程和疏散计划。发生气道火灾时，团队的所有成员应立即意识到需要进行的操作步骤：①移除气管导管（如果存在）；②停止向气道内供给气体；③移除气道内的易燃物；④将生理盐水注入气道。如果未能通过这些步骤成功灭火，则需要使用二氧化碳灭火器。如果火灾持续存在，则必须启动手术室火灾警报。如有必要，可在患者身上使用灭火器，并且疏散患者和医务人员，待所有人员疏散后，手术室应紧闭门窗以防止火势蔓延。

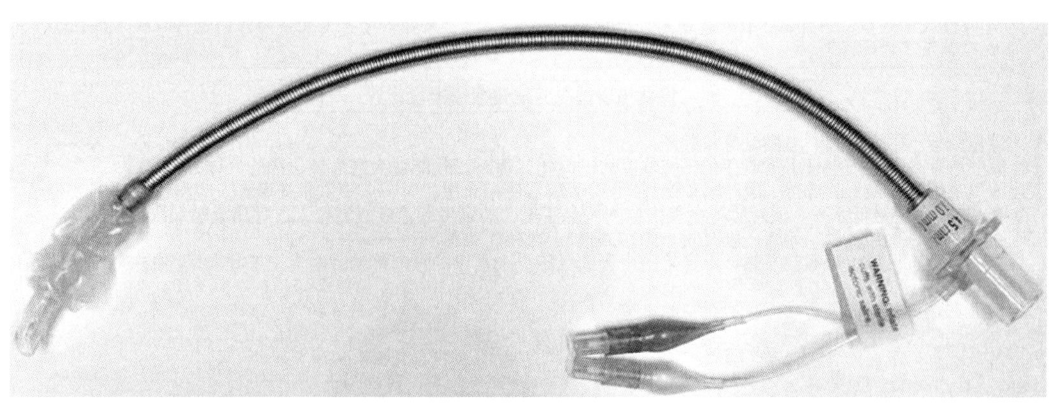

图 15.4　不锈钢增强螺纹管的双套囊设计可在一个套囊被激光意外损坏时增加一层保护

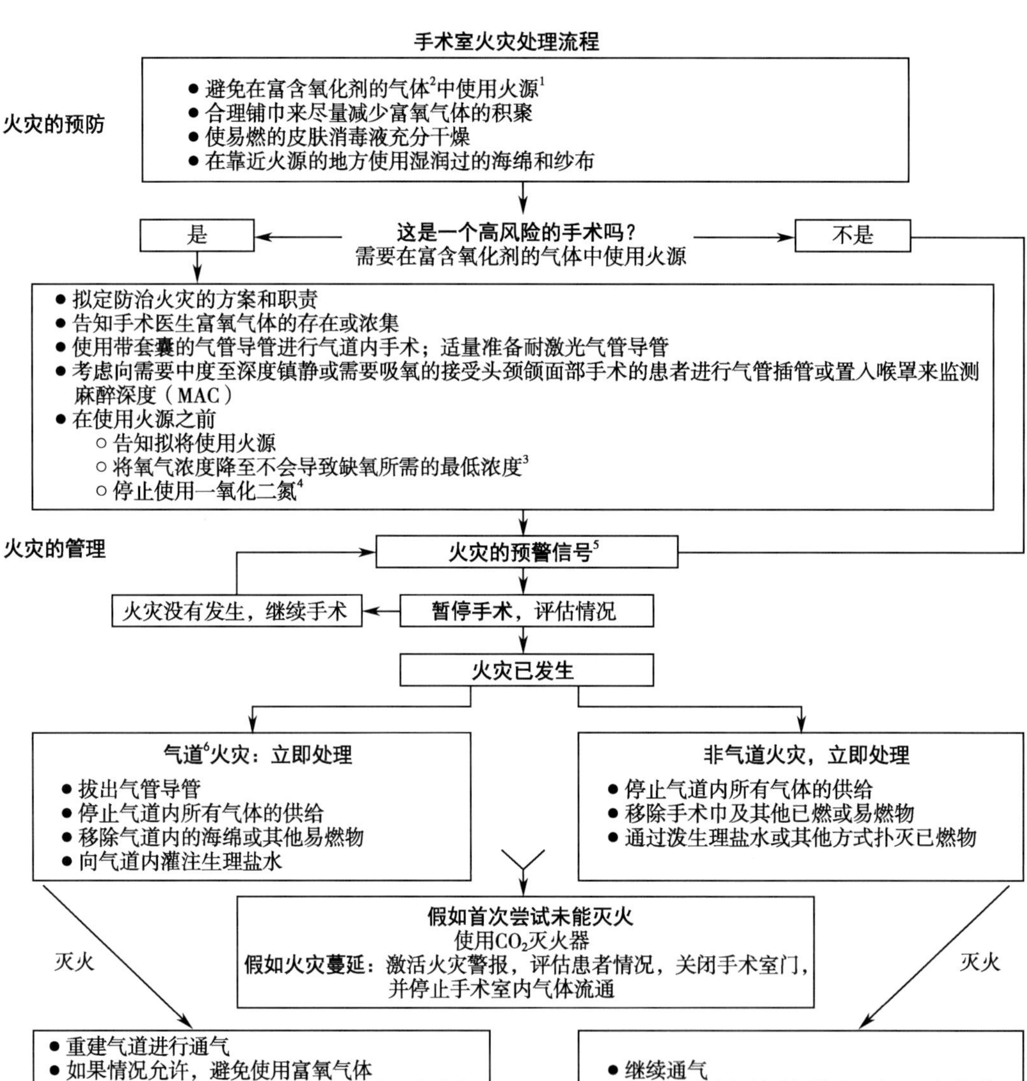

[1]火源包括但不限于电刀、电凝设备和激光
[2]当氧气浓度高于室内空气水平或存在任何浓度的一氧化二氮时，就能视为富含氧化剂的气体
[3]当输氧浓度降至最低，等待一段时间（如1~3分钟）后再使用火源。对于需要供氧的患者，应将输氧浓度减少至避免缺氧所需的最低水平。使用脉搏血氧仪监测氧合情况，如果可行，应监测吸入、呼出或输氧浓度
[4]停止输送一氧化二氮后，等待一段时间（如1~3分钟）再使用火源
[5]意外的闪光、火焰、烟雾或发热，不寻常的声音或气味，手术巾的意外移动，手术巾或呼吸回路的变色，患者的突然移动或不适主诉
[6]气道火灾是指发生在气道或呼吸回路中的火灾

图 15.5 美国麻醉医师学会手术室火灾处理流程

麻醉医生在降低手术风险中的作用

详尽的病史和体格检查能指导麻醉医生判断哪些患者最易发生气道相关并发症。睡眠呼吸暂停就是需要注意的病史之一，如果已完成睡眠监测，则应回顾患者的呼吸暂停低通气指数。尤其值得注意的是，近期有上呼吸道或下呼吸道感染病史的患者，因为这类患者发生喘鸣、支气管痉挛和其他呼吸系统并发症的风险都显著增加。必须经过仔细考虑来评估最近生病的患儿是否应该接受择期手术。气道高反应性可能会在上呼吸道疾病后持续数周至数月。既往的经验认为，近 4 周内经历上呼吸道感染（upper respiratory infection，URI）的患者术中发生呼吸功能不全[13]的风险增加，因此不应接受择期手术[13]。但是，考虑到 1 岁的患儿每年发生 URI 的次数约 8 次，因此等待 4 周无 URI 的间隔期可能是不现实的。应对 URI 的临床表现和严重程度进行评估，包括急性鼻漏（患有腺样体肥大的患者可能患有慢性鼻漏）、咳嗽咳痰、发热、食欲下降和活动减少以及其他合并症，以上均应在决定是否进行手术时加以考虑。

经过深思熟虑的麻醉方案有助于避免风险。为降低呼吸消化道外科手术中并发症的发生率，麻醉方案应包括选择合适的麻醉深度及本章所提到的麻醉技术。

（王宇星　译）

参考文献

1. Collaco JM, Aherrera AD, Au Yeung KJ, Lefton-Greif MA, Hoch J, Skinner ML. Interdisciplinary pediatric aerodigestive care and reduction in health care costs and burden. JAMA Otolaryngol Head Neck Surg. 2015;141(2):101–5. https://doi.org/10.01001/jamoto.2014.30.
2. Randall DA, Hoffer ME. Complications of tonsillectomy and adenoidectomy. *Otolaryngol Head Neck Surg*. 1998;118(1):61–8.
3. Coté CJ, Lerman J, Anderson B. Chapter 31: Otorhinolaryngologic procedures. In: *A practice of anesthesia for infants and children*. Philadelphia: Elsevier/Saunders; 2013. p. 653–82.
4. Waters KA, McBrien F, Stewart P, Hinder M, Wharton S. Effects of OSA, inhalational anesthesia, and fentanyl on the airway and ventilation of children. J Appl Physiol. 2002;92:1987–94.
5. Verghese ST, Hannallah RS. Pediatric otolaryngologic emergencies. Anesthesiol Clin North Am. 2001;19:237–56.
6. Koomen E, Poortmans G, Anderson BJ, Janssens MM. Jet ventilation for laryngotracheal surgery in an ex-premature infant. Paediatr Anaesth. 2005;15:786–9.
7. Tringali A, et al. Complications in pediatric endoscopy. Best Pract Res Clin Gastroenterol. 2016;30(5):825–39.
8. Amournyotin S, Aanpreung P, Prakarnrattana U, et al. Experience of intravenous sedation for pediatric gastrointestinal endoscopy in a large tertiary referral center in a developing country. Paediatr Anaesth. 2009;19:784–91.
9. Coté CJ, Lerman J, Anderson B. Chapter 12: The pediatric airway. In: *A practice of anesthesia for infants and children*. Philadelphia: Elsevier/Saunders; 2013. p. 653–82.
10. Olsson GL, Hallen B. Laryngospasm during anaesthesia. A computer-aided incidence study in 136,929 patients. Acta Anaesthesiol Scand. 1984;28:567–75.
11. Alalami AA. Laryngospasm: review of different prevention and treatment modalities. Paediatr Anaesth. 2008;18(4):281–8.
12. Meta SP, Bhanaker SM, Posner KL, Domino KB. Operating room fires: a closed claims analysis. Anesthesiology. 2013;118(5):1133–9.
13. McGill WA, Coveler LA, Epstein BS. Subacute upper respiratory infection in small children. Anesth Analg. 1979;58(4):331–3.

第 16 章

儿童术后发生紧急气道问题的处理

16

Domiciano Jerry Santos, Evonne Greenidge

引言

每年的小儿麻醉手术中耳鼻喉科手术占很大比例。在 15 岁以下的儿童中，最常见的手术是鼓膜切开术和扁桃体切除术，2010 年分别有 699 000 和 289 000 例 [1]。相对而言较少见的手术有耳蜗植入术、乳突切除术、鼓膜成形术、喉镜和支气管镜手术、鼻甲缩小术、扁桃体周围脓肿引流术和气道异物取出术。对这些手术围术期管理的讨论通常集中在术前管理、手术技术和术中麻醉处理上。然而，许多并发症往往发生在手术完成后。对这些患儿来说，麻醉后监护室(postanesthesia care unit，PACU)的转运和管理可能才是最关键的时期。大多数情况下，包括喉痉挛在内的气道并发症 [2] 是增加发病率和死亡率最主要的危险因素。对小儿患者来说，威胁生命的并发症并不常见 [3]。

PACU 的基本设置

PACU 的位置

手术室到 PACU 的距离应尽可能缩短，并清除可能造成障碍的设备、担架和个人物品。由于麻醉医生需要时刻观察患者，狭窄的走廊和频繁转弯可能存在更多潜在风险。宽敞明亮的通道让麻醉医生和外科医生能够迅速评估患者的情况变化。

出手术室后的转运

尽管从手术室到 PACU 的转运存在许多风险，但通常是在最少的监护下进行的。即使是短距离的转运也可能发生危险的高碳酸血症和通气不足，从而导致血氧饱和度下降。必须对气道阻塞和氧饱和度下降的迹象保持高度警惕。如果患者仍处于麻醉状态或没有恢复保护性气道反射，则应在整个转运过程中监测脉搏血氧饱和度。便携式脉搏血氧仪对于存在通气不足或氧饱和度下降风险的患者而言是必需的，如诊断为严重阻塞性睡眠呼吸暂停的患儿。由于这个时期至关重要，一些医疗机构要求必须使用便携式脉搏血氧仪来预防转运过程中的通气不足或缺氧。患者必须在经过训练的麻醉专业人士的陪同下转移至 PACU。转运过程中患者最好采取侧卧位以排出口咽部的血液或分泌物。这个体位可以防止上呼吸道阻塞，使舌头向一侧倾斜。并且，血液或分泌物从一侧口角流出因此远离声门，从而避免引发呛咳或喉痉挛。许多机构主张在转运过程中携带紧急气道抢救设备，包括充气面罩、口咽或鼻咽气道，以及辅助插管和镇静的药物(琥珀酰胆碱、阿托品、镇静药和镇痛药等)[4]。对于带管的患者，应该保证能够立即取得喉镜、气管导管、辅助插管和复苏的药物，以及充气面罩或其他能够提供正压通气的装置。

转运过程中的供氧

吸氧的作用一直存在争议。不同的供氧装置提供的氧浓度差异很大。氧浓度即使少量增加也能人为地提高患者的氧饱和度，从而使早期发现通气不足变得更加困难。过高的吸入氧浓度（FiO_2）可能促使苏醒期患者发生肺不张。对于年幼的患儿来说，鼻导管的可靠性和可耐受性都较差，因此更习惯通过面罩或吹气来吸氧。一些机构提倡使用 Jackson-Rees 回路，因为它能提供关于呼吸运动的反馈。只要能够对气道阻塞和通气不足保持足够的警惕，在这一过渡阶段吸氧就是有利的。

PACU 交接

转运和交接是医院日常工作的一部分。不正确的交接和信息传递会产生医疗差错，对患者造成伤害甚至导致患者死亡。根据 Choromanski 等 2014 年 [5] 的调查，只有 49% 的麻醉科工作制度里制定了转运交接患者的操作流程，只有 12% 的医疗机构有详尽的交接内容记录。Vidyarthi[6] 的一篇文章中提到，正常情况下，教学医院每天会进行 4 000 多次患者的转运交接。围术期，最重要的交接发生在手术室麻醉医生和 PACU 人员之间。在患者从麻醉中苏醒的这段时间里，有许多重要信息需要传达。转接过程中需提供的信息应包括表 16.1 所列的内容。

交接制度的设置可因机构而异。有一些辅助记忆的短语可能有助于记住需要交接的内容，较为常用的由 I-PASS[7]、ISBAR[8] 和 I PUT PATIENTS FIRST[9] 等（请参阅表 16.2、表 16.3 和表 16.4）。总之，需要对转运和交接的过程付出资源、时间和关注，才能保障患者安全过渡到下一阶段。

PACU 评估

在患者到达 PACU 前，PACU 护士应随时做好接收患者的准备。每个床位都应配备有监护仪、随时可用的吸引器和供氧装置。在连接监护仪的同时评估患者的气道通畅程度和通气是否充分。有任何问题或顾虑应立即报告给为该患者提供麻醉的医生。首先应当记录的重要指标包括氧饱和度、血压、呼吸频率、心率和体温。对其他内容的评估可以在交接完成后进行，如伤口敷料、静脉通路、手术引流管、留置导管、意识、肌力和疼痛程度 [10]。

表 16.1　PACU 交接

年龄
体重
手术
疾病史
社会史
家族史
静脉通路，引流管，留置导管
输液和失液
术前或术中的相关实验室检查
处理：医嘱，镇痛方案，转出
紧急联系人（直接联系）

表 16.2　I-PASS

病情严重程度
患者情况总结
操作记录
状态评估和应急预案

表 16.3　ISBAR

身份信息
目前状态
术前情况
评估
建议

表 16.4 I PUT PATIENTS FIRST

介绍自己姓名和角色包括护士名字
患者的既往病史（内科，外科，社会）
诊断和手术名称
麻醉方法（全身麻醉，神经阻滞，局部麻醉）
外围静脉管路，动脉管路，中心管路，引流管
过敏史
治疗用药（止痛药，抗生素）
插管（非常困难，中等难度，容易）
拔管可能（已经拔管，非常可能，不太可能，绝对不拔管）
静滴维持（肾上腺素、加压素、去甲肾上腺素、胰岛素、丙泊酚等）
术后护理的治疗方案（血压维持目标，呼吸机参数设置）
体征（病程中和最近的生命体征）
体液（输液和失液，血液制品，给药）
术中事件（如果有）
最近的实验室检查（血红蛋白、葡萄糖等）
术后即刻的护理建议（如特殊体位、疼痛控制、需要输液泵等）
到达 ICU 的时间 / 预计到达时间

脉搏血氧仪

建议在整个复苏过程中使用脉搏血氧仪来监测氧饱和度，直到患者完全清醒。在某些情况下，监测可以持续到患者从 PACU 转出为止。它能在第一时间提示患者出现缺氧或通气不足。脉搏血氧仪的使用降低了抢救的发生率和转入重症监护病房（ICU）的概率 [11]。但患者吸氧时，脉搏血氧饱和度可能会掩盖真实情况，这时直接观察和评估患者通气是否充分是最好的监测方式。持续监测脉搏血氧饱和度的时间也值得商榷，有些人主张即使患儿转回病房也应当继续，还有一些机构仅在孩子出院才停止监测。监测的持续时间应当因人而异，需要考虑手术部位、麻醉处理和术后情况等，比如可能影响呼吸驱动的镇痛药或镇静剂的使用。

呼吸频率

在评估患者的呼吸时，PACU 护士应每分钟检查一次呼吸频率。一些机构使用测量胸阻抗的方式来确定呼吸频率和模式，然而这种方式有其局限性。其中一点是胸廓幅度的变化不能准确地体现潮气量 [10]，它能够反映呼吸模式，但不能反映通气是否充分。

二氧化碳监测

一些机构通过采样鼻导管中的二氧化碳（CO_2）来判断呼吸模式和通气效果。如同胸阻抗一样，这种方法也有一定局限，这种局限主要来自采样错误，因为患者经口呼吸或不耐受鼻导管所致。当患者潮气量较小时，夹带的空气也会导致二氧化碳的采样误差 [10]。CO_2 采样与胸阻抗测量一样，对儿童患者来说都是能够辅助评价呼吸情况的有效方法。

血压监测

如果患者血流动力学稳定，则每 15 分钟测量一次血压。如果血压不稳定，则需要更频繁地测量，直到血压能够维持在正常范围内。

心电图

心电图（ECG）是 PACU 的常规监测内容。对于儿童来说，除非有预先存在的心脏传导异常，否则心律失常很少见。心律失常也可能继发于电解质异常，如低血钾和高碳酸血症，或者缺氧也是导致心律失常的原因之一。突发的心率变化、心动过速和心动过缓可为术后提供有价值的临床信息。心动过缓最常继发于缺氧或迷走神经刺激，对于心输出量取决于心律的婴幼儿来说，这可能是不祥之兆。除了显示心脏的频率和节律，将 3EKG 导联的电极放在适当位置还能反映出呼吸频率和模式，这为术后开具麻醉药品提供了非常宝贵的参考。心动过速通常由疼痛、血容量不足、核心温度升高或通气不足引起的高碳酸血症所致。

体温

如果体温正常，通常不对其进行频繁测量。体温过高会造成新陈代谢增加、呼吸急促和呼吸做功增加。长时间的用力呼吸可能导致呼吸疲劳，最终进展为呼吸衰竭。体温过低会引起寒战，增加新陈代谢和耗氧量，从而产生同样的负面影响。此外，体温过低还会延缓药物代谢的时间，使患儿因持续的麻醉作用而面临苏醒延迟的风险。苏醒延迟和意识水平下降又可能进一步导致气道阻塞和通气不足。

PACU 第一阶段

PACU 第一阶段是最关键的时期，是患者恢复意识和气道保护性反射的时期。生命体征通常恢复到基础水平的 20%～40% 以内。主管护士、麻醉团队和手术团队应随时保持沟通。在儿童患者中，最常见的并发症与呼吸系统有关。尤其在耳鼻喉科手术后，此阶段的气道阻塞尤为常见。在预防气道阻塞和评估通气情况方面，PACU 护士发挥着重要作用。他们通常是第一个立即采取干预措施为镇静患者建立人工气道的人。根据 Theilhaber 等 [12] 的观点，大多数问题发生在手术完成之后的 2 小时内，在这个关键时期需要能够方便地获得任何有力援助。所有涉及气道或通气的问题均应报告给麻醉医生；但是，及时的处理措施，包括托起下颌、调整头颈位置及使用面罩供氧，应当立即进行不能拖延。在紧急情况下能够提供帮助的人员有苏醒室护士、主管护士和手术医生。在复苏的第一阶段，护理人员与患者的比例需达到 1∶1，直到患者恢复气道保护性反射并且生命体征稳定。在这期间，对深部拔管后复苏的患者和无论有无 OSA 的肥胖儿童来说维持“侧卧复苏体位”至关重要。

对于情况不稳定的患者、需要气道或呼吸支持的患者，应增加一位 PACU 护士共同看护。充足的护理资源有助于在父母到达之前为孩子提供舒适的环境。

PACU 第二阶段

PACU 的第二阶段是指患者恢复正常生命体征和意识水平后。这个时期的重点是使患者“准备就绪”。随着所有保护性反射的恢复，患者会有更多的协调动作，应将这个阶段的重点置于消除患者的恶心和疼痛方面。接受有些手术后的患者可酌情快速进入第二阶段以提早出院时间，如双侧鼓膜切开术。这样能够最大程度地节约 PACU 资源和减少复苏室护理人员的变更。此外，患儿父母的满意度也随着住院时间的缩短而提高。

麻醉医生在 PACU 中的作用

理想情况下，麻醉医生的作用并不会在患者正确移交给 PACU 后终止，而是贯穿整个 PACU 第一阶段和第二阶段。如果条件允许，应安排一名麻醉医生在 PACU 对儿童术后的临床护理进行管理，以迅速应对紧急情况，为术后持续存在气道阻塞的患者提供呼吸支持，对恶心、呕吐和疼痛进行评估和治疗，并在转出前对“准备就绪”进行评估。一些机构在 PACU 有专门的麻醉医生负责统管 PACU 的临床护理。是否安排专门的麻醉医生由机构自主决定，并不必须要求。因此，PACU 必须与完成手术的麻醉医生保持直接联系。遇到气道阻塞或通气不足这样会导致血氧饱和度降低的情况，应触发升级为可联系手术区域内的任何麻醉医生或手术医生。在一些机构内设置有手术室内部呼叫警报系统，用于呼叫任何可提供帮助的麻醉医生，可称为“麻醉即至”，在需要额外帮助时启动。

是否要在 PACU 中插管应当由麻醉医生团队和耳鼻喉手术医生团队协商后决定。在准备插管器械的同时，应对目前情况做简短总结，包括之前的麻醉管理和可以采用的解决方案。决定干预措施时应考虑到存在气道水肿、气道内有血液或分泌物及之前手术操作造成的影响等情况。对于胃里可能有食物或血液的潜在饱腹患者，应考虑采取快速顺序插管。这些都是在 PACU 紧急插管过程中可能遇到的陷阱。

如果已在复苏室中准备好用于气管插管或困难气管插管的器械车，对于紧急气道管理可能大有益处。理想情况下，器械车里应具有各种尺寸的气管导管、喉镜片、喉罩、口咽和鼻咽气道，以及在紧急情况下能够快速提供帮助的插管辅助用具。

术前注意事项

术前评估对预测和预防 PACU 内并发症的发生来说至关重要。即使是接受简单的麻醉和手术的健康患者也可能发生氧饱和度下降。即使接受专家级水平的手术和麻醉护理，有些患者术后发生气道并发症的可能性仍然比别人更高。年龄在 3 岁以下、体重占年龄的三分之一、先天性心脏病、严重的 OSA、病态肥胖、伴有呼吸系统疾病的早产史和肌张力低下都是术后出现呼吸系统问题的潜在危险因素[12-14]。对于这些患者，PACU 人员应在第一阶段保持高度警惕。

在接受腺样体和扁桃体切除术的患者中，存在颅面畸形的患儿术后发生呼吸道并发症的风险大增。在 PACU 发生任何气道问题，可能都难以进行面罩通气和气管插管。腺样体和扁桃体切除术后氧合不足的其他危险因素还包括鼻甲肥大、鼻中隔偏斜、Mallampati 分级 3～4 级、肺心病、高血压、神经肌肉疾病、基因突变、染色体异常和呼吸紊乱导致的生长发育不全[14]。

上呼吸道感染

近 4 周内有上呼吸道感染（respiratory tract infection，URI）史的患者，由于气道的高敏感性，在围术期出现喉痉挛或支气管痉挛的风险显著增加[10]。这类患儿应在 PACU 中仔细监护，直到呼吸道反射恢复。

阻塞性睡眠呼吸暂停

接受耳鼻喉科手术的阻塞性睡眠呼吸暂停（obstructive sleep apnea，OSA）患者围术期需要被特别关注。Baugh 等发现[15]，OSA 的患病率正在逐渐上升，目前影响着约 1%～4% 的儿童。然而，根据 Pomerantz 的研究，有超过 10% 的儿童患有不同程度的睡眠呼吸障碍，从轻度的张口呼吸、打鼾到严重的 OSA[16]。美国麻醉医师学会将儿童呼吸暂停 - 低通气指数（Apnea-hypopnea index，AHI）大于 10（每小时睡眠呼吸障碍发作次数）定义为严重 OSA。睡眠呼吸障碍与白天过度嗜睡、注意力不集中、活动过度和高血压相关[16]。腺样体和扁桃体切除术能够减轻该疾病的阻塞症状。

术中注意事项

选择不同的气道管理方法对术后恢复和 PACU 停留时间也会带来影响。患有上呼吸道感染的儿童接受喉罩（laryngeal mask airway，LMA）置入或气管内插管（endotracheal tube，ETT）后，呼吸系统并发症的风险将显著增高。

手术经过决定了术后护理的地点和持续时间。手术操作是否损伤到牙齿、喉或周围组织一定程度决定了术后采取哪些监护措施。需要特别注意与气道有关的问题，包括喉痉挛、困难插管、误吸、气道阻塞、气道水肿和心搏骤停。对于耳鼻喉科手术来说，气道内起火也是并发症之一，可能影响患者的术后处理和康复。

耳鼻喉科手术注意事项

腺样体和扁桃体切除术的适应证包括睡眠呼吸障碍、反复感染和 OSA。尽管就围术期风险而言，该手术本身是安全的，但术后短期内仍有值得注意的部分。并发症在 3 岁以内患有 OSA 的儿童、唐氏综合征患儿和存在其他并存疾病的患者中更为常见 [15]（表 16.5）。这些并发症包括疼痛、恶心、呕吐和呼吸困难 [15]（表 16.6）。腺样体和扁桃体切除术后的死亡率约为为 1/35 000 至 1/16 000，其中三分之一的死亡是由出血造成的 [15]，其他可能造成患者死亡的原因还有误吸、心肺功能衰竭、电解质紊乱或麻醉并发症所导致。扁桃体切除术后的医疗事故赔偿与气道损害有关，是给患者带来伤害甚至死亡的主要原因 [15]。

表 16.5　腺样体和扁桃体切除术术后并发症的危险因素

危险因素
年龄小于 3 岁
心脏病——先天性或后天性
唐氏综合征
OSA
出血性疾病
颅颌面疾病

表 16.6　腺样体和扁桃体切除术的术后并发症

并发症
疼痛
恶心
呕吐
脱水

PACU 注意事项

气道

对耳鼻喉科手术后的患者而言，评估气道通畅性至关重要。气道阻塞在喉上、喉水平或喉下的位置都有可能发生。及时地评估和处理可能对减少发病率或死亡率都有帮助。导致喉上气道阻塞最常见的原因是舌头，可以简单地通过使患者采取侧卧位解决。根据患者意识水平，也可以使用鼻咽或口咽气道来减轻这种阻塞。其他可能造成阻塞的原因还有肥大的鼻甲或残余的扁桃体这样的上呼吸道软组织、腺样体和扁桃体切除术后水肿、分泌物或血液。吸氧可能有所帮助，但必须保持密切观察，因为阻塞有可能进一步加重，需要通过面罩进行正压通气，甚至再次插管。

喉

在喉部发生阻塞的原因通常是喉痉挛、局部痉挛、声带麻痹还有带 / 不带血液的分泌物。喉痉挛是由血液或分泌物刺激声带引起的痉挛性闭合。它是完全性阻塞，必须通过紧急给予正压通气、肌肉松弛剂（最好是短效琥珀酰胆碱）或某些镇静剂（如异丙酚）来解除声带的痉挛，允许气体流通以进行通气。

拔管后喉炎

发生在喉部下方的阻塞预后可能会更差。原因包括血肿、肿瘤或表现为喘鸣的声门下狭窄。拔管后喉炎是由多次尝试插管或声带下方气道刺激引起的局部炎症反应。对存在多次插管、插管损伤或插管时间较长的患者，声门下狭窄可能是造成喘鸣的原因。立即雾化吸入血管收缩药可以减轻水肿。外消旋肾上腺素是一线治疗药物，2.25% 浓度的外消旋肾上腺素雾化溶液 0.05～0.1ml/kg，用 2～3ml 生理盐水稀释后，能够在 10～30 分钟内缓解急性症状。必须继续仔细观察，因为仍然有再次水肿的可能，所以需要在 2～3 小时内重复治疗。将吸入的氧气湿化通常是有益的。类固醇（如地塞米松）的作用在短期内可能无济于事，但有助于减轻炎症反应引起的气道水肿。为防止出现症状反复，应至少观察这些患者 4 个小时。一些机构主张住院过夜观察。如果症状持续不缓解，麻醉医生和耳鼻喉科医生需要衡量再次插管的风险和益处，因为这会使长期的狭窄变得更严重。当病情延续需要考虑转移到重症监护病房。

OSA

患有 OSA 的儿童术后呼吸系统并发症包括需要给予吸氧的氧合不足、气道阻塞和需要给予气道干预的呼吸衰竭。这些并发症的发生率高于没有 OSA 的儿童[17]。对扁桃体切除术前接受多导睡眠图检查的患者，其结果能提示术后气道不良事件的发生。Jaryszak 等[18]发现气道问题更常发生在具有更高的 AHI、低通气指数、体重指数以及低氧饱和度的儿童中。首要考虑的是氧饱和度低下时需要给予吸氧。

根据 Pomerantz[16]的研究，没有肥胖问题的患者接受腺样体和扁桃体切除术后具有更高的存活率。除肥胖外，颅面畸形、神经肌肉疾病、OSA 家族史和非裔美国人[14, 15]也是术后出现持续性或复发性 OSA 的危险因素。有些患者在术前使用 CPAP 呼吸机来缓解阻塞症状，应当鼓励他们术后继续使用。事实证明，家庭 CPAP 呼吸机具有更高的依从性。

OSA 患者对阿片类药物的敏感性也更高。可能需要对阿片类药物的剂量进行小心滴定，每公斤剂量约为通常剂量的一半。即使小剂量的阿片类药物也会使 OSA 儿童发生通气不足。阿片类药物与常用的镇静剂（如苯二氮䓬类或右美托咪定）一起使用时，应格外小心，可能会导致深度镇静、通气不足和气道阻塞。

出血

对任何手术来说出血都是一个大问题。然而，在耳鼻喉科手术中，出血具有高发病率和死亡率。腺样体和扁桃体切除术是最常见的手术之一。原发性出血（前 24 小时）的发生率通常为 0.2%～2.22%，主要由手术技术和止血不充分所致。继发性出血的发生率为 0.1%～3%，通常发生在术后第 5～10 天。扁桃体床愈合时，焦痂的脱落会引起继发性出血。其他有文献记载的出血危险因素包括年龄在 12 岁以上的儿童、男性、急性扁桃体炎病史、扁桃体周围脓肿病史以及具有出血倾向[15]。

颈部术后出血是一个值得关注的问题，因为没有充分止血的大血管会在颈部迅速扩张并可能导致气道阻塞。术中使用血管收缩剂协助止血的内窥镜鼻窦手术或其他手术可能会在血管收缩剂的作用时间结束后发生出血[17]。在以上情况下，麻醉和手术团队都必须迅速做出评估，患者可能需要紧急返回手术室进行止血。必要时可以用晶体或血液制品扩充血容量。在此期间，可能需要重新插管以保障气道安全。重新插管可以在 PACU 中进行，情况允许的话在手术室插管更安全。

术后恶心呕吐

还有一类耳鼻喉科手术后常见的并发症是恶心呕吐。恶心呕吐在中耳手术患者中发生率很高。因此，应采取预防性的治疗措施。这些措施包括充分补液、在切口部位尽可能使用对乙酰氨基酚等非麻醉性镇痛药和局部麻醉药、使用类固醇[19]和 5-HT_3 拮抗剂如昂丹司琼。腺样体和扁桃体切除术后发生呕吐会破坏术中止血的效果。其他并发症还包括耳石痛、腭咽功能不全、鼻咽功能不全，疼痛和脱水则更为常见[15]。

苏醒期谵妄

术后谵妄是耳鼻喉科手术共同关注的问题。Sikich 和 Lerman 估计 28% 的儿科手术术后有谵妄发生[20]。术后谵妄的处理给相关人员和患儿父母带来压力，并可能对患者或医务人员造成伤害。小儿麻醉苏醒期谵妄（Pediatric Anesthesia Emergence Delirium，PAED）量表是一种评分系统，可以帮助判断谵妄的程度。有 5 个要素：①患儿与看护者可以进行眼神交流；②患儿的行为具有目的性；③患儿能意识到所处环境；④患儿躁动不安；⑤患儿无法安抚。谵妄程度随总分的增加而加重[20]。

术后处理

术后转出复苏室的决策应根据患者的病史、手术过程和包括重大术中事件在内的围术期事件而定。在做出延长监护时间或允许看护的决定时有一些必须考虑的因素。如果术后没有出现任何并发症，可以从复苏室尽早转出。出现任何意外情况均应与耳鼻喉科团队就计划外的住院事宜进行讨论。

在决定是否出院时应该将一些并发症考虑在内。某些情况下需要在医院内进行密切监护。对于接受扁桃体切除术的患儿，有些危险因素可能预示着住院时间的延长，包括年龄小于 4 岁、镰状细胞病史和气道高反应性疾病[13, 21]。睡眠呼吸障碍病史也是重要危险因素之一，这可能是术后呼吸系统并发症的危险因素，尤其是在合并肥胖的情况下[15, 22]。接受腺样体和扁桃体切除术后，需根据睡眠呼吸障碍的严重程度来决定入院或通宵住院观察。Baugh 等[15]建议有复杂病史的患儿应在院内进行治疗，包括有 OSA 造成的心脏并发症、神经肌肉疾病、早产、肥胖、发育不良、颅面畸形或近期呼吸道感染史。

术后并发症可能会导致出院延迟或需要再次入院。据 Baugh 等的研究发现[15]，扁桃体切除术后约 1.3% 的患者出院延迟，而高达 3.9% 的患者因为疼痛、呕吐、发热或出血而需要再次入院，其他原因还包括血管损伤、皮下气肿、寰枢椎半脱位、味觉障碍和持续的颈部疼痛[15]。恶心呕吐也是出院延迟的原因之一，通常发生在鼓膜瘤切除术后[17]。

当日出院

最常用来跟踪患儿术后进展情况的评估方法是 Aldrete 评分。该评分用于评估 5 个主要功能：整个恢复期不同时间点患儿的呼吸、循环、意识、活动和氧饱和度。修改版用饱和度来代替不同患儿的颜色。每个系统下具有 3 个类别。呼吸系统类别是深呼吸和咳嗽、呼吸困难或呼吸受限以及呼吸暂停的能力。循环系统采用血压和与基线的偏差，在基础水平的 20% 以内的血压获得最高分，血压大于基础水平的 50% 获得最低得分 0 分。根据四肢的运动（自主或指令）对活动进行评分。如果无法运动，则得最低分。意识的类别是清醒、刺激下反应和无反应。最后的评估基于氧饱和度。在室内空气中氧饱和度高于 92% 得最高分，吸氧时氧饱和度低于 90% 时得最低分[10]。

观察期

每个术后单位都必须遵守出院标准，患者必须满足这些标准方可出院回家。此外，在患者离开前需要由手术或麻醉医生来进行评估。观察时间由手术过程和预计的术后病程决定。对于接受扁桃体摘除术的 4 岁以上的健康儿童，大多数机构会在 PACU 观察 4 个小时。当患儿有严重的上呼吸道阻塞或其他并发症时观察期延长。

住院过夜的适应证因机构而异，但一般的考虑因素包括年龄、OSA病史、术后相关问题和肥胖[23]。对于接受扁桃体摘除术的年龄小于3岁并患有睡眠呼吸障碍的儿童，术后发生呼吸系统并发症的风险增高[15]。这些情况下，建议在PACU或医院住院过夜。还有其他合并症病史则适合进入重症监护室进行住院治疗[10-12, 14, 15]。

PICU

某些情况下，患者需要直接进入儿科重症监护病房（PICU）接受长期住院治疗（表16.7）。其绝对适应证是血流动力学不稳定的患者以及需要呼吸机长时间进行机械通气支持的插管患者。其他适应证还有需要神经系统评估的患者，因出血倾向高而有出血风险的患者以及存在严重的颅面畸形的患者。严重OSA合并肥胖、镰状细胞病、凝血障碍、先天性心脏病和心律失常[10-12, 14, 15]等合并症的患者，应重点考虑进入PICU治疗。

表16.7 直接进入PICU的适应证

血流动力学不稳定
长时间机械通气
颅颌面畸形
先天性心脏病
严重的OSA
镰状细胞病
凝血障碍
气道创伤
异物清除
术前呼吸支持——CPAP、BIPAP、呼吸机
手术操作——气管切开术、喉气管重建（LTR）等

术中出现的问题也可能导致患者需要进入重症监护室。比如喉气管支气管炎、会厌炎、气道创伤和血管性水肿。清除气道内的异物，如花生、电池腐蚀或其他尖锐物造成的穿透性创伤有助于严密观察气道情况，防止出现任何气道问题。喉气管重建、气管切开术和后鼻孔闭锁修复等手术最好在PICU的严密监护下进行，以便及时采取干预措施。术前肺功能较差的患儿可以通过CPAP/BIPAP或鼻间断正压通气（nasal intermittent positive pressure ventilation，NIPPV）及强化的胸部物理治疗来进行早期呼吸支持，在重症监护室中更容易得到这样的护理。

最后需要考虑进入PICU的还有耳鼻喉科术后在PACU或病房内发生不良事件的患儿。Theilhaber等[12]发现在手术后最初数小时内发生轻度不良事件的患者继发严重不良事件的风险最高。严重不良事件定义为因氧合不足需要正压通气、需要CPAP、NIPPV、口咽气道或再次插管。

门诊手术

小儿耳鼻喉手术通常在门诊手术中心进行，选择不需要住院监护的没有合并症的患者是很重要的，患有任何严重并发症都可能需要转入病房进行住院治疗。

（王宇星 译）

参考文献

1. Hall MJ, Schwartzman A, Zhang J, Liu X. Ambulatory surgery data from hospitals and ambulatory surgery centers: United States, 2010. National health statistics reports; no 102. Hyattsville, MD: National Center for Health Statistics; 2017.
2. Bhananker S, Ramamoorthy C, Geiduschek J, Posner K, Domino K, Haberkern C, Campos J, Morray J. Anesthesia-related cardiac arrest in children: an update from the pediatric perioperative cardiac arrest registry. Anesth Analg. 2007;105(2):344–50.
3. Bhattacharyya N. Ambulatory pediatric otolaryngologic procedures in the United States: characteristics and perioperative safety. Laryngoscope. 2010;120(4):821–5.
4. Section on Anesthesiology and Pain Medicine, Polaner DM, Houck CS, American Academy of Pediatrics. Critical elements for the pediatric perioperative anesthesia environment. Pediatrics. 2015;136:1200–5.
5. Choromanski D, Frederick J, McKelvey GM, Wang H. Intraoperative patient information hando-

ver between anesthesia providers. J Biomed Res. 2014;28(5):383–7.

6. Vidyarthi AR. Triple handoff. AHRQ Web M&M. Sep 2006.
7. Jackson PD, Biggins MS, Cowan L, French B, Hopkins SL, Uphold CR. Evidence summary and recommendations for improved communication during care transitions. Rehabil Nurs. 2016;41(3):135–48.
8. Starmer AJ, Spector ND, Srivastava R, West DC, Rosenbluth G, Allen AD, et al. Changes in medical errors after implementation of a handoff program. N Engl J Med. 2014;371(19):1803–12.
9. Moon TS, Gonzales MX, Woods AP. A mnemonic to facilitate the handover from the operating room to intensive care unit: "I PUT PATIENTS FIRST". J Anesth Clin Res. 2015;6(7):545.
10. Spahr-Schopfer I, Habre W. Emergence and postoperative care. In: Bissonnette B, Dalens BJ, editors. Pediatric anesthesia: principles and practice. New York: McGraw-Hill; 2002. p. 661–72.
11. American Society of Anesthesiologists Task Force on Perioperative Management of patients with obstructive sleep apnea. Practice guidelines for perioperative management of patients with obstructive sleep apnea: an updated report by the American Society of Anesthesiologist Task force on Perioperative Management of patients with obstructive sleep apnea. Anesthesiology. 2014;120(2):268–86.
12. Theilhaber M, Arachchi S, Armstrong DS, Davey MJ, Nixon GM. Routine post-operative intensive care is not necessary for children with obstructive sleep apnea at high risk after adenotonsillectomy. Int J Pediatr Otorhinolaryngol. 2014;78(5):744–7.
13. Isaacson G. Pediatric tonsillectomy: an evidence-based approach. Otolaryngol Clin N Am. 2014;47(5):673–90.
14. Barash PG, Cullen BF, Stoelting RK, editors. Clinical anesthesia, Postoperative recovery. 4th ed. Philadelphia: Lippincott Williams & Wilkins; 2002. p. 1385–92.
15. Baugh RF, Archer SM, Mitchell RB, Rosenfeld RM, Amin R, Burns JJ, American Academy of Otolaryngology-Head and Neck Surgery Foundation, et al. Clinical practice guideline: tonsillectomy in children. Otolaryngol Head Neck Surg. 2011;144(1 Suppl):S1–30.
16. Pomerantz J. Management of persistent obstructive sleep apnea after adenotonsillectomy. Pediatr Ann. 2016;45(5):e180–3.
17. Landsman IS, Werkhaven JA, Motoyama EK. Anesthesia for pediatric otorhinolaryngologic surgery. In: Davis PJ, Cladis FP, Motoyama EK, editors. Smith's anesthesia for infants and children. 8th ed. Philadelphia: Elsevier Mosby; 2011. p. 786–820.
18. Jaryszak EM, Shah RK, Vanison CC, Lander L, Choi SS. Polysomnographic variables predictive of adverse respiratory events after pediatric adenotonsillectomy. Arch Otolaryngol Head Neck Surg. 2011;137(1):15–8.
19. Steward DL, Grisel J, Meinzen-Derr J. Steroids for improving recovery following tonsillectomy in children. Cochrane Database Syst Rev. 2011;(8):CD003997.
20. Sikich N, Lerman J. Development and psychometric evaluation of the pediatric anesthesia emergence delirium scale. Anesthesiology. 2004;100:1138–45.
21. Setabutr D, Patel H, Choby G, Carr MM. Predictive factors for prolonged hospital stay in pediatric tonsillectomy patients. Eur Arch Otorhinolaryngol. 2013;270(6):1775–81.
22. Gleich SJ, Olson MD, Sprung J, Weingarten TN, Schroeder DR, Warner DO, Flick RP. Perioperative outcomes of severely obese children undergoing tonsillectomy. Paediatr Anaesth. 2012;22(12):1171–8.
23. Hannallah RS, Brown KA, Verghese ST. Otorhinolaryngologic procedures. In: Cote C, Lerman J, Anderson B, editors. A practice of anesthesia for infants and children. 5th ed. Philadelphia: Elsevier Saunders; 2013. p. 653–82.

第 17 章 小儿气道患者的阿片类药物代谢、变异性及过量管理

17

Sean-Patrick Alexander, Senthil Packiasabapathy, and Senthilkumar Sadhasivam

引言

小儿择期耳鼻喉手术数量持续增加[1]。每年有超过50万的15岁以下住院和门诊儿童行扁桃体摘除术，其指征可以划分为三大类：感染、梗阻和肿瘤性病变。当然，慢性或反复发作的扁桃体炎及阻塞型扁桃体增生是主要的手术切除指征[2]。阻塞性扁桃体增生患者肿大的淋巴组织可能会造成长期的气道梗阻。如果未予治疗，由此产生的间歇性阻塞可能会导致一系列可预知的事件：睡眠呼吸暂停、慢性 CO_2 潴留和肺源性心脏病[3,4]。与成年患者不同，阻塞性睡眠呼吸暂停（obstructive sleep apnea，OSA）在儿童群体中的表现有着显著差异，小儿中很少见到成年患者常有的白天嗜睡、肥胖，他们则可能表现为生长发育停滞、行为问题和学业落后。最令人担忧的是被确诊为OSA或睡眠呼吸紊乱程度较轻（如阻塞性低通气）的儿科患者，慢性二氧化碳潴留是其显著特征之一[1,2]。恰好这群患者可能存在术中、术后治疗不充分，需要过量的阿片类药物治疗。

因为报道过术后死亡和危及生命的呼吸抑制，这给行扁桃体摘除术的小儿气道患者使用阿片类药物进行围术期疼痛管理带来了临床挑战。对于患有严重OSA的儿童来说，这尤其令人关注。本章综述了阿片类药物代谢、影响代谢的遗传因素、术后不良结局和小儿气道手术中阿片类药物的过量管理。

阿片类药物的代谢途径

麻醉药物主要在肝脏代谢，其代谢途径在麻醉药生物转化的两个阶段中具有显著意义。某些阿片药物如可卡因、羟考酮和氢考酮，本身是镇痛效果很差的前体药物，它们通过肝氧化途径代谢为有活性的成分。第二个重要阶段为阿片类药物的灭活和清除。在很大程度上，麻醉药物共轭形成极性分子，水溶性的代谢产物通过肾脏排除。鉴于负责生物转化的酶系统具有广谱遗传变异性，以及由此产生的药物反应差异，所以研究阿片类药物的药代动力学极为重要。

肝细胞色素 P450 系统

细胞色素P450（cytochrome P450，CYP450）酶家族参与Ⅰ相代谢反应，并且在80%以上的治疗药物代谢中发挥作用[5]。CYP450酶家族介导了芬太尼、阿芬太尼、舒芬太尼和

哌替啶等大多数苯基哌啶类药物在肝脏中的氧化代谢，其同工酶 CYP3A4 主要负责这些合成阿片类药物的脱烷基反应。

芬太尼经过 *N*- 去甲基化形成主要代谢产物去甲芬太尼和其他次要代谢物[6]，其中去甲芬太尼通过肾脏排泄。小部分芬太尼给药后以原形从尿中排泄。通常认为芬太尼的代谢产物药理活性极小。

舒芬太尼经过 *N*- 脱烷基反应形成无活性代谢产物，只有代谢物脱甲基舒芬太尼具有极低麻醉活性[7]。不到 1% 的舒芬太尼以原形从肾脏排泄。阿芬太尼同样经过 CYP3A4 系统脱烷基形成去甲阿芬太尼和少量的其他代谢产物[7]。

哌替啶在肝脏内广泛去甲基化，形成去甲哌替啶[8]。去甲哌替啶有药理学活性，其镇痛效能大约为哌替啶的 50%。去甲哌替啶还能兴奋中枢神经系统，尤其在肾衰竭患者中长期使用哌替啶易诱发癫痫。美沙酮是主要用于治疗慢性疼痛的口服阿片类药物，通过 CYP3A4 和 CYP2B6 酶系统代谢[9]。

可待因、氢考酮和羟考酮是弱阿片类药物，为世界卫生组织（World Health Organization，WHO）镇痛阶梯治疗的第二阶梯用药。这些药物前体被 CYP2D6 同工酶转换成各自的活性形式，文献中广泛描述了 CYP2D6 同工酶具有多种基因多态性。

可待因的镇痛效果比吗啡弱 200 倍，是广泛用于术后镇痛的口服阿片类药物。大部分可待因通过结合成可待因 -6- 葡萄糖醛酸酯和 CYP3A4 的 N- 去甲基化作用形成去甲可待因而灭活[10]。约 5%～10% 的可待因通过 CYP2D6 介导的 O- 去甲基化生成活性代谢产物吗啡，这与其镇痛作用密切相关。

同样地，氢考酮被转化成氢吗啡酮，它对 μ 型阿片受体的亲和力是氢考酮的 10～33 倍[11]。羟考酮通过 CYP2D6 介导的 O- 去甲基化形成羟吗啡酮，其药效比母体药物强几倍。然而，大部分羟考酮通过 CYP3A4 进行 N- 去甲基化，形成无活性的去甲羟考酮[11]。曲马朵是弱阿片类药物，由 CYP2D6 系统转化成 O- 去甲基曲马朵，它比曲马朵有更强的镇痛活性。曲马朵还通过抑制 5- 羟色胺和去甲肾上腺素的再摄取发挥镇痛作用[12]。

尿苷二磷酸葡萄糖醛酸转移酶系统

尿苷二磷酸葡萄糖醛酸转移酶（Uridine Diphosphate Glucuronosyltransferase，UGT）Ⅱ相结合反应，其中非极性分子转化为可由肾脏排出的亲水性极性分子[13]。吗啡作为该酶系统底物的主要阿片类物质，对其肝内和肝外结合均有过描述[14]。这就解释了为什么在肝硬化或肝移植无肝期中，吗啡的系统清除接近正常，因为有继发于肾脏的葡萄糖醛酸结合反应。约 75%～85% 的吗啡通过 UGT2B7 结合成无活性代谢物吗啡 -3- 葡萄糖醛酸酯（morphine-3-glucuronide，M3G）。5%～10% 的吗啡结合成吗啡 -6- 葡萄糖醛酸酯（morphine-6-glucuronide，M6G）。M6G 比吗啡镇痛作用更强，是吗啡产生镇痛效果的主要原因。它作用时间比吗啡更长，因此也会导致副作用，如呼吸抑制，尤其是在肾衰竭的情况下[15]。约 5% 的吗啡被去甲基化成去甲吗啡[11]。

可待因、氢考酮和羟考酮的活性代谢产物最终通过 UGT 介导与葡萄糖醛酸根结合并从尿液中清除。

酯酶

血浆和组织酯酶介导二乙酰吗啡（海洛因）和瑞芬太尼等酯类药物的水解。二乙酰吗啡被水解成单乙酰吗啡，再水解为吗啡，吗啡通过与葡萄糖醛酸结合而消除[16]。

瑞芬太尼由非特异性血浆和组织酯酶水解为主要代谢物瑞芬太尼酸。它的效力远低于母体药物，并通过肾脏消除。N- 脱烷基化是瑞芬太尼的次要代谢途径[17]。

阿片类药物在儿童中的应用和遗传变异性

基因多态性在阿片类药物的主要代谢途径中，特别是在 CYP2D6 酶系统中，已很好地体现了出来（表 17.1）。CYP2D6 中已描述过 100 多种不同的等位基因[31]。根据酶的表达，可大致将人群分为 4 种表现型：超速代谢型、广谱代谢型、中间代谢型和代谢不良型[32]。仅依赖于 CYP2D6- 介导激活的可待因受表型影响显著。据报道，在口服常规体重剂量可待因的儿童中出现了一些死亡或危及生命的呼吸抑制，后来发现这些儿童是 CYP2D6 代谢中的超速型[33, 34]。据报道，在 2009 年，一名健康的 2 岁男孩在腺样体扁桃体切除术后 2 天服用可待因死亡，原因是 *CYP2D6* 等位基因[33]功能重复，导致标准剂量的可待因就出现了吗啡血药浓度增高。OSA 的儿童术后的额外死亡和呼吸功能不足[35, 36]凸显了 OSA 和 *CYP2D6* 基因变异联合的风险。在 2013 年，肥胖、可待因毒性和多种药物间药理学研究表明，在给予标准剂量可待因的情况下，3 名 4～10 岁肥胖儿童的死亡与可待因中毒有关[37]。据报道，在使用标准剂量可待因后出现多种危及生命的呼吸抑制和死亡的儿童中，发现存在高血浆浓度吗啡[33, 34]。这导致了对可待因使用的进一步研究和规范。报道的代谢类型为超速型的母亲使用可待因后导致母乳喂养婴儿死亡的案例也引起了关注[38]。氢考酮和羟考酮虽然是前药，但具有一定的内在镇痛活性。针对羟考酮的反应范围可以从代谢不良型患者中的无镇痛到超速型患者中的危及生命的呼吸抑制。最近一项小儿术后口服羟考酮药代动力学和药物遗传学研究表明，与代谢不良型患者相比，中间代谢型和广谱代谢型具有更高的羟吗啡酮血药浓度[30]。羟考酮和氢考酮也受 CYP3A4 代谢途径影响。因此，它们比可待因和曲马朵受 CYP2D6 基因多态性影响更小。

可待因导致死亡的报道

受 CYP2D6 基因多态性影响的另一种阿片类药物是曲马多[39]。曾有使用基于体重标准剂量的曲马多后出现死亡的报道[40]。美国食品药品管理局（Food and Drug Administration，FDA）已限制所有 12 岁以下儿童使用可待因和曲马多[19]。它们在患有 OSA、肥胖、其他慢性肺部疾病以及腺样体扁桃体切除术后的 12～18 岁儿童中也是禁忌。美国 FDA 还推荐母乳喂养的母亲禁止使用可待因和曲马多[19]。

临床药物遗传学实施联盟（The Clinical Pharmacogenetics Implementation Consortium，CPIC）已推荐在超速代谢型和代谢不良型患者中避免使用可待因、曲马多、羟考酮和氢考酮。可待因和曲马多可在广谱代谢型患者中按常规剂量使用。在中间代谢型患者中可使用标签剂量，并应监测其镇痛反应。在镇痛无效的情况下，应考虑替代方案[41]。

UGT2B7 酶的多态性也引起了多种吗啡代谢反应[42]。CYP3A4 和 CYP2B6 酶系中也存在遗传多态性[43]。鉴于误差范围相对较窄，使用阿片类药物用于儿童镇痛时，应考虑这些因素，尤其是在 OSA 综合征、腺样体扁桃体切除术和其他气管手术中。

对影响阿片类药物和其他镇痛药代谢的多种遗传变异性进行常规术前分型，以识别有不良反应高风险的儿童，从而进行个体化镇痛，达到这些依然需要多年时间。药物遗传学有可能指导麻醉医生在围术期选择阿片类药物种类（如 CYP2D6）及剂量，以提高麻醉用药安全性。

表 17.1 影响常用阿片类药物代谢和临床疗效的遗传变异性

底物	基因	功能上重要的变异等位基因	变异等位基因相关的效应
可待因	*CYP2D6*	多种	代谢不良型镇痛作用减弱；超速代谢型可能导致中毒和死亡[18]
	CYP3A4		
	UGT2B7		
曲马多	*CYP2D6*	多种	代谢不良型镇痛作用减弱；超速代谢型可能导致中毒[19]
吗啡	*UGT2B7*	-161C>T 和 802C>T	降低成人吗啡 -6- 葡萄糖醛酸酯比例和吗啡水平；对儿童无影响[20]
	ABCB1	多种单核苷酸多态性（single nucleotide polymorphisms，SNPs）	镇痛作用增强。儿童术后呼吸抑制风险增加[21]
	ABCC3	多种单核苷酸多态性（SNPs）	增加肝脏内吗啡代谢物的转运和吗啡相关的副作用[22，23]
	FAAH	多种单核苷酸多态性（SNPs）	在儿童和术后恶心呕吐（post operative nausea and vomiting，PONV）患者中存在吗啡导致呼吸抑制的高风险；抑制小儿术后高碳酸反应[24]
	OCT1	多种单核苷酸多态性（SNPs）	肝摄取吗啡受损以及吗啡相关的术后恶心呕吐（PONV）和呼吸抑制[23，25-27]
	COMT	472G>A（rs4680）	吗啡需求量减少[28]
	OPRM1	118A>G（rs1799971）	阿片类药物需求量减少以及呼吸抑制风险增高[29]
芬太尼	*CYP3A4*		
	OPRM1	118A>G（rs1799971）	等位基因 G 使芬太尼需求量降低† 等位基因 G 使芬太尼鞘内（intrathecal，IT）注射的半数有效量（50% effective dose，ED5O）降低† 不影响效力和效能†
瑞芬太尼	*5-HTT*	rs25531	低表达 5-HTT 镇痛效果更好
氢吗啡酮	*CYP2C9*		
	CYP3A4		
	CYP3A5		
美沙酮	*UGT1A3*		
	CYP2B6	*6	慢代谢型
	CYP3A4		
	ABCB1		
	OPRM1		
羟考酮	*CYP2D6*		儿童中 CYP2D6 活性增加使羟吗啡酮生成增加[30]
	CYP3A4		
	CYP3A5		
氢考酮	*CYP2D6*	多种	代谢不良型氢吗啡酮生成减少
	CYP3A4		

*IT，鞘内；PONV，术后恶心呕吐。

† 对比结果。

儿童气道手术中阿片类药物的应用

对接受耳鼻喉科手术的儿科患者，使用阿片类药物通常是平衡麻醉的一个关键组成部分。然而，患有 OSA 的患者会经历间歇性低氧和高碳酸血症，可能放大对阿片类药物的反应。因此，在原本健康的同龄群体中使用的镇痛药物标准剂量，在患有严重 OSA 的患者中可能产生严重的副作用，如呼吸抑制 [3]。OSA 在儿童中的患病率为 1%～3%，是儿童腺样体扁桃体切除术的主要指征之一。OSA 综合征的标志性特征是反复发作的低氧和高碳酸血症。在发育期动物中，反复暴露于间歇性低氧环境，如 OSA 中发生的间歇性低氧，会增加脑干中 μ- 阿片受体的数量。μ- 阿片受体的这种上调实际上可能是适应性的；然而真正的生物学本质还有待阐明 [4, 44]。

Brown 等研究表明，严重 OSA 患者夜间氧饱和度降低的严重程度与其对外源性阿片类药物的敏感性有关。对于术前睡眠中氧饱和度更低的 OSA 患者而言，达到相同的最终镇痛效果所需吗啡剂量明显较低 [45, 46]。

大家都知道，OSA 患者对术中和术后阿片类药物的敏感性增加 [4, 47, 48]。这种敏感性的增加可能是由于反复发作的低氧血症导致 μ- 阿片受体上调，从而使得运用阿片类药物增加了呼吸抑制的风险 [49, 50]。因此在患有严重 OSA 的儿童中，推荐谨慎地通过滴定用药，以减少阿片类药物用量。回顾 28 年来与扁桃体切除术相关的医疗事故索赔和陪审团裁决报告，发现与阿片类药物相关的医疗事故索赔有更大的经济效益。17 起致命和 15 起非致命医疗事故中所记录的睡眠呼吸暂停表明，对接受扁桃体切除术的 OSA 患儿需进行更好和更安全的管理 [51]。另一项关于扁桃体切除术后死亡或神经损伤的已结索赔项目显示，其中有超过一半的儿童被诊断为 OSA 或符合 OSA 的风险标准 [52]。肥胖儿童患 OSA 的风险还会增加，并且如果用总体重计算剂量，还会有阿片类药物过量的风险。

这种对阿片类药物的相对敏感性不仅在术中有影响，而且即使在术后剂量低于正常水平，也可能会导致严重的呼吸抑制。因此，在术后保持高度警惕至关重要，尤其是对患有 OSA 的儿童患者。在缺乏常规术前基因分型的情况下，考虑到文献证据和美国食品药品管理局（FDA）的警告，患有 OSA 或其他呼吸道合并症（如哮喘）的儿童行扁桃体切除术或有创气道操作，应避免使用可待因、曲马多和其他主要通过 CYP2D6 途径代谢的阿片类药物会更安全（图 17.1）。如果按计划使用，非阿片类镇痛药（对乙酰氨基酚和非甾体抗炎药）能有效镇痛，并尽量减少对阿片类药物的需求（见图 17.1）。

阿片类药物过量的治疗

对于接受过耳鼻喉科手术的小儿患者，术后早期往往是动态变化的。在恢复期，患者不仅恢复到内环境稳态，而且常常需要药物来治疗疼痛。患有 OSA 的儿童在腺样体扁桃体切除术后的第一个晚上，继续表现出睡眠中氧饱和度降低，而那些被诊断为严重 OSA 的儿童则表现出更严重的氧饱和度下降 [53, 54]。

因此，在该人群中使用强效阿片类药物可能会加剧通气不足和氧饱和度降低。在紧急情况下，结合生命支持和复苏措施，可以使用纳洛酮。需要注意的是，为刚接受过耳鼻喉科手术的患者行经口或鼻气管插管及正压通气时，必须谨慎根据出血和 / 或破坏手术部位的风险来决定哪种方式更优。

纳洛酮的药代动力学使其对 μ- 阿片受体激动剂作用的即刻反转极为有效。作为

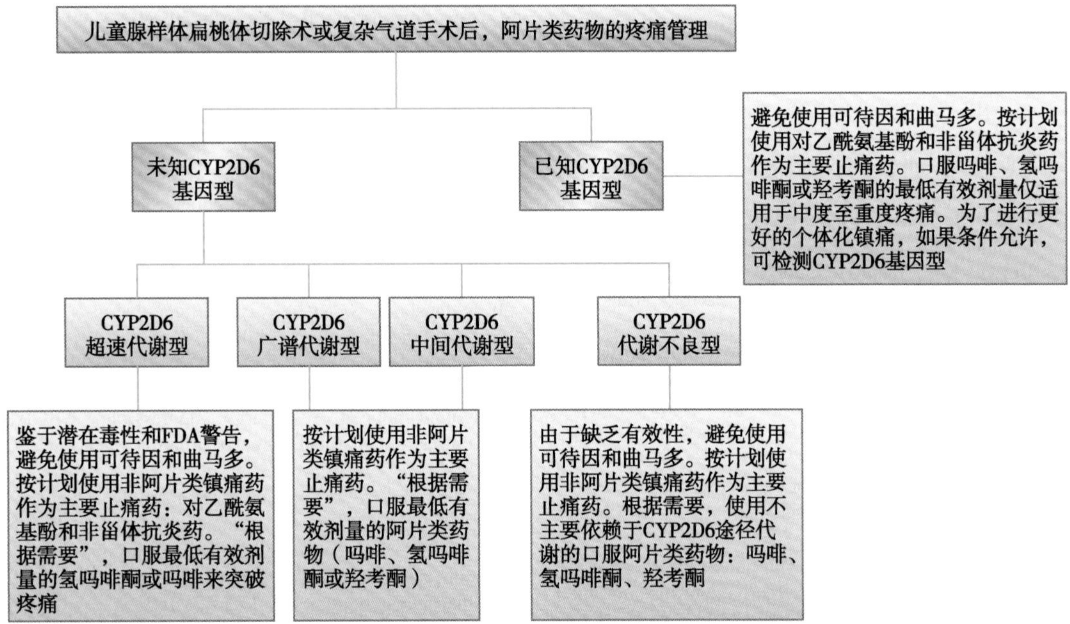

图 17.1　根据 CYP2D6 基因型来管理复杂气道手术和腺样体扁桃体切除术后疼痛的决策算法。该算法是基于 FDA 对扁桃体切除术后使用可待因的警告和文献证据而制定的，并且表明在儿童复杂气道手术和腺样体扁桃体切除术后，使用非阿片类药物管理术后的疼痛更安全，尤其是在 CYP2D6 代谢状态未知的情况下。如果知道 CYP2D6 代谢状态，在极端基因型中（超速代谢型和代谢不良型），可以如算法中描述的那样，个体化使用阿片类药物及其剂量

竞争性拮抗剂，它可以通过静脉给药，起效时间为 30 秒～1 分钟。然而，它也可以通过骨内、椎管内或气管内途径给药。0.1mg/kg 经静脉 / 骨内 / 气管内（< 5 岁或 < 20kg）或 2mg 经静脉 / 骨内 / 气管内（> 5 岁或 > 20kg）的复苏剂量，在患者存在呼吸窘迫和非极端情况下剂量可能会大大减少 [55]。为恢复低通气，初次给药后必须仔细观察患者。因此，在严密观察下，剂量可以重复，并且如有必要，以 0.16mg/（kg•h）的速度开始输注。纳洛酮作为竞争性拮抗剂，过度使用可引起全身性高血压、心律失常和非心源性肺水肿 [56]。在使用方面，即使是单次使用，也可能发生由此产生的副作用。Prough 等分析了 195 例接受单剂量纳洛酮治疗的儿童患者，发现肺水肿的发生率为 0.5%[57]。尽管未就纳洛酮给药后应观察患者多长时间达成共识，但必须考虑临床判断和特殊患者的合并症。理想情况是，在给药后密切监测患者至少 2～3 小时，以确保患者从阿片类药物引起的呼吸抑制中完全恢复，同时给予支持治疗。

结论

行扁桃体切除术和其他有创气道操作的 OSA 患儿，在术后使用阿片类药物，有较高的呼吸抑制风险。鉴于美国 FDA 对可待因和曲马多应用于儿童提出的警告及现有的文献证据，在儿童行扁桃体切除和主要气道手术后避免使用可待因和曲马多更安全。虽然术前对 CYP2D6 进行基因分型有助于选择恰当的阿片类药物，但这并未被广泛使用，也无第三方支付者来支付这笔费用。为了实现基于药物基因组的、支持个体化镇痛方案的梦想，我们需要更多的研究、独立的验证、更大的研究群体和更好的统计方法 [58, 59]。

（陈　潇　译）

参考文献

1. Lee HH, Dalesio NM, Lo Sasso AT, Van Cleve WC. Impact of clinical guidelines on revisits after ambulatory pediatric adenotonsillectomy. Anesth Analg. 2018;127:478–84.
2. Brouillette RT. Let's CHAT about adenotonsillectomy. N Engl J Med. 2013;368(25):2428–9.
3. Brown KA. What we don't know about childhood obstructive sleep apnoea. Paediatr Anaesth. 2001;11:385–9.
4. Brown KA, Laferriere A, Moss IR. Recurrent hypoxemia in young children with obstructive sleep apnea is associated with reduced opioid requirement for analgesia. Anesthesiology. 2004;100(4):806–10; discussion 805A.
5. Kapur BM, Lala PK, Shaw JL. Pharmacogenetics of chronic pain management. Clin Biochem. 2014;47:1169–87.
6. Labroo RB, Paine MF, Thummel KE, Kharasch ED. Fentanyl metabolism by human hepatic and intestinal cytochrome P450 3A4: implications for interindividual variability in disposition, efficacy, and drug interactions. Drug Metab Dispos. 1997;25(9):1072–80.
7. Klees TM, Sheffels P, Dale O, Kharasch ED. Metabolism of alfentanil by cytochrome p4503a (cyp3a) enzymes. Drug Metab Dispos. 2005;33(3):303–11.
8. Buck ML. Is meperidine the drug that just won't die? J Pediatr Pharmacol Ther. 2011;16(3):167–9.
9. Ferrari A, Coccia CP, Bertolini A, Sternieri E. Methadone--metabolism, pharmacokinetics and interactions. Pharmacol Res. 2004;50(6):551–9.
10. Vree TB, Verwey-van Wissen CP. Pharmacokinetics and metabolism of codeine in humans. Biopharm Drug Dispos. 1992;13(6):445–60.
11. Smith HS. Opioid metabolism. Mayo Clin Proc. 2009;84:613–24.
12. Miotto K, Cho AK, Khalil MA, Blanco K, Sasaki JD, Rawson R. Trends in tramadol: pharmacology, metabolism, and misuse. Anesth Analg. 2017;124(1):44–51.
13. De Gregori S, De Gregori M, Ranzani GN, Allegri M, Minella C, Regazzi M. Morphine metabolism, transport and brain disposition. Metab Brain Dis. 2012;27(1):1–5.
14. Mazoit JX, Sandouk P, Scherrmann JM, Roche A. Extrahepatic metabolism of morphine occurs in humans. Clin Pharmacol Ther. 1990;48(6):613–8.
15. Osborne RJ, Joel SP, Slevin ML. Morphine intoxication in renal failure: the role of morphine-6-glucuronide. Br Med J (Clin Res Ed). 1986;292(6535):1548–9.
16. Leong JY, van der Merwe J, Pepe S, et al. Perioperative metabolic therapy improves redox status and outcomes in cardiac surgery patients: a randomised trial. Heart Lung Circ. 2010;19(10):584–91.
17. Pitsiu M, Wilmer A, Bodenham A, et al. Pharmacokinetics of remifentanil and its major metabolite, remifentanil acid, in ICU patients with renal impairment. Br J Anaesth. 2018;92(4):493–503.
18. Crews KR, Gaedigk A, Dunnenberger HM, et al. Clinical pharmacogenetics implementation consortium guidelines for cytochrome P450 2D6 genotype and codeine therapy: 2014 update. Clin Pharmacol Ther. 2014;95(4):376–82.
19. FDA. FDA Drug Safety Communication: FDA restricts use of prescription codeine pain and cough medicines and tramadol pain medicines in children; recommends against use in breastfeeding women. 2018.
20. Sadhasivam S, Krekels EH, Chidambaran V, et al. Morphine clearance in children: does race or genetics matter? J Opioid Manag. 2012;8(4):217–26.
21. Sadhasivam S, Chidambaran V, Zhang X, et al. Opioid-induced respiratory depression: ABCB1 transporter pharmacogenetics. Pharmacogenomics J. 2015;15(2):119–26.
22. Chidambaran V, Venkatasubramanian R, Zhang X, et al. ABCC3 genetic variants are associated with postoperative morphine-induced respiratory depression and morphine pharmacokinetics in children. Pharmacogenomics J. 2017;17(2):162–9.
23. Venkatasubramanian R, Fukuda T, Niu J, et al. ABCC3 and OCT1 genotypes influence pharmacokinetics of morphine in children. Pharmacogenomics. 2014;15(10):1297–309.
24. Sadhasivam S, Zhang X, Chidambaran V, et al. Novel associations between FAAH genetic variants and postoperative central opioid-related adverse effects. Pharmacogenomics J. 2015;15(5):436–42.
25. Balyan R, Zhang X, Chidambaran V, et al. OCT1 genetic variants are associated with postoperative morphine-related adverse effects in children. Pharmacogenomics. 2017;18(7):621–9.
26. Emoto C, Fukuda T, Johnson TN, Neuhoff S, Sadhasivam S, Vinks AA. Characterization of contributing factors to variability in morphine clearance through PBPK modeling implemented with OCT1 transporter. CPT Pharmacometrics Syst Pharmacol. 2017;6(2):110–9.
27. Fukuda T, Chidambaran V, Mizuno T, et al. OCT1 genetic variants influence the pharmacokinetics of morphine in children. Pharmacogenomics. 2013;14(10):1141–51.
28. Sadhasivam S, Chidambaran V, Olbrecht VA, et al. Genetics of pain perception, COMT and postoperative pain management in children. Pharmacogenomics. 2014;15(3):277–84.
29. Chidambaran V, Mavi J, Esslinger H, et al. Association of OPRM1 A118G variant with risk of morphine-induced respiratory depression following spine fusion in adolescents. Pharmacogenomics J. 2015;15(3):255–62.
30. Balyan R, Mecoli M, Venkatasubramanian R, et al. CYP2D6 pharmacogenetic and oxycodone pharmacokinetic association study in pediatric surgical patients. Pharmacogenomics. 2017;18(4):337–48.
31. Janicki PK. Pharmacogenomics of pain management. In: Deer TR, Leong MS, editors. Treatment of chronic pain by medical approaches: the American Academy

of Pain Medicine textbook on patient management. New York: Springer; 2015. p. 21–31.
32. Owen RP, Sangkuhl K, Klein TE, Altman RB. Cytochrome P450 2D6. Pharmacogenet Genomics. 2009;19(7):559–62.
33. Ciszkowski C, Madadi P, Phillips MS, Lauwers AE, Koren G. Codeine, ultrarapid-metabolism genotype, and postoperative death. N Engl J Med. 2009;361(8):827–8.
34. Gasche Y, Daali Y, Fathi M, et al. Codeine intoxication associated with ultrarapid CYP2D6 metabolism. N Engl J Med. 2004;351(27):2827–31.
35. Kelly LE, Rieder M, van den Anker J, et al. More codeine fatalities after tonsillectomy in North American children. Pediatrics. 2012;129(5):e1343–7.
36. Khetani JD, Madadi P, Sommer DD, et al. Apnea and oxygen desaturations in children treated with opioids after adenotonsillectomy for obstructive sleep apnea syndrome: a prospective pilot study. Paediatr Drugs. 2012;14(6):411–5.
37. Friedrichsdorf SJ, Nugent AP, Strobl AQ. Codeine-associated pediatric deaths despite using recommended dosing guidelines: three case reports. J Opioid Manag. 2013;9(2):151–5.
38. Madadi P, Ross CJD, Hayden MR, et al. Pharmacogenetics of neonatal opioid toxicity following maternal use of codeine during breastfeeding: a case–control study. Clin Pharmacol Ther. 2009;85(1):31–5.
39. Stamer UM, Lehnen K, Höthker F, et al. Impact of CYP2D6 genotype on postoperative tramadol analgesia. Pain. 2003;105(1–2):231–8.
40. Stamer UM, Stuber F, Muders T, Musshoff F. Respiratory depression with tramadol in a patient with renal impairment and CYP2D6 gene duplication. Anesth Analg. 2008;107(3):926–9.
41. Crews KR, Gaedigk A, Dunnenberger HM, et al. Clinical pharmacogenetics implementation consortium guidelines for cytochrome P450 2D6 genotype and codeine therapy: 2014 update. Clin Pharmacol Ther. 2014;95:376–82.
42. Matic M, Norman E, Rane A, et al. Effect of UGT2B7 -900G>A (−842G>A; rs7438135) on morphine glucuronidation in preterm newborns: results from a pilot cohort. Pharmacogenomics. 2014;15(12):1589–97.
43. Kharasch ED, Walker A, Isoherranen N, et al. Influence of CYP3A5 genotype on the pharmacokinetics and pharmacodynamics of the cytochrome P4503A probes alfentanil and midazolam. Clin Pharmacol Ther. 2007;82(4):410–26.
44. Cox RG. Anesthetic management of pediatric adenotonsillectomy. Can J Anaesth. 2007;54(12):1021–5.
45. Laferriere A, Liu JK, Moss IR. Neurokinin-1 versus mu-opioid receptor binding in rat nucleus tractus solitarius after single and recurrent intermittent hypoxia. Brain Res Bull. 2003;59(4):307–13.
46. Lalley PM. Mu-opioid receptor agonist effects on medullary respiratory neurons in the cat: evidence for involvement in certain types of ventilatory disturbances. Am J Physiol Regul Integr Comp Physiol. 2003;285(6):R1287–304.
47. Raghavendran S, Bagry H, Detheux G, Zhang X, Brouillette RT, Brown KA. An anesthetic management protocol to decrease respiratory complications after adenotonsillectomy in children with severe sleep apnea. Anesth Analg. 2010;110(4):1093–101.
48. Waters KA, McBrien F, Stewart P, Hinder M, Wharton S. Effects of OSA, inhalational anesthesia, and fentanyl on the airway and ventilation of children. J Appl Physiol (1985). 2002;92(5):1987–94.
49. Peng PH, Huang HS, Lee YJ, Chen YS, Ma MC. Novel role for the delta-opioid receptor in hypoxic preconditioning in rat retinas. J Neurochem. 2009;108(3):741–54.
50. Hambrecht VS, Vlisides PE, Row BW, Gozal D, Baghdoyan HA, Lydic R. G proteins in rat prefrontal cortex (PFC) are differentially activated as a function of oxygen status and PFC region. J Chem Neuroanat. 2009;37(2):112–7.
51. Subramanyam R, Chidambaran V, Ding L, Myer CM 3rd, Sadhasivam S. Anesthesia- and opioids-related malpractice claims following tonsillectomy in USA: LexisNexis claims database 1984–2012. Paediatr Anaesth. 2014;24(4):412–20.
52. Cote CJ, Posner KL, Domino KB. Death or neurologic injury after tonsillectomy in children with a focus on obstructive sleep apnea: houston, we have a problem! Anesth Analg. 2014;118(6):1276–83.
53. Helfaer MA, McColley SA, Pyzik PL, et al. Polysomnography after adenotonsillectomy in mild pediatric obstructive sleep apnea. Crit Care Med.1996;24(8):1323–7.
54. Nixon GM, Kermack AS, McGregor CD, et al. Sleep and breathing on the first night after adenotonsillectomy for obstructive sleep apnea. Pediatr Pulmonol. 2005;39(4):332–8.
55. American Academy of Pediatrics Committee on Drugs: Naloxone dosage and route of administration for infants and children: addendum to emergency drug doses for infants and children. Pediatrics. 1990;86(3):484–5.
56. Hasan RA, Benko AS, Nolan BM, Campe J, Duff J, Zureikat GY. Cardiorespiratory effects of naloxone in children. Ann Pharmacother. 2003;37(11):1587–92.
57. Prough DS, Roy R, Bumgarner J, Shannon G. Acute pulmonary edema in healthy teenagers following conservative doses of intravenous naloxone. Anesthesiology. 1984;60(5):485–6.
58. Ioannidis JP, Boffetta P, Little J, et al. Assessment of cumulative evidence on genetic associations: interim guidelines. Int J Epidemiol. 2008;37(1):120–32.
59. Swen JJ, Wilting I, de Goede AL, et al. Pharmacogenetics: from bench to byte. Clin Pharmacol Ther. 2008;83(5):781–7.

第 18 章

小儿耳鼻喉手术及麻醉神经毒性

18

Susan Lei and Lena S. Sun

案例阐述

一名其他方面健康的 2 岁男孩，在最近的一项睡眠研究中记录到了阻塞性睡眠呼吸暂停（obstructive sleep apnea，OSA），计划行扁桃体和腺样体切除术。几个星期以来，父母一直非常关心这个手术，因为他们的孩子需要该手术来治疗 OSA。随着手术日期的临近，父母想更多地了解关于麻醉的知识，尤其是新闻和网络上报道过的麻醉药物的潜在神经毒性效应。作为麻醉医生，我们如何才能最好地向父母解释麻醉，并谈论我们对其年幼儿子麻醉和神经发育的见解？

需要解决的问题

耳鼻喉科医生在谈话中可以提供哪些关于麻醉护理的信息和咨询，以帮助他们为手术当天做好准备？我们将在本章中具体讨论这些方面的内容。

背景

在过去的十年间，使用啮齿类动物模型和非人类灵长类动物进行的动物研究强有力地证明了幼龄动物全身麻醉暴露与长期神经认知、学习和行为缺陷有关。在美国，估计每年有 200 万名 5 岁以下儿童行外科手术和诊断性影像学检查[1,2]。因此，在外科手术和诊断性检查中，暴露于常用麻醉剂对婴幼儿的潜在神经毒性仍然是父母、护理人员和麻醉医生密切关注的重大问题。美国食品药品管理局（Food and Drug Administration，FDA）最近发布了一项关于麻醉剂和镇静剂安全使用标签的修改：http://www.fda.gov/Drugs/DrugSafety/ucm532356.htm.

近几年临床前研究进展

动物研究表明，麻醉和镇静药物会对发育中的大脑造成神经元损伤，从而引起持续的行为和认知缺陷。临床前研究中麻醉药物暴露对神经毒性作用的机制，提示了神经元凋亡、神经炎症、其他生长和存活通路的失调以及其他下游发育过程，如突触形成、神经发生和树突状分支破坏所发挥的作用。基本上，今天使用的所有麻醉剂和镇静剂在许多报告中都有涉及，显示出广泛的神经退行性变和长期发展障碍。在体内和体外，通过培养的细胞、初级神经元、啮齿动物和非人类灵长动物进行这些临床前研究，在神经发育易损期，暴露的麻醉药物通过 *N*- 甲基 -D 天冬氨酸（*N*-methyl-D-aspartate，

NMDA）或γ-氨基丁酸（γ-aminobutyric acid，GABA）介导的信号传递发挥作用。

虽然动物研究持续报道在大脑发育关键期使用麻醉剂和镇静剂会导致脑损伤和行为变化，但将这些发现应用于人类和临床医学一直是一大挑战。不同物种的大脑成熟速度各不相同。人类大脑比啮齿类动物和非人类灵长动物复杂得多，也经历了更长时间的发育期；因此，根据大脑区域的不同，可能会有更长时间的易损期，并且可能有更强的神经可塑性和从任何伤害中恢复的能力[3]。此外，动物研究中使用的麻醉剂剂量和暴露时间往往超过临床剂量范围，从而使得在人类中进行相应的同等转换更为复杂。动物研究特别是啮齿类动物的研究，一直也饱受争议，因为经常未对生理参数如缺氧和高碳酸血症进行具体的监测，这可能会显著影响神经系统的结果。通常认为非人类灵长动物的研究结果可能更容易在人类身上转换。这些动物的神经发育阶段与人类更为相似，并且具有与儿童一样的高级认知功能。而且，该实验的条件往往能提供严密的生理监测。然而，大多数临床前研究都是在未行手术的情况下进行的麻醉暴露；因此，这是一个主要的限制因素，因为婴儿和儿童的麻醉暴露最常见的是在手术背景下进行的。尽管临床前研究有许多局限性，但这些发现确实支持了以下观点：麻醉剂诱导的神经毒性发生在大脑发育的易损窗口期，并且神经毒性是剂量依赖性的，同时麻醉药物的多次暴露也会增加其发生风险。

临床研究数据综述

用同样的方法在儿童身上复制动物研究是不可能的，但临床医生和研究人员已经开始逐渐关注麻醉和镇静药物的潜在神经毒性，并通过观察性流行病学研究，探索麻醉神经毒性的临床相关性。早期的观察性研究几乎完全是回顾性的，本质上有其固有的局限性和不同程度的混淆和报告偏差。一些研究使用全人群的学业成绩和教师评价作为测量结果，而另一些研究则使用出生队列登记和学习障碍或注意缺陷多动障碍（attention deficit hyperactivity disorder，ADHD）等行为障碍的诊断代码作为测量结果。通常将接受手术的儿童作为暴露组，与未接受手术的儿童作为非暴露组进行比较。一些研究用神经心理测试结果来评估智商分数和其他特定认知功能。到目前为止，早期麻醉暴露和不良神经发育结果发展之间的关联是不一致的，并且在很大程度上取决于测量的结果指标[4]。

最近几项临床研究已经或将提供更多关于麻醉暴露对儿童神经发育临床影响的数据，特别是 GAS，PANDA 和 MASK 研究。

全身麻醉与脊髓麻醉对照（General Anesthesia compared to Spinal Anesthesia，GAS）研究是一项正在进行的国际性、多中心性、前瞻性随机对照等价试验，该试验将行腹股沟疝手术的早产儿和足月儿随机分为两组，一组使用挥发性麻醉剂七氟醚，另一组接受局部麻醉。该研究在 28 个研究地点进行，包括美国、澳大利亚、意大利、英国、加拿大、荷兰和新西兰的医院，并被随机分为以七氟醚为基础的全身麻醉和清醒脊髓麻醉[5]。排除了有全身麻醉史或任何神经发育不良危险因素的婴儿。这项研究的目的是确定局部麻醉和全身麻醉是否会导致相同的神经发育结果。主要结果是 5 岁时的智商，次要结果包括在 2 岁时使用 Bayley-Ⅲ量表评估神经发育结果及术后呼吸暂停的频率和特征。在 2 岁时的中期分析报告中，两组接受局部麻醉和全身麻醉的儿童的综合认知评分未显示出任何差异。然而，由于大脑仍在发育中，2 岁可能还为时过早，无法检测到任何认知缺陷或行为变化。众所周知，在

2岁时用Bayley量表进行评估，不能很好地预测日后的神经发育结果。因此，虽然GAS研究的中期结果令人放心，但它们并不是该研究的主要结果，也不一定能预测长期认知功能。七氟醚麻醉暴露的中位时间仅略低于1小时(54分钟)，所以更长时间麻醉暴露的效果仍有待研究。因此，GAS研究证明了婴儿期的全身麻醉不会引起任何重大损伤，特别是短时间的七氟烷麻醉暴露。

小儿麻醉神经发育评估(Pediatric Anesthesia Neuro Development Assessment，PANDA)研究是一项多中心、双向、观察性的研究，在一组行腹股沟疝修补术、全身麻醉暴露不一致的同胞队列中，研究单次短暂麻醉对表现的影响[6]。全身麻醉暴露是回顾性的，但评估是前瞻性的。对年龄在36个月内的同胞进行前瞻性的神经认知和行为结果评估，并对其麻醉记录数据进行回顾性分析。在接受手术和全身麻醉暴露时，这些健康同胞的年龄小于3岁，这是一段人类大脑各区域突触生成活动最活跃的时期。这项研究调查了全身麻醉暴露是否与儿童后期神经认知发育障碍和行为异常有关。对同胞的评估采用PANDA神经心理学测试，这是由一组神经心理学和神经发育学专家编制的调查问卷，挑选8～15岁年龄段进行分析，因为来自该年龄段的结果可靠、有效，并且这个年龄段为损伤和缺陷的出现留出了足够的时间。主要结果是整体认知功能，次要结果包括特定领域的神经认知功能和行为。PANDA研究结果表明，全身麻醉暴露和未暴露同胞间0.2分的平均智商差无统计学意义。临床上认为这种程度的差异是无法检测到的，特别是与儿童铅暴露人群研究中平均智商下降高达6个百分点相比[7]。次要结果也显示出同胞间记忆力、注意力、视觉空间功能、执行功能、语言、运动和处理速度或行为的平均分数无统计学意义。PANDA研究采用亲缘配对的对照组来控制诸如遗传、家庭环境、父母教育和神经发育的社会经济影响等混杂因素。然而，这项研究有几个局限性。首先，没有关于早产儿反复或长时间麻醉暴露导致神经认知风险的数据；第二，用来进行回顾性分析的一些多年前的麻醉记录都是手写的，所以数据可能不完整或不准确。

梅奥儿童麻醉安全性(Mayo Anesthesia Safety in Kids，MASK)研究，与PANDA研究相似，是一项双向观察性研究，包括麻醉记录和学校记录的回顾性分析，以及要求儿童接受操作测试(operant test battery，一种神经发育测试)的前瞻性测试[8,9]。该研究将3岁前接受麻醉的儿童，与具有匹配倾向的未接受麻醉的儿童作为参考样本进行比较，以确定麻醉暴露是否与神经发育异常有关。这项研究使用的是母亲居住在明尼苏达州奥姆斯特德县的出生人口队列。根据收集到的出生和医疗记录数据，将出生队列分为3个倾向分层组，包括无麻醉暴露组、3岁前单次暴露组和3岁前多次暴露组。

梅奥研究小组最近对1996年至2000年在奥姆斯特德县出生的人群进行了调查，并报道多次接触而非单次接触以七氟烷为主的麻醉剂增加了学习障碍和ADHD发生的风险。这些结果基本上验证了研究人员先前在1976年到1982年间使用奥姆斯特德县出生队列进行的研究，该研究使用的麻醉剂主要是氟烷、氯胺酮和笑气。因此，以前队列和最近队列的结果都有相同发现，并指出，尽管20世纪70年代、80年代和90年代在麻醉药物和术中监测方面存在差异，但学习障碍发生的风险与多次麻醉暴露有关，而与单次暴露无关。

双向MASK研究包括1994年至2007年间出生的、仍居住在该地区的孩子，接受前瞻性测试中的操作测试，该测试也用于研究非人类灵长动物麻醉相关的神经毒性和直接比较麻醉暴露对儿童和非人类灵长类动物执行相同行为任务时的影响。测试的领域包括认知、记忆、语言、执行功能、运动及视觉空间作业、注意力和处理速度。目的是招募 1 000 名受试者以发现麻醉剂神经毒性相关的基因表型。

到目前为止，GAS 研究的中期结果和双向观察性 PANDA 研究所提供的数据表明，单次短暂麻醉暴露似乎与神经发育缺陷和行为改变无关，但重复暴露和长时间暴露的情况就不那么清楚了。

婴幼儿麻醉

对年幼动物的研究表明，几乎所有常用的麻醉药和镇静剂都对发育中的大脑有害。这些常用的麻醉和镇静药物不只是麻醉医生在手术室和麻醉场所使用。丙泊酚、咪达唑仑和氯胺酮等药物也常在重症监护病房(ICU)由儿科重症监护医师用于镇静危重症插管患儿，在急诊室由医生用于床旁操作，在内镜室用于食管胃十二指肠镜检查和结肠镜检查，以及在牙科诊所用于相关操作。值得注意的是，在 ICU 中使用的剂量通常很高，并且暴露时间可能比手术室更长。

临床医生和家长经常问的一个重要问题：麻醉对什么年龄的孩子安全？发育中的大脑在什么年龄最容易受到常用麻醉药物的有害神经毒性影响尚不清楚，并且值得商榷，也有争议。人类大脑发育始于胚胎期，并持续到青少年时期。根据对啮齿类动物的研究，认为最易受影响的时期是突触发生最活跃的时期，即啮齿动物出生前 2 天到生后 2 周。在该易损期，已存在麻醉药物暴露导致神经毒性和功能缺陷的细胞证据[10, 11]。也许因为存在大多数人脑区域的突触形成高峰在 3 岁之前就已经完成的假设，所以大多数大型观察性研究将 3 岁以下的年龄作为假定的易损期。因此，尽管没有证据支持这种方法，但是最近的 FDA 标签修改也将 3 岁作为“截止”年龄。

可能导致神经毒性效应的最低麻醉药和镇静药剂量在很大程度上也是未知的。迄今为止，无论是否额外使用一种或多种静脉镇静药，所有已发表的关于人体研究的数据均涉及挥发性麻醉药。这些研究都没有任何关于特定用药或确切用药剂量的信息。因此，只能推断出单次暴露使用的剂量较低，而与多次暴露相关的高剂量来自多次剂量的累积。

短暂的单次暴露与可检测到的神经发育效应无关，但对“短暂的”精确定义尚未确定。因此，应考虑为 3 岁以下实施麻醉的儿童提供必要的诊断性影像学研究。在决定是否行择期手术的情况下，必须仔细权衡每例手术的风险和收益。最后，在可能的情况下，应同时安排手术，以尽量减少麻醉暴露的次数，并且应由最熟练的外科医生实施手术，以缩短暴露时间。

耳鼻喉科医生应该知道些什么

每年都有大量的小儿耳鼻喉科手术，并且尤其是在年幼的儿童中，需要手术干预或诊断性检查的患儿均需要全身麻醉。2016 年 12 月，美国 FDA 发出警告：“3 岁以下儿童或处于妊娠晚期的孕妇在手术或其他操作中，反复或长时间使用全身麻醉和镇静药物可能会影响儿童大脑的发育”[12]。美国 FDA 建议医疗服务提供者与怀孕的病人和年幼孩子的父母讨论需要麻醉时间超过 3 小时的手术的收益、风险及合适的时机。这一警告几乎完全是基于临床前研究的证据发出的。修改麻醉剂和镇静剂安全使用标签的目的是提升人们的认识，并确保临床医生和家长能够广泛获得有关儿童麻醉风险和益处的必要信息。然而，麻醉药物与其潜在神经毒性效应和风险程度之间的关系尚不清楚。针对 FDA 警告，美国麻醉医师协会（American Society of Anesthesiologists）、儿科麻醉学会（Society for Pediatric Anesthesia）和美国儿科学会麻醉学和疼痛医学执行委员会（Executive Committee of the American Academy of Pediatrics Section on Anesthesiology and Pain Medicine）发表了一份声明。他们在声明中强调，FDA 的警告是基于动物研究，因此需要在人类临床研究中进一步验证。虽然麻醉药物对认知或行为产生不良影响的潜在风险仍不确定，但他们提醒临床医生和家长，有必要权衡推迟必要手术或诊断操作带来的潜在风险与未知的潜在神经毒性影响之间的轻重关系。然而，当家长到医生办公室就可能的耳鼻喉手术进行初步咨询时，对麻醉和 FDA 对其潜在神经毒性警告的担忧很可能需要得到解决。

FDA 发出警告之时，并没有推荐可替代的麻醉方案，虽然临床医生一直在研究右美托咪啶和阿片类药物等替代性药品，但研究一直受限，而且与传统全身麻醉药相比，这些药物单独用于耳鼻喉手术是不太可能。

每天都有儿童行鼓膜切开置管术、扁桃体切除术、系带切除和支气管镜检等耳鼻喉科手术。父母或监护人通常首先需要寻求专家意见，并且他们通常到医生诊室来寻求缓解或减轻症状的治疗。虽然大多数的这些儿童在其他方面往往是健康的，但当评估现有症状的严重程度时，就明显需要相关操作或手术以予治疗，并且大多数耳鼻喉科手术都是在幼儿身上进行的，因此需要全身麻醉。来做鼓膜切开置管的儿童通常患有慢性中耳炎，并伴反复发热和可能的听力损失。来做扁桃体腺样体切除的儿童通常伴有阻塞性睡眠呼吸暂停、慢性鼻炎和多次夜间觉醒，他们在睡眠中发生长时间缺氧的风险增加，因为大脑遭受反复缺氧缺血性损伤，单此就可以影响神经发育；还可伴有因肺动脉高压发展导致其并发症引发的过早死亡、白天嗜睡和学业成绩不佳。来做喉镜和支气管镜检查的儿童仅伴有喘鸣，在其他方面可能是健康的，但这些患者通常却是患有慢性疾病的早产儿童，在出生后几天到几个月需要机械通气。由于早产导致的长时间插管或创伤性插管，可出现声门下狭窄、喉软化、气管软化、喉蹼、喉裂或气管肉芽肿。这些患者很可能在生命早期多次或在新生儿重症监护病房长期接触麻醉剂和镇静剂。此外，在神经发育和生长的关键时期，缺氧和早产会对他们的生命造成持续威胁，这使他们更容易出现与麻醉神经毒性效应无关的认知和行为缺陷，并且对这些病人而言，他们需要支气管镜检查和治疗以减轻呼吸道症状。

还有一些耳鼻喉科手术，即使由最熟练的外科医生来完成，也需要较长时间，如鼓室乳突切除术、喉气管重建术（laryngotracheal reconstruction，LTR）和后鼻孔闭锁修复术。然而，鼓室乳突切除术通常在年龄较大的儿童中进行，LTR 通常在有其他合并症的早产儿童中进行，而后鼻孔闭锁修复手术即使在儿童没有重大健康风险的情况下，也不应推迟。在可能的情况下，对涉及 MRI 或 CT 等影像学检查的手术计划，应结合手术的其他程序，进行进一步的检查，并寻求儿童生活专家的帮助，以使儿童保持冷静和专注。如果需要预先用药，可考虑鼻内使用右美托咪定，因为它更安全。3 岁以下儿童中进行的大多数常见耳鼻喉科手术都是在 2 小时内完成的、时间相当短的手术，如鼓膜切开术置管术、扁桃体腺样体切除术、喉镜检查和支气管镜检查。然而，由于症状反复出现，这些手术的大多数会进行多次，这就导致了短期内多次暴露于麻醉药物[13]。然而，如上所述，这些手术本身对于听力发展、语言发展和健康成长至关重要。因此，因担心麻醉暴露对神经行为发育的潜在影响而推迟这些手术是不恰当的。

耳鼻喉科医生应及时了解关于儿童麻醉的最新文献和推荐指南，并认识到在同一麻醉事件下，联合手术和影像诊断的重要性。这将使耳鼻喉科医生在被询问到相关信息时，能够对患儿家属做出周到的答复。在场成员仔细思考和讨论治疗方案中可能的改变和调整，也可能有助于减少年幼儿童的麻醉暴露。虽然耗时，但在最初的咨询访问中进行公开讨论是有帮助的，并且因为小儿麻醉医生要到手术当天才会见到患儿家属，所以耳鼻喉科医生应当在择期手术前讨论麻醉风险，这将为家属起到必要的安抚作用。现在许多临床医生已将这一讨论纳入了他们的办公室谈话和书面知情同意书中。

为家长提供关于幼儿麻醉风险的信息

虽然临床研究还在进行中，而且正在出现更多的结果，但总的说来，可以肯定的是，除非对小儿健康发育至关重要，他们一般不接受手术或诊断性检查。如果推迟手术或影像学诊断可能对其健康发育有害，并产生不必要的后果，那么对幼儿来说，推迟可能并不是一种正确的选择。正如美国 FDA 在最近声明中所建议的："如果父母对全身麻醉和镇静药物有任何疑问或担忧，都应该咨询医生。" 2016 年 12 月，FDA 就麻醉药和镇静药对大脑发育不良影响的潜在风险发出警告，然而支持这种说法的临床证据非常有限，因此，需要大量的临床研究。2017 年 4 月，该项警告作出了修改，明确规定："不应推迟或避免对 3 岁以下儿童施行医学必要的手术或操作。但在医学允许的情况下，应考虑推迟幼儿可能的择期手术。"[14]

（陈　潇　译）

参考文献

1. Rabbitts JA, et al. Epidemiology of ambulatory anesthesia for children in the United States: 2006 and 1996. Anesth Analg. 2010;111(4):1011–5.
2. Tzong KY, et al. Epidemiology of pediatric surgical admissions in US children: data from the HCUP kids inpatient database. J Neurosurg Anesthesiol. 2012;24(4):391–5.
3. Levy RJ, Ing C. Neurotoxic effects of anesthetics on the developing brain. 2017. Available from: https://www.uptodate.com/contents/neurotoxic-effects-of-anesthetics-on-the-developing-brain.
4. Bjur KA, et al. Anesthetic-related neurotoxicity and neuroimaging in children: a call for conversation. J Child Neurol. 2017;32(6):594–602.
5. Davidson AJ, et al. Neurodevelopmental outcome at 2 years of age after general anaesthesia and awake-regional anaesthesia in infancy (GAS): an international multicentre, randomised controlled trial. Lancet. 2016;387(10015):239–50.
6. Sun LS, et al. Association between a single general anesthesia exposure before age 36 months and neurocognitive outcomes in later childhood. JAMA. 2016;315(21):2312–20.
7. Bellinger DC. A strategy for comparing the contributions of environmental chemicals and other risk factors to neurodevelopment of children. Environ Health Perspect. 2012;120(4):501–7.
8. Pinyavat T, et al. Summary of the update session on clinical neurotoxicity studies. J Neurosurg Anesthesiol. 2016;28(4):356–60.
9. Gleich SJ, et al. Neurodevelopment of children exposed to anesthesia: design of the Mayo Anesthesia Safety in Kids (MASK) study. Contemp Clin Trials. 2015;41:45–54.
10. Yon JH, et al. Anesthesia induces neuronal cell death in the developing rat brain via the intrinsic and extrinsic apoptotic pathways. Neuroscience. 2005;135(3):815–27.
11. Sanno H, et al. Control of postnatal apoptosis in the neocortex by RhoA-subfamily GTPases determines neuronal density. J Neurosci. 2010;30(12):4221–31.
12. FDA. FDA Drug Safety Communication: FDA review results in new warnings about using general anesthetics and sedation drugs in young children and pregnant women. http://www.fda.gov/Drugs/DrugSafety/ucm532356.htm?source=govdelivery&utm_medium=email&utm_source=govdelivery 2016.
13. Grover LA, Mitchell RB, Szmuk P. Anesthesia exposure and neurotoxicity in children-understanding the FDA warning and implications for the otolaryngologist. JAMA Otolaryngol Head Neck Surg. 2017;143:1071.
14. FDA. https://www.fda.gov/Drugs/DrugSafety/ucm554634.htm. 2017.